安全ながん薬物療法のために

知っておきたい

薬のハンドブック

北海道大学病院腫瘍センター 副センター長／診療教授　小松嘉人 監修

北海道大学病院 看護師長／がん看護専門看護師　石岡明子

北海道大学病院 副看護師長／がん化学療法看護認定看護師　三宅亜矢　編

ヴァン メディカル

序

　私が大学の研修を終え，田舎の病院に赴任してから，早いもので既に四半世紀程の時が流れたが，その赴任先で初めて担当した進行胃がん・肝転移症例の患者さんに対する治療が，医師として初めての固形がん化学療法の経験であった。原発巣は既に切除され，肝転移に対する動注チューブが入っていた。今なら，ガイドライン通りに全身化学療法を実施するところであるが，当時は標準療法という言葉すら一般的ではなく，右も左も分からないまま先輩医師から言われた通りに，抗がん薬の点滴静注とボーラス静注，加えて動注リザーバーからも薬剤を入れ続けた。自分でも意識しないままに 5-FU 動注＋ MMC（マイトマイシン C）＋アドリアマイシンの 3 剤を使った FAM（変法）療法，つまり多剤併用化学療法をやっていたわけである。

　副作用もそれなりに発現したため患者さんも苦しんだが，効果は著効であり，肝転移も消失，CR となったことを良く覚えている。この経験が，私を現在の Oncologist への道へ導いたきっかけであることは言うまでもない。

　それから早いもので 20 数年が経ち，当時とは比べものにならない数の抗がん薬（抗悪性腫瘍薬）が続々と登場し，多くのレジメンも開発されてきた。この膨大な治療の選択肢を必死で理解し，治療にあたろうとする現在の若い医師や，看護師，薬剤師などの medical staff の方々の苦労は，私の時代に比べると計り知れないものがある。本書は，そんな medical staff の皆さんが，多くの薬剤の性質を即座に理解し，安全にがん薬物療法を実践できる書を作ろうとしたことから始まった。当初はレジメンの解説を主体としたものを考えていたが，日夜外来化学療法センターで戦っている，愛すべきわが腫瘍センターのスタッフに相談したところ，自分たちに必要なのは，目の前で使っている薬剤の特徴を即座に理解でき，その点滴が流れている間にどのような有害事象が起こるのか？起こったらどうすれば良いのか？などを教えてくれる本であると，言われてみれば最も重要な情報を得ることができた。

　そこで，薬剤名や略号からその薬の必要な主な項目がひと目でわかるような抗悪性腫瘍薬事典の制作を決定した。本書で特筆すべき点は，薬剤の投与開始と同時に現れる可能性のあるアレルギーやインフュージョンリアクションなどの起こりやすさや，生じた際の程度，注意事項，対処などを各項目の最初に記載しているため，起こりうる上記の有害事象に対して事前に心構えができ，対処しやすい構成としていることである。点滴中の患者さんから，治療の副作用や，その発現時期，対処などを聞かれることもあると思うが，それらについても表などを用いて感覚的にわかりやすく記載しており，実践に役立つものになったと自負している。

　本書が，各種がん患者さんに対して大量の各種抗悪性腫瘍薬を投与する medical staff の方々にとって，日々の業務の一助となり，必携の書となってくれるものと信じている。

2017 年 2 月

北海道大学病院腫瘍センター　副センター長／診療教授　小松 嘉人

本書のご利用にあたって

●本書は，下記の3部構成となっています。

1 「抗悪性腫瘍薬」：がん薬物療法で高頻度に用いられる92薬剤を厳選し，薬剤別にその特徴とケアのしかたを見開き2頁で解説しました。

- **左頁**には，薬剤に関する情報—その特徴（剤形・投与経路，副作用の種類など）や注意事項，当該薬を用いた代表的なレジメン，副作用の発現頻度やその時期まで—を，一目で分かるよう，コンパクトにまとめています。
  また，悪心・嘔吐／アレルギー／血管外漏出のリスクの程度が一目でわかるようにしました。高頻度に発現する薬剤や要観察の薬剤には支持療法と発生時の対処がわかるよう該当ページを示しています。
- **右頁**には，①投与管理，②副作用管理，③患者指導の3つのポイントに絞った，当該薬剤使用時の「ケアの知識」が凝縮されています。
  実際の薬剤投与時に活用できる「チェックポイント」も併せて示しました。

2 「がん薬物療法を受ける患者へのケア」：臨床の場で必要とされるケアの知識を，副作用別・事象別にさらに詳しく解説しました。

3 「チームで行う安全ながん薬物療法」：安全ながん薬物療法提供のため，院内で何を行うべきかを，北海道大学病院の取り組みを例として紹介しました。

●ご利用の際，下記の点にご留意ください。

- 「抗悪性腫瘍薬」各項目の執筆にあたっては，製薬会社より公開されている各製剤の「添付文書」，「インタビューフォーム」等の資料を参考文献として使用致しました。これ以外の文献については，巻末に一括して示しました。
- 各薬剤副作用の発現頻度や時期については，上記の文献等を参考として可能な限り調べましたが，明確なデータがない薬剤もあります。患者さんの副作用発現については，注意深く観察し，ご対応ください。
- 本書は，がん治療に従事するスタッフの方々の日常業務の便に役立てるため，できるだけ普遍的に使用できる情報の提供を目指しました。しかしながら，がん薬物療法という治療の性格上，ひとりひとりの患者さんに対する治療はそれぞれ異なります。患者さんの治療・ケアにあたっては，チーム医療の理念のもと，各種治療ガイドライン，各薬剤の添付文書などを確認のうえ，その患者さんに適した安全な治療・ケアにご配慮下さい。
- 本書に記載の内容—レジメンにおける薬剤の用量や副作用の頻度，発現時期，また治療やケアの実際等—につきましては，各著者がその知識と経験，また文献等に基づき慎重に執筆したものです。しかし，レジメンは施設毎で異なる場合がありますので，実施にあたっては各施設の計画書をご確認ください。
- 万一，本書の記載内容により起こった事故等に対して，著者，編者，監修者ならびに出版社はその責を負いかねますことをご了承ください。

監修者・編者・執筆者一覧 （執筆順）

監修者 小松　嘉人　北海道大学病院腫瘍センター　副センター長／診療教授

編　者 石岡　明子　北海道大学病院　看護師長／がん看護専門看護師
　　　　　三宅　亜矢　北海道大学病院　副看護師長／がん化学療法看護認定看護師

執筆者 植西　佳奈　北海道大学病院　がん化学療法看護認定看護師
　　　　　長谷川真里　北海道大学病院　がん化学療法看護認定看護師
　　　　　田中　淳司　東京女子医科大学血液内科学講座　主任教授
　　　　　大椛　裕美　横浜労災病院　がん看護専門看護師／乳がん看護認定看護師
　　　　　丸山　　覚　北海道大学大学院医学研究科腎泌尿器外科学分野　講師
　　　　　篠原　信雄　北海道大学大学院医学研究科腎泌尿器外科学分野　教授
　　　　　良田　紀子　大阪府立呼吸器・アレルギー医療センター　がん化学療法看護認定看護師
　　　　　森田　寿絵　JA北海道厚生連旭川厚生病院　がん化学療法看護認定看護師
　　　　　田中　彩加　和歌山県立医科大学内科学第三講座
　　　　　山本　信之　和歌山県立医科大学内科学第三講座　教授
　　　　　近藤　　健　北海道大学大学院医学研究科内科学講座血液内科学分野　講師
　　　　　村中　徹人　北海道大学病院腫瘍センター
　　　　　小松　嘉人　北海道大学病院腫瘍センター　副センター長／診療教授
　　　　　齋藤　佳敬　北海道大学病院薬剤部　がん専門薬剤師
　　　　　中村　善雄　国立がん研究センター皮膚腫瘍科
　　　　　山﨑　直也　国立がん研究センター皮膚腫瘍科　科長
　　　　　山谷　淳子　医療法人渓仁会　手稲渓仁会病院　がん化学療法看護認定看護師
　　　　　有働みどり　大阪警察病院　がん化学療法看護認定看護師
　　　　　川本　泰之　北海道大学病院腫瘍センター
　　　　　齊藤　祥子　北海道大学病院　看護師
　　　　　木下　一郎　北海道大学大学院医学研究科内科学講座腫瘍内科学分野　准教授
　　　　　中島香寿美　北海道大学病院　看護師
　　　　　高橋　由美　北海道がんセンター　がん化学療法看護認定看護師
　　　　　二社谷美紀　北海道大学病院　がん化学療法看護認定看護師
　　　　　中積　宏之　北海道大学病院腫瘍センター　助教
　　　　　桑原　陽子　北海道大学病院　看護師
　　　　　中野　政子　北海道大学病院　がん化学療法看護認定看護師
　　　　　小野智恵美　帝京大学医学部附属病院　がん看護専門看護師／乳がん看護認定看護師
　　　　　日下部　緑　北海道大学病院　がん化学療法看護認定看護師
　　　　　松田　夕香　札幌医科大学附属病院　がん化学療法看護認定看護師

大倉　　泉　（元）釧路労災病院 がん化学療法看護認定看護師

瀧田　咲枝　（元）国立がん研究センター中央病院 がん化学療法看護認定看護師

荒堀　有子　市立釧路総合病院 乳がん看護認定看護師

大谷　美紀　北海道大学病院 看護師

寺坂　俊介　北海道大学病院脳神経外科診療教授

三宅　亜矢　北海道大学病院 がん化学療法看護認定看護師

武藤　一考　国立がん研究センター皮膚腫瘍科

熊井　正貴　北海道大学病院薬剤部 主任／がん専門薬剤師

石田加奈子　（元）北海道大学病院 看護師

栗田いづみ　札幌医科大学附属病院 がん化学療法看護認定看護師

塚越真由美　国立がん研究センター中央病院 がん看護専門看護師

藤井　恵美　国立がん研究センター中央病院 がん化学療法看護認定看護師

佐藤　絵美　北海道大学病院 看護師

三浦　仁美　国立がん研究センター がん化学療法看護認定看護師

井関　千裕　千葉大学大学院看護学研究科 特任助教・がん看護専門看護師／
　　　　　　乳がん看護認定看護師

椎名　智暁　北海道大学病院 看護師

清水　　康　北海道大学病院腫瘍内科 診療准教授

石岡　明子　北海道大学病院 がん看護専門看護師

沖　　洋充　北海道大学病院薬剤部 主任

船木　典子　北海道大学病院 がん化学療法看護認定看護師

目　　次

1. 抗悪性腫瘍薬—ケアに必要なポイントは，これ

1	アキシチニブ	（植西佳奈）	18
2	アクチノマイシン D	（長谷川真里）	20
3	アザシチジン	（田中淳司）	22
4	L- アスパラギナーゼ	（長谷川真里）	24
5	アナストロゾール	（大椛裕美）	26
6	アビラテロン酢酸エステル	（丸山 覚・篠原信雄）	28
7	アファチニブマレイン酸塩	（良田紀子）	30
8	アムルビシン塩酸塩	（森田寿絵）	32
9	アレクチニブ塩酸塩	（田中彩加・山本信之）	34
10	アレムツズマブ	（近藤 健）	36
11	イダルビシン塩酸塩	（村中徹人・小松嘉人・齋藤佳敬）	38
12	イピリムマブ	（中村善雄・山﨑直也）	40
13	イホスファミド	（山谷淳子）	42
14	イマチニブメシル酸塩	（有働みどり）	44
15	イリノテカン塩酸塩水和物	（川本泰之・齊藤祥子）	46
16	エキセメスタン	（大椛裕美）	48
17	エトポシド	（長谷川真里）	50
18	エピルビシン塩酸塩	（木下一郎・中島香寿美）	52
19	エベロリムス	（植西佳奈）	54
20	エリブリンメシル酸塩	（高橋由美）	56
21	エルロチニブ塩酸塩	（二社谷美紀）	58
22	エンザルタミド	（丸山 覚・篠原信雄）	60
23	オキサリプラチン	（中積宏之・小松嘉人・桑原陽子）	62
24	カペシタビン	（中野政子）	64
25	カルボプラチン	（森田寿絵）	66
26	クリゾチニブ	（田中彩加・山本信之）	68
27	ゲフィチニブ	（二社谷美紀）	70
28	ゲムシタビン塩酸塩	（山谷淳子）	72
29	ゴセレリン酢酸塩	（小野智恵美）	74
30	サリドマイド	（田中淳司）	76
31	シクロホスファミド水和物	（日下部 緑）	78
32	シスプラチン	（森田寿絵）	80
33	シタラビン	（長谷川真里）	82
34	スニチニブリンゴ酸塩	（有働みどり）	84

35	セツキシマブ	（松田夕香）	86
36	ソラフェニブトシル酸塩	（植西佳奈）	88
37	ダウノルビシン塩酸塩	（長谷川真里）	90
38	ダカルバジン	（大倉　泉）	92
39	ダサチニブ	（瀧田咲枝）	94
40	タモキシフェンクエン酸塩	（荒堀有子）	96
41	テガフール・ウラシル	（中野政子）	98
42	テガフール・ギメラシル・オテラシルカリウム	（中野政子）	100
43	デガレリクス酢酸塩	（丸山　覚・篠原信雄）	102
44	デノスマブ	（中積宏之・小松嘉人・大谷美紀）	104
45	テムシロリムス	（植西佳奈）	106
46	テモゾロミド	（寺坂俊介）	108
47	ドキソルビシン塩酸塩	（日下部　緑）	110
48	ドセタキセル	（三宅亜矢）	112
49	トラスツズマブ	（大倉　泉）	114
50	トラスツズマブ エムタンシン	（大倉　泉）	116
51	トリフルリジン・チピラシル塩酸塩	（小松嘉人）	118
52	トレミフェンクエン酸塩	（荒堀有子）	120
53	ナブパクリタキセル（アルブミン懸濁型パクリタキセル）	（三宅亜矢）	122
54	ニボルマブ	（武藤一考・山﨑直也）	124
55	ニロチニブ塩酸塩水和物	（田中淳司）	126
56	ネダプラチン	（森田寿絵）	128
57	ノギテカン塩酸塩（トポテカン）	（大倉　泉）	130
58	パクリタキセル	（三宅亜矢）	132
59	パゾパニブ塩酸塩	（植西佳奈）	134
60	パニツムマブ	（松田夕香）	136
61	ビカルタミド	（丸山　覚・篠原信雄）	138
62	ビノレルビン酒石酸塩	（熊井正貴・石田加奈子）	140
63	ビンクリスチン硫酸塩	（日下部　緑）	142
64	ビンブラスチン硫酸塩	（栗田いづみ）	144
65	ブスルファン	（塚越真由美）	146
66	フルオロウラシル	（中野政子）	148
67	フルタミド	（丸山　覚・篠原信雄）	150
68	フルダラビンリン酸エステル	（藤井恵美）	152
69	フルベストラント	（熊井正貴・大谷美紀）	154
70	ブレオマイシン塩酸塩	（大倉　泉）	156
71	プレドニゾロン	（日下部　緑）	158
72	ブレンツキシマブ ベドチン	（近藤　健）	160

目　次

73　ベバシズマブ …………………………………………………（村中徹人・小松嘉人・佐藤絵美）162

74　ペメトレキセドナトリウム水和物 ……………………………………（木下一郎・桑原陽子）164

75　ペルツズマブ ……………………………………………………………………（高橋由美）166

76　ベンダムスチン塩酸塩 ……………………………………………………………（田中淳司）168

77　ボスチニブ水和物 …………………………………………………………………（近藤　健）170

78　ボルテゾミブ ………………………………………………………………………（近藤　健）172

79　ミトキサントロン塩酸塩 …………………………………………………………（三浦仁美）174

80　メトトレキサート …………………………………………………………………（栗田いづみ）176

81　メドロキシプロゲステロン酢酸エステル ………………………………………（井関千裕）178

82　モガムリズマブ ……………………………………………………………………（近藤　健）180

83　ラパチニブトシル酸塩水和物 ……………………………………………………（高橋由美）182

84　ラムシルマブ …………………………………………………………（小松嘉人・椎名智暁）184

85　リツキシマブ ………………………………………………………………………（日下部　緑）186

86　リポソーマルドキソルビシン（ドキソルビシン塩酸塩リポソーム）…………（日下部　緑）188

87　リュープロレリン酢酸塩 …………………………………………………………（小野智恵美）190

88　レゴラフェニブ水和物 ……………………………………………………………（三宅亜矢）192

89　レトロゾール ………………………………………………………………………（大椛裕美）194

90　レナリドミド水和物 ………………………………………………………………（田中淳司）196

91　レボホリナートカルシウム ………………………………………………………（中野政子）198

92　レンバチニブメシル酸塩 …………………………………………………………（清水　康）200

2．がん薬物療法を受ける患者へのケア―副作用を未然に，軽度に抑える

1）副作用別・支持療法と発生時の処置

①　悪心・嘔吐 …………………………………………………………………………（長谷川真里）204

②　下　痢 ………………………………………………………………………………（二社谷美紀）206

③　便　秘 ………………………………………………………………………………（長谷川真里）208

④　発　熱 ………………………………………………………………………………（植西佳奈）210

⑤　出　血 ………………………………………………………………………………（植西佳奈）212

⑥　貧　血 ………………………………………………………………………………（植西佳李）214

⑦　血管外漏出 …………………………………………………………………………（日下部　緑）216

⑧　倦怠感 ………………………………………………………………………………（石岡明子）218

⑨　食欲不振・味覚障害 ………………………………………………………………（長谷川真里）220

⑩　末梢神経障害 ………………………………………………………………………（中野政子）222

⑪　皮疹・色素沈着 ……………………………………………………………………（中野政子）224

⑫　手足症候群（Hand-foot syndrome）……………………………………………（中野政子）226

⑬　口腔粘膜炎 …………………………………………………………………………（三宅亜矢）228

⑭　投与時反応（アレルギー反応・アナフィラキシー，インフュージョンリアクション）…（三宅亜矢）230

⑮　脱　毛 ………………………………………………………………………………（日下部　緑）232

⑯ 性機能障害 ……………………………………………………………（石岡明子）234
２）抗がん薬の曝露—あわてないで，確実な処置を …………………（三宅亜矢）236
３）ＣＶポートの管理と，その使いこなしかた …………………………（三宅亜矢）239

3．チームで行う安全ながん薬物療法―北海道大学病院の取り組み

１）各種院内委員会の設置
　①化学療法部利用者懇談会 …………………………………………（石岡明子）245
　②化学療法プロトコール審査専門委員会 ……………………………（沖　洋充）246
　③腫瘍センター安全性専門委員会 ……………………………………（石岡明子）248
２）エキスパートナースの育成
　①静脈注射エキスパートナース ………………………………………（船木典子）249
　②院内認定がん看護エキスパートナース ……………………………（石岡明子）252
３）院外への啓蒙と情報発信―外来がん治療研修会 …………………（石岡明子）254
４）外来での安全な投与管理の実践 ……………………………………（三宅亜矢）256
５）患者教育の実践―レゴラフェニブを通して ………………………（三宅亜矢）259

文献・参考文献 ……………………………………………………………………………263

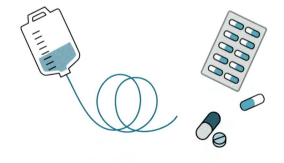

抗悪性腫瘍薬─商品名による目次

	商品名（先発品名）	一　般　名	掲載頁
ア	アービタックス	セツキシマブ	86
	アイエーコール	シスプラチン	80
	アイソボリン	レボホリナートカルシウム	198
	アクプラ	ネダプラチン	128
	アドセトリス	ブレンツキシマブ ベドチン	160
	アドリアシン	ドキソルビシン塩酸塩	110
	アバスチン	ベバシズマブ	162
	アフィニトール	エベロリムス	54
	アブラキサン	ナブパクリタキセル（アルブミン懸濁型パクリタキセル）	122
	アリミデックス	アナストロゾール	26
	アリムタ	ペメトレキセドナトリウム水和物	164
	アレセンサ	アレクチニブ塩酸塩	34
	アロマシン	エキセメスタン	48
イ	イクスタンジ	エンザルタミド	60
	イダマイシン	イダルビシン塩酸塩	38
	イホマイド	イホスファミド	42
	イレッサ	ゲフィチニブ	70
	インライタ	アキシチニブ	18
ウ	ヴォトリエント	パゾパニブ塩酸塩	134
エ	エクザール	ビンブラスチン硫酸塩	144
	エルプラット	オキサリプラチン	62
	エンドキサン	シクロホスファミド水和物	78
オ	オダイン	フルタミド	150
	オプジーボ	ニボルマブ	124
	オンコビン	ビンクリスチン硫酸塩	142
カ	カソデックス	ビカルタミド	138
	カドサイラ	トラスツズマブ エムタンシン	116
	カルセド	アムルビシン塩酸塩	32
	カンプト	イリノテカン塩酸塩水和物	46
キ	キロサイド	シタラビン	82
ク	グリベック	イマチニブメシル酸塩	44
コ	コスメゲン	アクチノマイシンD	20
	ゴナックス	デガレリクス酢酸塩	102
サ	ザーコリ	クリゾチニブ	68
	ザイティガ	アビラテロン酢酸エステル	28
	サイラムザ	ラムシルマブ	184
	サレド	サリドマイド	76
シ	ジェムザール	ゲムシタビン塩酸塩	72

	商品名（先発品名）	一　般　名	掲載頁
シ	ジオトリフ	アファチニブマレイン酸塩	30
ス	スーテント	スニチニブリンゴ酸塩	84
	スチバーガ	レゴラフェニブ水和物	192
	スプリセル	ダサチニブ	94
セ	ゼローダ	カペシタビン	64
ソ	ゾラデックス	ゴセレリン酢酸塩	74
タ	タイケルブ	ラパチニブトシル酸塩水和物	182
	ダウノマイシン	ダウノルビシン塩酸塩	90
	ダカルバジン	ダカルバジン	92
	タキソール	パクリタキセル	132
	タキソテール	ドセタキセル	112
	タシグナ	ニロチニブ塩酸塩水和物	126
	タルセバ	エルロチニブ塩酸塩	58
テ	ティーエスワン	テガフール・ギメラシル・オテラシルカリウム	100
	テモダール	テモゾロミド	108
ト	トーリセル	テムシロリムス	106
	ドキシル	リポソーマルドキソルビシン（ドキソルビシン塩酸塩リポソーム）	188
	トポテシン	イリノテカン塩酸塩水和物	46
	トレアキシン	ベンダムスチン塩酸塩	168
ナ	ナベルビン	ビノレルビン酒石酸塩	140
ネ	ネクサバール	ソラフェニブトシル酸塩	88
ノ	ノバントロン	ミトキサントロン塩酸塩	174
	ノルバデックス	タモキシフェンクエン酸塩	96
ハ	パージェタ	ペルツズマブ	166
	ハーセプチン	トラスツズマブ	114
	ハイカムチン	ノギテカン塩酸塩（トポテカン）	130
	ハラヴェン	エリブリンメシル酸塩	56
	パラプラチン	カルボプラチン	66
ヒ	ヒスロン	メドロキシプロゲステロン酢酸エステル	178
	ビダーザ	アザシチジン	22
フ	5-FU（ファイブエフユー）	フルオロウラシル	148
	ファルモルビシン	エピルビシン塩酸塩	52
	フェアストン	トレミフェンクエン酸塩	120
	フェソロデックス	フルベストラント	154
	フェマーラ	レトロゾール	194
	ブスルフェクス	ブスルファン	146
	ブリプラチン	シスプラチン	80
	フルダラ	フルダラビンリン酸エステル	152
	ブレオ	ブレオマイシン塩酸塩	156
	プレドニン	プレドニゾロン	158

目　次

	商品名（先発品名）	一　般　名	掲載頁
ヘ	ベクティビックス	パニツムマブ	136
	ベプシド	エトポシド	50
	ベルケイド	ボルテゾミブ	172
ホ	ボシュリフ	ボスチニブ水和物	170
	ポテリジオ	モガムリズマブ	180
マ	マブキャンパス	アレムツズマブ	36
	マブリン	ブスルファン	146
メ	メソトレキセート	メトトレキサート	176
ヤ	ヤーボイ	イピリムマブ	40
ユ	ユーエフティ	テガフール・ウラシル	98
ラ	ラステット	エトポシド	50
	ランダ	シスプラチン	80
	ランマーク	デノスマブ	104
リ	リツキサン	リツキシマブ	186
	リュープリン	リュープロレリン酢酸塩	190
レ	レブラミド	レナリドミド水和物	196
	レンビマ	レンバチニブメシル酸塩	200
ロ	ロイナーゼ	L-アスパラギナーゼ	24
	ロンサーフ	トリフルリジン・チピラシル塩酸塩	118
ワ	ワンタキソテール	ドセタキセル	112

抗悪性腫瘍薬—略号による目次

	略　号	一　般　名	掲載頁
A	ACT-D	アクチノマイシンD	20
	ACD	アクチノマイシンD	20
	ADM	ドキソルビシン塩酸塩	110
	ADR	ドキソルビシン塩酸塩	110
	ALC	アレクチニブ塩酸塩	34
	AMR	アムルビシン塩酸塩	32
	ANA	アナストロゾール	26
	Ara-C	シタラビン	82
	AZA	アザシチジン	22
B	Bev	ベバシズマブ	162
	BLM	ブレオマイシン塩酸塩	156
	Bmab	ベバシズマブ	162
	BUS	ブスルファン	146
	BV	ベバシズマブ	162
C	CAPE	カペシタビン	64
	CBDCA	カルボプラチン	66
	CDDP	シスプラチン	80
	CPA	シクロホスファミド水和物	78
	CPM	シクロホスファミド水和物	78
	CPT-11	イリノテカン塩酸塩水和物	46
	CRZ	クリゾチニブ	68
D	DIC	ダカルバジン	92
	DM	ダウノルビシン塩酸塩	90
	DNR	ダウノルビシン塩酸塩	90
	DOC	ドセタキセル	112
	DOX	リポソーマルドキソルビシン（ドキソルビシン塩酸塩リポソーム）	188
	DRC	ダウノルビシン塩酸塩	90
	DTIC	ダカルバジン	92
	DTX	ドセタキセル	112
	DXR	ドキソルビシン塩酸塩	110
E	EPI	エピルビシン塩酸塩	52
	ETOP	エトポシド	50
	ETP	エトポシド	50
	EXE	エキセメスタン	48
F	FAMP	フルダラビンリン酸エステル	152
	F-ara-AMP	フルダラビンリン酸エステル	152
	5-FU	フルオロウラシル	148
	FL	フルダラビンリン酸エステル	152

目　次

	略　号	一　般　名	掲載頁
F	FLU	フルダラビンリン酸エステル	152
G	GEM	ゲムシタビン塩酸塩	72
	GLI	イマチニブメシル酸塩	44
H	HAL	エリブリンメシル酸塩	56
I	IDA	イダルビシン塩酸塩	38
	IDAR	イダルビシン塩酸塩	38
	IDR	イダルビシン塩酸塩	38
	IFM	イホスファミド	42
	IFO	イホスファミド	42
	IFX	イホスファミド	42
	IRI	イリノテカン塩酸塩水和物	46
L	L-ASP	L-アスパラギナーゼ	24
	LCR	ビンクリスチン硫酸塩	142
	LEN	レナリドミド水和物	196
	LET	レトロゾール	194
	ℓ-LV	レボホリナートカルシウム	198
	L-OHP	オキサリプラチン	62
M	MIT	ミトキサントロン塩酸塩	174
	MPA	メドロキシプロゲステロン酢酸エステル	178
	MTA	ペメトレキセドナトリウム水和物	164
	MTX	メトトレキサート	176
	MXN	ミトキサントロン塩酸塩	174
	MXT	ミトキサントロン塩酸塩	174
N	nabPTX	ナブパクリタキセル（アルブミン懸濁型パクリタキセル）	122
	NDP	ネダプラチン	128
	NGT	ノギテカン塩酸塩（トポテカン）	130
	NIL	ニロチニブ塩酸塩水和物	126
P	PEM	ペメトレキセドナトリウム水和物	164
	Per	ペルツズマブ	166
	PS-341	ボルテゾミブ	172
	PSL	プレドニゾロン	158
	PTX	パクリタキセル	132
R	RAM	ラムシルマブ	184
	RIT	リツキシマブ	186
S	S-1	テガフール・ギメラシル・オテラシルカリウム	100
T	TAM	タモキシフェンクエン酸塩	96
	TAS-102	トリフルリジン・チピラシル塩酸塩	118
	T-DM1	トラスツズマブ エムタンシン	116
	THAL	サリドマイド	76
	Tmab	トラスツズマブ	114

	略　号	一　般　名	掲載頁
T	TMZ	テモゾロミド	108
	TOR	トレミフェンクエン酸塩	120
	TPT	ノギテカン塩酸塩（トポテカン）	130
	TXL	パクリタキセル	132
U	UFT	テガフール・ウラシル	98
V	VBL	ビンブラスチン硫酸塩	144
	VCR	ビンクリスチン硫酸塩	142
	VLB	ビンブラスチン硫酸塩	144
	VNR	ビノレルビン酒石酸塩	140
	VP-16	エトポシド	50

1

抗悪性腫瘍薬

——ケアに必要なポイントは, これ——

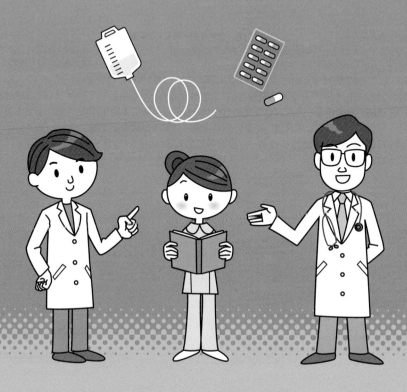

1 アキシチニブ

分子標的治療薬 経口

悪心・嘔吐 軽度

製品名	インライタ®錠
メーカー	ファイザー

どんな薬？
血管内皮増殖因子受容体（VEGFR）を阻害活性することで，血管およびリンパ管の新生を阻害して腫瘍の増殖および転移を抑制する。

これだけ注意！
① 投与継続により血圧の上昇に注意！
② 投与継続により尿たんぱく，甲状腺機能低下，手足症候群の発現に注意！
③ 代謝酵素CYP3A4/5（主に肝臓に分布）での代謝のため，肝機能障害や併用薬剤・食品等に注意！

どのがんに使う？
根治切除不能または転移性の腎細胞がん

投与禁忌は？
- 本剤の成分に対し過敏症の既往のある患者
- 妊婦または妊娠している可能性のある女性

本剤を用いた特徴的なレジメンは何？

がん腫	レジメン名／使用薬剤（略号）／用量	1コースの日程等
腎細胞がん	単剤投与：アキシチニブ　5mg/回	1日2回連日経口投与（患者の状況で増減）

＊中等度以上の肝機能障害がある患者では，血中濃度が上昇するため減量を考慮して開始する。

【増量】・5mg/回　1日2回，2週連続投与し，忍容性が認められる場合1回7mg，1日2回に増量できる。
　　　・連続2週間投与して忍容性が認められた場合には，更に1回10mg，1日2回に増量できる。
【減量】・副作用が発現した場合は，必要に応じ減量，休薬または中止する。
　　　・減量して投与を継続する場合，重症等に応じ3mg/回を1日2回，または2mg/回を1日2回に減量する。

どんな副作用が，いつ起こりやすい？

副作用	発生頻度（%） All Grade	発生頻度（%） Grade 3以上	発現時期
高血圧	39.3	15.7	〜8週
手足症候群	27.0	4.8	〜8週
下痢	50.8	9.8	〜12週
甲状腺機能低下	18.3	0.3	〜8週
蛋白尿	10.7	3.1	〜8週
発声障害	27.5	0	〜8週

投与管理について――ココがポイント！

①アキシチニブは自己判断で増減，中止することで病状悪化の危険性があるため，指示通りに飲み続けることが重要である。
②代謝酵素CYP3A 4/5で代謝されるため，代謝を阻害するもの（アゾール系抗真菌薬・グレープフルーツなど）や，代謝を誘導するもの（セイヨウオトギリソウ，リファンピシン，デキサメタゾンなど）の併用について確認する。

副作用の管理とケア――ココに注意！

①**高血圧・高血圧クリーゼ**：高頻度に発現し，上昇時は降圧薬投与や休薬を検討する等，適切な処置が必要となる。血圧を十分観察し，収縮期＜150mmHg または拡張期＜100mmHg を目安にコントロールできるよう，事前にCa拮抗薬など頓服できる降圧薬を処方する。また，休薬時（特に降圧薬内服中）は低血圧になる危険性があるため注意する（血圧は投与中断後1～2日以内に回復する）。
②**手足症候群**：手掌や足底の感覚鈍麻・過敏，発赤，痛み，皮膚剥離，水疱など皮膚障害が発現することで患者のQOLに大きな影響を与える。また，重篤な場合は減量・休薬が必要となるため，治療前に予防的な皮膚ケアの必要性や早期発見・早期対処を指導し発現に備える。
③**甲状腺機能障害**：甲状腺機能低下症，または亢進症が起こる可能性がある。定期的に甲状腺機能の検査を行い，甲状腺ホルモンの補充など適切な処置を行う。
④**創傷治癒遅延**：外科的処置の24時間以上前から中止，創傷の治癒が確認できてから開始する。
⑤**肝機能障害**：薬剤の代謝に影響を及ぼすため，治療中は定期的に肝機能の検査を行う。

本剤を用いる患者さんに必要な指導は？

①**高血圧**：自宅でも血圧測定を行い，血圧の値に応じて連絡・来院することを指導する。
②**手足症候群**：自宅での皮膚の観察とケアの方法，出現時の早期報告，対応について指導する。
③**自宅での体調管理**：動脈・静脈血栓症や消化管穿孔などの重篤な副作用が起こる可能性がある。そのため，急激な腹痛，胸痛，呼吸困難，下肢の腫脹・痛み，喀血，下血，吐血などの症状が発現した時は，すぐに連絡・受診するよう指導する。また，緊急時の連絡方法について説明する。
④**内服管理**：飲み忘れた場合は，2回分をまとめて飲まないよう，対処方法を指導する。

より安全な薬物療法のために――チェックしましょう

☐ 服薬アドヒアランスはどうか？
☐ 他の抗悪性腫瘍薬を併用していないか？
☐ 代謝を阻害または誘導する薬剤・食品の使用はどうか？
☐ 肝機能障害はないか？
☐ 外科的処置前後ではないか？

【植西佳奈】

2 アクチノマイシン D (ACT-D, ACD)

製品名	コスメゲン®静注用
メーカー	ノーベル

抗腫瘍性抗生物質 注射

悪心・嘔吐 中等度　漏出リスク 起壊死性
→ p. 216

どんな薬？
世界で初めて抗がん作用を持つことが確認された抗生物質。
ACT-D は，DNA のグアニンと結合して複合体を形成し，DNA 依存性の RNA ポリメラーゼによる DNA の転写反応が阻害され，RNA 作成を抑制する。

これだけ注意！
① 起壊死性薬剤のため，血管外漏出に注意！
② 妊婦または妊娠している可能性のある女性は使用できないため注意！

どのがんに使う？
① ウイルムス腫瘍，絨毛上皮腫，破壊性胞状奇胎
② 以下の悪性腫瘍に対する他の抗悪性腫瘍剤の併用療法
　小児悪性固形腫瘍（ユーイング肉腫ファミリー腫瘍，横紋筋肉腫，腎芽腫，その他腎原発悪性腫瘍）

投与禁忌は？
● 本剤の成分に対し過敏症の既往のある患者
● 水痘又は帯状疱疹の患者

本剤を用いた特徴的なレジメンは何？

がん腫	レジメン名／使用薬剤（略号）／用量	1コースの日程等
絨毛がん	EMA 療法：MTX を 1 日目に点滴し，ACT-D と ETP を 2 日間点滴静注	2 週毎
横紋筋肉腫	VAC 療法：VCR（1.5mg/m² day 1, 8, 15）+ ACT-D（0.015mg/kg day 1〜5）+ CPA（2.2g/m² day 1）	3 週毎　14 サイクル

どんな副作用が，いつ起こりやすい？

副作用	発生頻度（%） All Grade	Grade 3 以上	発現時期
白血球減少	25.8	不明	0〜28（日）
悪心・嘔吐	50.5	不明	0〜8（日）
口内炎	34.7	不明	0〜20（日）

投与管理について──ココがポイント！

①本剤1バイアルにつき1.1mLの注射用水を加え，溶解する。この溶解液は，1mL中にACT-Dを約0.5mg含有する。1.1mLの生理食塩液では完全に溶解せずに白濁するので，必ず注射用水で溶解すること。
②起壊死性であり，血管外に漏れると注射部位に硬結，壊死を起こすことがあるので注意が必要である。

副作用の管理とケア──ココに注意！

①**消化器症状**：食欲不振，悪心・嘔吐や口内炎などの消化器症状が起こるため，レジメンに応じた制吐療法を実施する。
②**肝静脈閉塞症**：血管内凝固，多臓器不全，肝腫大，腹水などを伴う肝障害が現れることがあるので，肝機能を定期的にチェックし，観察する必要がある。
③**中毒性表皮壊死融解症，皮膚粘膜眼症候群**：皮膚，口腔粘膜，眼症状に注意して観察を行い，異常が認められた際は投与を中止し，適切な処置を行う。

本剤を用いる患者さんに必要な指導は？

①**骨髄抑制**：骨髄抑制が強く発現する可能性があるため，感染予防行動や生活上の注意点を説明し，習慣化できるように指導する。

より安全な薬物療法のために──チェックしましょう

- ☐ 小児あるいは生殖可能な患者の場合は，性機能障害が起こり得ることを説明したか？
- ☐ 患者に卵子・精子保存等の希望があるか確認したか？

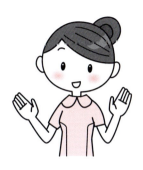

【長谷川真里】

3 アザシチジン (AZA)

代謝拮抗薬　注射（静注・皮下注）

製品名	ビダーザ®注射用
メーカー	日本新薬

悪心・嘔吐　軽度　アレルギー　低頻度　漏出リスク　非壊死性

どんな薬？
DNA,RNA に取り込まれることによって主にタンパク合成を阻害し，殺細胞効果を示す。
また，DNA のメチル化を阻害することによりがん抑制遺伝子などの発現を誘導して細胞増殖抑制効果を示す。

これだけ注意！
① 骨髄抑制とそれに伴う感染症や出血に注意！
② 肝障害に注意！
③ 腎障害，腎尿細管アシドーシスに注意！
④ 起立性低血圧，低血圧に注意！
⑤ 使用中は避妊。授乳を避ける。

どのがんに使う？
骨髄異形成症候群

投与禁忌は？
- 本剤に過敏症の既往歴のある患者
- 妊婦または妊娠している可能性のある患者

本剤を用いた特徴的なレジメンは何？

がん腫	レジメン名／使用薬剤（略号）／用量	1コースの日程等
骨髄異形成症候群	AZA　75mg/m²　1日1回　7日間連続投与，3週間休薬	1コース4週

＊現時点では，原則として他の抗がん薬との併用は推奨されていない。

どんな副作用が，いつ起こりやすい？

副作用	発生頻度（%） All Grade	発生頻度（%） Grade 3以上	発現時期
白血球減少	84.9	77.3	0〜28（日）
好中球減少	83.0	81.2	0〜28（日）
赤血球減少	67.9	45.3	0〜28（日）
血小板減少	86.8	64.2	0〜28（日）
注射部位紅斑	24.5	0	0〜28（日）
便秘	69.8	1.9	0〜28（日）

1．抗悪性腫瘍薬—ケアに必要なポイントは，これ

投与管理について——ココがポイント！

①点滴静注の場合には1バイアルにつき注射用水を10mL注入し，バイアルを激しく振り混ぜて完全に溶解する。
②皮下投与の場合には1バイアルにつき注射用水を4mL注入し，バイアルを激しく振り混ぜて完全に溶解する。投与直前に再度均一な懸濁液とする。1ヵ所あたり4mLまでを目安として投与量に応じて複数ヵ所に分けて投与する。
③皮下投与後は局所に発赤や硬結が出現することもあるため，継続的に観察する。
④原則として皮下投与とされているが，皮下出血などの出血傾向がある場合には点滴静注する。

副作用の管理とケア——ココに注意！

①骨髄抑制が高頻度に起こる（1コース目が最も多く発現）ので感染予防や出血予防に留意する。貧血や血小板減少に対して適時輸血ができるように配慮する。G-CSF製剤は原則として投与しない。
②過敏症発現の可能性があるので投与中または後に動悸，顔面紅潮，発疹の発現に注意する。
③頻度は不明であるが，間質性肺疾患が現れることがあるので咳嗽，呼吸困難，発熱等に注意する。異常が認められた場合には胸部X線やCT等の検査を行う。
④心房細動，心不全などの心障害が現れることがあるので注意する。
⑤腎障害，腎尿細管アシドーシスが現れることがあるので血清重炭酸塩などを定期的に検査する。
⑥肝障害が現れることがあるので定期的に検査を行う。
⑦皮下注部位の発赤，硬結は数日で軽快することが多いが，症状に応じてステロイド，抗ヒスタミン軟膏を局所投与する。

本剤を用いる患者さんに必要な指導は？

①**骨髄抑制**：原病による病態に加えて高頻度に白血球減少が起こるので，感染予防のために日常生活上の注意点を指導する。また血小板減少も起こるので転倒などにも注意が必要。貧血の程度に応じて輸血が必要となる。
②**過敏症**：過敏症発現の可能性があるので投与中または後に動悸，顔面紅潮，発疹が出現したらすぐに伝えるように指導する。

より安全な薬物療法のために——チェックしましょう
- ☐ 感染症や出血の兆候を見逃していないか？
- ☐ アレルギー症状などの兆候を見逃していないか？
- ☐ 妊娠している可能性はないか？

【田中淳司】

4 L-アスパラギナーゼ (L-ASP)

代謝拮抗薬　注射（静注・筋注）

製品名	ロイナーゼ®注用
メーカー	協和発酵キリン

悪心・嘔吐 最小度　アレルギー 高頻度　漏出リスク 非壊死性
→ p.230

どんな薬？
急性白血病や悪性リンパ腫の患者では，細胞が増殖するために必要なアミノ酸であるアスパラギンを作れないために，細胞外からそれを取り込む。L-ASPはアスパラギンを分解するため，これを投与すると血中のアスパラギンが減少するため，腫瘍細胞は増殖できなくなる。

これだけ注意！
①投与中，投与後のショック，アナフィラキシーに注意！
②膵炎，凝固異常に注意！

どのがんに使う？
急性白血病（慢性白血病の急性転化例を含む）
悪性リンパ腫

投与禁忌は？
● 本剤の成分に対し重篤な過敏症の既往歴のある患者

本剤を用いた特徴的なレジメンは何？

がん腫	レジメン名／使用薬剤（略号）／用量	1コースの日程等
急性白血病	寛解導入療法 L-ASP 50〜200K.U./Kg	連日又は隔日静脈内投与
	L-ASP 10,000K.U./m²	週3回又は1日1回筋肉投与
	L-ASP 25,000K.U./m²	週1回筋肉投与

どんな副作用が，いつ起こりやすい？

副作用	発生頻度（％） All Grade	Grade 3以上	発現時期
嘔気	34.1	不明	0〜4(日)
高アンモニア血症	12.5	不明	0〜10(日)
凝固異常	18.5	不明	0〜28(日)
肝障害	7.5	不明	0〜20(日)
膵炎	2.5	不明	0〜14(日)
ショック	2	不明	0〜40(分)

1．抗悪性腫瘍薬—ケアに必要なポイントは，これ

投与管理について──ココがポイント！

①静脈内投与時は，最初に2〜5mLの日局注射用水により溶解し，その溶解を更に補液で200〜500mLに希釈して使用すること。
②筋肉内投与時は，本剤5,000K.U.あたり日局注射用水又は5％ブドウ糖液0.5〜1.0mLに溶解すること。
③日局生理食塩液で直接溶解すると塩析のため白濁することがあるので，日局生理食塩液での溶解は避けること。
④筋肉内注射にあたっては，組織・神経などへの影響を避け，特に乳幼児では同一部位への反復注射は行わないこと。

副作用の管理とケア──ココに注意！

①**ショック，アナフィラキシー**：蕁麻疹，血管浮腫，悪寒，嘔吐，呼吸困難，意識混濁，痙攣，血圧低下等の症状が現れた場合には直ちに投与を中止し，副腎皮質ホルモンやエピネフリン，抗ヒスタミン薬，酸素吸入などを使用する。予防的に副腎皮質ホルモンや抗ヒスタミン薬を予防的に使用する場合もある。発現時期は，筋肉注射30分，静脈注射数分後に多いとされている。
②**凝固異常**：脳出血，脳梗塞，肺出血等の重篤な凝固異常が起こることがあるので，投与中は頻回にフィブリノーゲン，プラスミノーゲン，AT-Ⅲ，プロテインC等の検査を行い，異常が認められた場合には休薬又は投与を中止するなど適切な処置を行うこと。小児では副作用の発現に特に注意すること。
③**急性膵炎**：腹痛，嘔吐，アミラーゼ上昇などの異常症状が現れた場合には投与を中止する。また，膵内分泌機能障害（膵ランゲルハンス島炎）による糖尿病が現れることがあるので，口渇感，多飲多尿などの症状が現れた場合には休薬又は投与を中止し，適切な処置を行うこと。
＊過敏症や神経毒性は，小児の方が発症頻度が高く，フィブリノーゲン低下，肝障害，血栓症，膵臓の障害などは成人の方が発現しやすいとされている。

本剤を用いる患者さんに必要な指導は？

①**骨髄抑制**：L-ASPを含む寛解導入療法中は，感染や出血対策に注意し，感染予防行動や日常生活上の注意点を指導する。
②**ショック，アナフィラキシー**：投与時は患者の状態を注意すると共に，気分不快や呼吸困難，蕁麻疹などが発現した場合はすぐに伝えるよう指導する。

より安全な薬物療法のために──チェックしましょう
☐ 過敏症予防のための前投薬の有無を確認したか？
☐ アナフィラキシー反応への対応の準備ができているか？
☐ アナフィラキシー反応や兆候を見逃していないか？

【長谷川真里】

5 アナストロゾール (ANA)

ホルモン類似薬 経口

悪心・嘔吐 最小度

製品名	アリミデックス®錠
メーカー	アストラゼネカ

主な後発品名	アナストロゾール錠
メーカー	日本化薬，サンド，沢井，日医工，ニプロ，小林化工

どんな薬？

乳がん細胞はエストロゲンで活性化するが，閉経後女性ではアロマターゼの関与により，アンドロゲンからエストロゲンを合成する。本薬はそのアロマターゼを阻害することでエストロゲン合成を抑制し，乳がん細胞の増殖を抑える。

これだけ注意！
①ホルモン受容体が陽性の患者が対象となるので注意！
②閉経後の患者が対象となるので注意！

どのがんに使う？

乳がん（閉経後）

＊閉経とは，卵巣機能の衰退または消失によって起こる永久的な閉止と定義され[1] 年齢が60歳以上か45歳以上で過去1年以上月経がない場合，あるいは両側の卵巣を摘出している場合のことをいう。閉経しているかどうか明確でない場合は，エストラジオール（E2）と卵胞刺激ホルモン（FSH）を測定して判断する。

投与禁忌は？

● 重度の肝機能，腎機能障害

本剤を用いた特徴的なレジメンは何？[2]

がん腫	レジメン名／使用薬剤（略号）／用量
乳がん（閉経後）	アロマターゼ阻害薬5年間／ANA／1日1回（1mg） 抗エストロゲン薬2～3年間→アロマターゼ阻害薬2～3年間（計5年間）／ANA／1日1回（1mg） 抗エストロゲン薬5年間→アロマターゼ阻害薬　順次追加投与／ANA／1日1回（1mg）

どんな副作用が，どのくらい起こりやすい？

副作用	発生頻度(%)All Grade
関節痛	1.1
肝機能異常	1.0
ほてり	0.9
発疹	0.5

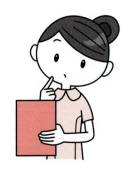

投与管理について──ココがポイント！

①閉経前患者には使用しないため，月経状況を確認する。
②肝機能・腎機能障害の有無について血液検査の異常値がないか確認する。

副作用の管理とケア──ココに注意！

①ほてり：顔や身体が熱くなったり，部分的または全身的に発汗しやすくなったりする。すでに更年期症状がある場合には，症状が増悪することがある。香辛料を多量に使った食事や温かい飲料などは，発汗作用が高まるため状況に応じて控える。また，吸汗性や通気性のよい素材の選択や，室温調整を心がけるなどセルフケアが行えるよう説明する。
②関節痛：一般的には手指に発現することが多いが，膝，腰，肩，脛の関節にもみられる。なかでも「手のこわばり」は朝に現れやすく，日常生活に影響を及ぼす原因になることがある。内服開始後1年以内の発現が比較的多いが，服用期間を通して生じることもある。関節痛が持続する場合は，治療の妨げにならないよう適切な対処法（鎮痛剤の使用など）を検討し，治療が継続できるよう支援する。
③骨量減少：エストロゲンの合成が抑制されることにより，骨粗鬆症や骨折などが起こりやすくなる。抗エストロゲン薬の5年投与と比較すると，アロマターゼ阻害薬の5年投与や抗エストロゲン薬を2～3年投与してからアロマターゼ阻害薬に切り換えた場合では，骨折率は概ね1.5倍程度になり[3]，骨代謝に悪影響を及ぼすことが示唆されているため，治療中は骨密度を定期的に観察する。

本剤を用いる患者さんに必要な指導は？

①薬を服用し忘れた場合は，気がついた時点で可能な限り早く服用する。ただし，次の服用時間が迫っている場合には1回分をとばし，通常の服用時間に1回分のみ服用する。決して2回分を一度に服用しないよう指導する。
②関節痛については，関節をゆっくり動かす運動やストレッチが関節の可動性や筋肉の柔軟性を保ち，関節の痛みや不快感を改善するのに役立つ[3]ことを説明する。また，ストレッチの継続により関節の状態をよりよく維持することが期待できるため，自身の状況に合わせて無理のない範囲で継続するとよいことを指導する。
③個人差はあるが，眠気や注意力の散漫などが現れる可能性があるため，自動車の運転や機械を操作するときは注意が必要であることを指導する。

より安全な薬物療法のために──チェックしましょう

☐ 閉経が確認できているか？
☐ 肝機能・腎機能障害はないか？

【大椛裕美】

6 アビラテロン酢酸エステル

ホルモン類似薬 **経口**

製品名	ザイティガ®錠
メーカー	ヤンセン

悪心・嘔吐 最小度

どんな薬？
精巣，副腎および前立腺腫瘍組織内におけるアンドロゲン合成を阻害することで，抗腫瘍効果を示す。

これだけ注意！
①糖質コルチコイド（プレドニゾロン）の併用が必要。
②食事の影響で全身曝露量が増加するため，食事の1時間前から食後2時間までの服用は避けること。

どのがんに使う？
去勢抵抗性前立腺がん

投与禁忌は？
- 本剤の成分に対し過敏症の既往歴のある患者
- 重度の肝機能障害患者（Child-Pugh スコア C）

本剤を用いた特徴的なレジメンは何？

がん腫	レジメン名／使用薬剤（略号）／用量	1コースの日程等
前立腺がん	アビラテロン1,000mg/回（250mg錠，4錠）	1日1回空腹時に経口投与（連日）

プレドニゾロンと併用する。

どんな副作用が，いつ起こりやすい？

副作用	発生頻度(%) All Grade	Grade 3以上	発現時期
低カリウム血症	17.4	3.5	0〜12(週)
末梢性浮腫	27.5	1.1	0〜28(日) 不明
高血圧	15.4	2.3	0〜28(日) 不明
肝機能異常	8.9	3.8	0〜12(週)
血小板減少	3.9	不明	0〜12(週)

投与管理について——ココがポイント！

①本剤には割線は入っておらず，分割した際の含有量を担保できないため，錠剤を割らないこと。
②粉砕後の安定性についてデータがないため，錠剤を粉砕しないこと。

副作用の管理とケア——ココに注意！

①**低カリウム血症**：必ず血清カリウム値などの血清電解質濃度を測定する。投与中も電解質の定期的なモニタリングを行う。筋力低下，けいれん，全身倦怠感などの症状の観察を十分に行う。投与中に低カリウム血症を認めた場合，カリウムの補給（経口，点滴），本剤の休薬，カリウム低下のその他の原因の検索と是正を行う。
②**体液貯留／浮腫**：本剤の投与中は定期的に体重の測定およびむくみの有無など患者の状態を十分に観察する。呼吸困難，乾性咳嗽などがみられた場合は，胸水を疑い胸部X線検査を行う。急激な体重増加その他の異常があれば，必要に応じて利尿薬投与，穿刺，酸素吸入などを行う。
③**高血圧**：早期発見および重篤化予防のため，定期的血圧測定を行う。必要に応じて降圧薬の投与を行うが，本剤による高血圧は鉱質コルチコイド増加に起因するとされるため，鉱質コルチコイド受容体アンタゴニスト（エプレレノン）の投与を考慮する。
④**高血糖，耐糖能異常**：併用するプレドニゾロンにより発現する可能性があるため，月に1回は血糖およびHbA1cをチェックする。

本剤を用いる患者さんに必要な指導は？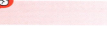

①空腹時に服用すること。自己判断で本剤およびプレドニゾロンの服用を中止しないこと。減塩を心がけること。
②**低カリウム血症**：筋力低下，けいれん，全身倦怠感などが認められたら，直ちに医師の診察を受けるように指導する。
③**体液貯留／浮腫**：急激な体重増加が認められた場合には直ちに医師の診察を受けるように指導する。
④**高血圧**：定期的血圧測定を行い，急激な血圧上昇が認められた場合には直ちに医師の診察を受けるように指導する。

より安全な薬物療法のために——チェックしましょう

☐ 頻度は少ないが重篤な合併症として，血小板減少，肝機能障害，副腎不全などがあることを忘れない。
☐ 低カリウム血症をきたす可能性のある薬剤（利尿薬，インスリン，グリチルリチン含有薬，抗生物質，抗パーキンソン病薬，下剤など）を併用していないか？

【丸山　覚・篠原信雄】

7 アファチニブマレイン酸塩

分子標的治療薬 経口

製品名	ジオトリフ®錠
メーカー	ベーリンガー

悪心・嘔吐 軽 度

どんな薬？
EGFR及びEGFR変異ではなく，ErbB受容体ファミリーに属する他の受容体HER2（ErbB2）及びErbB4（HER4）のチロシンキナーゼ活性を不可逆的に阻害し，ErbB受容体ファミリーが形成するすべてのヘテロ二量体及びErB3を除くホモ二量体の活性を阻害することにより，異常シグナルを遮断し，腫瘍細胞の増殖を抑制する。

これだけ注意！
①主な副作用として，下痢，皮膚障害，爪囲炎，口内炎が発現するため，適切な減量や休薬の検討が必要。
②まれに薬剤性間質性肺炎が発現するため注意！

どのがんに使う？
EGFR遺伝子変異陽性の手術不能又は再発非小細胞肺がん

投与禁忌は？
● 本剤の成分に対し過敏症の既往歴のある患者

本剤を用いた特徴的なレジメンは何？

がん腫	レジメン名／使用薬剤（略号）／用量	1コースの日程等
肺がん	40mg/day（最大50mg/day～最小20mg/day）	連日投与

どんな副作用が，いつ起こりやすい？

副作用	発生頻度（%） All Grade	Grade 3以上
下　　　痢	95.2	14.4
皮 膚 症 状	89.1	16.2
爪の異常・爪囲炎	61.1	11.8
口　内　炎	72.1	8.3
間 質 性 肺 炎	3.1	1.3

投与管理について──ココがポイント！

① 食後に投与した場合，Cmax 及び AUC が低下するという報告があり，食事との影響を避けるため，食事の1時間前から食後3時間までの間の服用は避け，一定の時刻を定めて服用する。
② 飲み忘れた場合
　・次の服用時間まで8時間以内の場合
　　→飲み忘れた薬剤は服用せずに，次の決められた時間に定められた量を服用する。
　・次の服用時間まで8時間以上ある場合
　　→3時間以内に食事をとっている時は，次の服用時間に定められた服用量を服用する。
　　→3時間以内に食事を摂っていない場合は，すぐに定められた用量を服用する。
③ アファチニブは湿気と光に不安定なため，服用直前に開封し，開封後は湿気と光を避けて保存する。自宅での管理では小児の手の届かないところに保管する。

副作用の管理とケア──ココに注意！

① **下痢**：下痢の性状については，客観的指標であるブリストル便性状スケール等を使用し，医療者─患者間で共通認識を図る。下痢発現時の対策として，便の状況の把握のために日誌をつけることを勧め，便の状況によって施設内で統一したフローチャートに沿ってセルフマネジメントを指導する。下痢発現時には，感染性の下痢等，他疾患との鑑別も必要である。
② **皮膚障害**：予防的ケアが重要であり，投与開始時に保湿剤の塗布とミノサイクリン塩酸塩の服用（予防内服に関しては施設内の取り決めに準ずる）を開始し，観察やスキンケア等のセルフマネジメントを指導する。症状発現時にはステロイド外用薬を考慮する。中長期的な副作用である爪の異常・爪囲炎は減量や休薬の要因となりえるため，観察・指導の継続が重要である。
③ **口内炎**：投与開始時より含嗽剤による含嗽と口腔ケアを継続する。疼痛が伴うと口腔ケアが困難となるため，局所麻酔薬や消炎鎮痛薬を使用し，口腔ケアが継続できるように努める。
④ 上記の副作用への対応や予防的ケア等は施設内で統一した取り決めを行い，患者・家族・医療スタッフすべてで情報共有することが重要である。

本剤を用いる患者さんに必要な指導は？

① **間質性肺炎**：息切れや空咳，発熱等の症状発現時は，医療者に連絡することを指導する。
② **下痢時の対応**：施設内で決められた止痢薬の使用方法及び休薬基準等について指導する。下痢以外にも随伴症状（しぶり腹や発熱，嘔吐など）の観察についても指導する。
③ **スキンケア**：予防的及び継続したスキンケアの必要性を指導する。

より安全な薬物療法のために──チェックしましょう

- □ 指示された服薬方法が守れているか？
- □ 間質性肺炎の症状を見逃していないか？
- □ 下痢や皮膚障害対策のセルフマネジメントは行えているか？
- □ 下痢や予防的ケアについて医療スタッフ間で共通認識はできているか？

【良田紀子】

8 アムルビシン塩酸塩(AMR)

製品名	カルセド®注射用
メーカー	日本化薬

抗腫瘍性抗生物質　注射

悪心・嘔吐 中等度　アレルギー 低頻度　漏出リスク 起壊死性
→ p.216

どんな薬？
DNAの塩基間に入り込みトポイソメラーゼⅡの働きを阻害してDNAを切断し、がん細胞の増殖を抑える。

これだけ注意！
①骨髄抑制が必発。
②起壊死性なので血管外漏出に注意！
③悪心・嘔吐・食欲不振などの消化器症状に注意が必要。

どのがんに使う？
非小細胞肺がん、小細胞肺がん

投与禁忌は？
- 重篤な骨髄機能抑制のある患者
- 重篤な感染症を合併している患者
- 胸部単純X線写真で明らかで、かつ臨床症状のある間質性肺炎又は肺線維症の患者
- 心機能異常又はその既往歴のある患者
- 他のアントラサイクリン系薬剤等心毒性を有する薬剤による前治療が限界量に達している患者
- 本剤の成分に対し重篤な過敏症の既往歴のある患者
- 妊婦又は妊娠している可能性のある婦人

本剤を用いた特徴的なレジメンは何？

がん腫	レジメン名／使用薬剤（略号）／用量	1コースの日程等
非小細胞肺がん	45mg/m²	1コース 21〜28日
小細胞肺がん	AMR 45mg/m²/日（静注，1日1回，day1〜3）	1コース 21日

どんな副作用が，いつ起こりやすい？

副作用	発生頻度（%） All Grade	Grade 3以上
好中球減少	95.0	76.8
白血球減少	93.9	54.7
血小板減少	47.0	22.1
食欲不振	65.7	3.9
悪心・嘔吐	58.6	2.8
脱毛	70.4	1.7

1．抗悪性腫瘍薬―ケアに必要なポイントは，これ

投与管理について――ココがポイント！

①静脈内投与により，ときに血管痛，静脈炎を起こすことがあるので，注射部位，注射方法等に十分注意する。
②血管外漏出時は水疱性皮膚壊死をきたすので，末梢血管より投与する際は血管外漏出に注意して投与する。
③投与後 24 時間以内に過敏症（アレルギー反応）が発現することがある。

副作用の管理とケア――ココに注意！

①**骨髄抑制**：好中球減少が高頻度に起こるため，二次的感染症に注意が必要である。
②**悪心・嘔吐・食欲不振**：高頻度で発現するため，適切な制吐療法を実施すると共に，摂取しやすい食事内容の検討やタイミングをみながら少量ずつ摂るようにするなど，食事摂取方法の支援が必要。
③**血管炎・血管外漏出**：起壊死性抗がん薬のため，血管外に薬剤が漏れると水疱性壊死を起こす。また漏出はしなくても血管に沿って赤くなったり，痛みを感じるなど血管炎を起こすことがあるため鑑別が必要である。
④**過敏症**：投与後 24 時間以内に皮膚の紅潮，掻痒感，皮疹，動悸，発汗，気分不快等の症状がみられる場合がある。
⑤**脱毛**：治療開始 2〜3 週間後より抜け始める。脱毛の程度は個人差があるが，患者背景を考慮した対処方法（ウィッグや帽子等）を情報提供する。治療終了後，時間は要すものの必ず回復してくることを伝える。

本剤を用いる患者さんに必要な指導は？

①**骨髄抑制**：感染予防行動や日常生活上の注意点を指導する。
②**過敏症**：薬剤投与に伴う過敏症発現の可能性があるため，投与中または 24 時間以内に皮膚の紅潮，掻痒感や皮疹，動悸等不快な症状がみられた場合はすぐに伝えるよう指導する。
③**血管炎・血管外漏出**：点滴・注射部位の激しい痛み，灼熱感等の不快症状があれば，すぐに伝えるよう指導する。

より安全な薬物療法のために――チェックしましょう

- ☐ 過去に薬剤による過敏症（アレルギー反応）を起こしたことはないか？
- ☐ アレルギー症状やその兆候を見逃していないか？
- ☐ 感染症徴候はみられていないか？
- ☐ 投与部位に痛みや違和感を生じていないか？

【森田寿絵】

9 アレクチニブ塩酸塩(ALC)

分子標的治療薬　経口

悪心・嘔吐　最小度

製品名	アレセンサ®カプセル
メーカー	中外

どんな薬？
ALK のチロシンキナーゼ活性を阻害して腫瘍細胞の増殖を抑制する。

①間質性肺疾患が出現する可能性があるため，症状に注意！
②肝機能障害・ビリルビン値増加に注意！

どのがんに使う？
ALK 融合遺伝子陽性の切除不能な進行・再発の非小細胞肺がん（クリゾチニブとは異なり，免疫組織化学染色法（IHC 法），蛍光 in situ ハイブリダイゼーション法（FISH 法）の両検査で ALK 融合遺伝子が確認されている必要がある）

投与禁忌は？
- 本剤の成分に対し過敏症の既往歴のある患者
- 妊婦又は妊娠している可能性のある婦人

本剤を用いた特徴的なレジメンは何？

がん腫	レジメン名／使用薬剤（略号）／用量	1コースの日程等
非小細胞肺がん	ALC 300mg　1日2回	連日

どんな副作用が，いつ起こりやすい？

副作用	発生頻度(%) All Grade	Grade 3以上	発現時期
間質性肺疾患	1.7	0	0〜28(日)
血中ビリルビン増加	36.2	3.4	0〜4(月)
好中球数減少	25.9	6.8	0〜28(日)
消化管穿孔	1.7	1.7	0〜28(日)
血栓塞栓症	1.7	1.7	0〜8(月)
味覚異常	34.5	0	0〜28(日)

投与管理について――ココがポイント！

①本剤は主にCYP3A4によって代謝されるため，CYP3A阻害薬・CYP3A誘導薬との併用に注意する。
②肝代謝であり，肝機能障害のある患者への投与は慎重に行う。
③空腹時の投与が現時点では推奨されている。
④服用を忘れた場合は，飲み忘れた分は服用せずにとばして，次の服用時間に1回分を内服するよう指導する。

副作用の管理とケア――ココに注意！

①間質性肺炎出現時は，gradeに関わらず投与を中止し，ステロイド療法等の適切な治療の検討を行い，改善後も再投与は行わない。特に投与開始初期（2週間）は入院の上，週2回の採血や胸部X線検査により慎重に観察を行う必要がある。外来治療移行後も月に1回の定期的な画像フォローの際に，薬剤性肺障害を疑う所見についての確認も必要である。
②Grade 3以上の血液毒性が発現した場合は，grade 2以下に回復するまで休薬する必要がある。
③肝障害は無症状のことが多く，定期的な採血フォローが必要である。発熱や倦怠感，食思不振，悪心，嘔吐などの症状の発現に注意が必要である。また，grade 3以上の肝障害が発現した場合は，休薬を行う。
（上記はクリゾチニブと同様）
④苦みを感じる等の味覚障害の頻度は多いが，治療的介入を行うことは難しい。しかし，食欲不振や体重減少を伴う程度の症例の報告はない。歯のブラッシングやうがいなどの基本的な口腔ケアを行う。
⑤悪心，嘔吐や下痢などの消化器症状に関しては，クリゾチニブに比較して頻度が低い。
⑥視覚障害も認められることがあるが，頻度は10％未満にとどまる。

本剤を用いる患者さんに必要な指導は？

①**間質性肺疾患**：発症すれば重症化する可能性があるため，早期発見が重要であり，呼吸困難・息切れ・咳・発熱といった初期症状の出現があればすぐに連絡するよう伝える。
②**肝機能障害**：発熱や倦怠感，食思不振，黄疸，悪心，嘔吐，痒みなどの症状が生じたら，申告するよう伝える。定期的な血液検査での肝機能測定を行い確認する。

より安全な薬物療法のために――チェックしましょう

☐ 息切れや咳，発熱など，間質性肺疾患の症状はないか？
☐ 発熱や倦怠感，消化器症状など肝機能障害の初期症状はないか？
☐ 激しい腹痛や嘔気，嘔吐などの症状はないか？（消化管穿孔）
☐ 胸痛や胸部圧迫感，呼吸苦，足の痛みやむくみなどの症状はないか？（血栓塞栓症）

【田中彩加・山本信之】

10 アレムツズマブ

製品名	マブキャンパス®点滴静注
メーカー	サノフィ

分子標的治療薬　注射

悪心・嘔吐 軽度　アレルギー 高頻度　漏出リスク 非壊死性
→ p.230

どんな薬？
アレムツズマブは抗CD52モノクローナル抗体である。慢性リンパ性白血病患者のリンパ球やその他の免疫細胞上に発現するCD52に結合し，抗体依存性障害活性（ADCC）及び補体依存性細胞障害作用（CDC）により抗腫瘍効果を示す。

これだけ注意！
①投与中のインフュージョンリアクションに注意！
②治療経過中に発症する種々の感染症，免疫異常に注意！
③CMV感染のモニタリングを行う。
④HBV感染既往者ではB型肝炎の再活性化に注意！

どのがんに使う？
再発又は難治性の慢性リンパ性白血病

投与禁忌は？
- 本剤の成分又はマウスタンパク質由来製品に対し過敏症の既往歴のある患者
- 重篤な感染症を合併している患者
- 妊婦，妊娠している可能性のある婦人

本剤を用いた特徴的なレジメンは何？

がん腫	レジメン名／使用薬剤（略号）／用量	1コースの日程等
慢性リンパ性白血病	アレムツズマブ 3mg/日	1日1回連日点滴静注

・Grade 3以上のインフュージョンリアクションが認められない場合は→1日1回 10mgを連日点滴静注
・再度，grade 3以上のインフュージョンリアクションを認めない場合は→1日1回 30mg，週3回隔日に投与
（最大，計12週間の投与）

どんな副作用が，いつ起こりやすい？

副作用	発生頻度（%） All Grade	発生頻度（%） Grade 3以上	発現時期
リンパ球減少	97.4	96.6	0〜28（日）
好中球減少	94.3	75.6	0〜28（日）
血小板減少	93.5	61.8	0〜28（日）
インフュージョンリアクション	96.9	不明	0〜28（日）
感染症	45.5	25.2	0〜28（日）

投与管理について──ココがポイント！

①本薬剤は用事調整すること。
②本剤は震盪せずに，必要量を注射筒で抜き取り，日局生理食塩水又は5％ブドウ糖注射液100mLで希釈し，穏やかに混和する。
③他剤と混注せずに，2時間かけて点滴静注する。同じ点滴ラインを用いて他剤を投与しない。

副作用の管理とケア──ココに注意！

①抗体医薬として高率にインフュージョンリアクションが生じる（96.9％）。予防のための前投薬を行い，治療中にはバイタルサインの観察，自他覚症状等について十分な観察を行う。
②感染症については，細菌，真菌，ウイルス感染の報告があり，発症時期も様々である。特にCD4が200/μL以下に低下するため日和見感染のリスクが高い。治療終了後も数ヵ月に亘って持続するため，治療期間中及び治療終了後については，患者の状態を十分に観察する必要がある。
③本薬剤の治療を開始時からCD4が200/μL以上に回復するまで，ST合剤，ファムシクロビルの予防投与が推奨されている。
④サイトメガロウイルス（CMV）の活性化が高頻度に起きるため，CMVの定期的なモニタリングを行う。
⑤B型肝炎再活性化：B型肝炎ウイルス感染または既往患者では経過中に増悪や再活性化が生じることがあるため，定期的なモニタリングと再活性化時には適切な対応が必要である。
⑥免疫障害：本剤は免疫担当細胞への影響により，自己免疫障害（免疫性溶血性貧血，自己免疫性血小板減少症，再生不良性貧血，ギラン・バレー症候群等）を発症することがあるため，患者の状態を十分に観察する必要がある。

本剤を用いる患者さんに必要な指導は？

①感染症：治療経過中には感染症の予防に心がけてもらうとともに，発熱，咳嗽や倦怠感などが生じた場合には主治医に連絡をしてもらうようにする。
②免疫障害：本薬剤で生じる免疫障害により血球や神経系への自己免疫疾患が発症する可能性があるため，治療経過中に易疲労性，貧血症状，脱力や歩行困難などの症状が現れたら速やかに連絡をするように指導する。

より安全な薬物療法のために──チェックしましょう

- □ B型肝炎の感染状況は確認したか？
- □ 前投薬は行ったか？
- □ 感染予防の投薬は行っているか？

【近藤　健】

11 イダルビシン塩酸塩 (IDR, IDA, IDAR)

製品名	イダマイシン®静注用
メーカー	ファイザー

抗腫瘍性抗生物質 注射

悪心・嘔吐 中等度　漏出リスク 起壊死性
→ p.216

どんな薬？
IDR は DNA ポリメラーゼ活性を抑制する他，トポイソメラーゼⅡを阻害することで DNA 合成を阻害する。

これだけ注意！
① 腫瘍崩壊症候群に注意！
② 長期間続く高度の骨髄抑制に注意！
③ 起壊死性なので，血管外漏出に注意！
④ 投与継続により，心機能障害の頻度が上昇するため注意！

どのがんに使う？
急性骨髄性白血病（慢性骨髄性白血病の急性転化を含む），急性前骨髄性白血病

投与禁忌は？
- 心機能異常またはその既往歴のある患者
- 他のアントラサイクリン系薬剤等，心毒性を有する薬剤による前治療が限界量に達している患者
- 重篤な感染症を合併している患者
- 重篤な肝障害または腎障害のある患者

本剤を用いた特徴的なレジメンは何？

がん腫	レジメン名／使用薬剤（略号）／用量	1コースの日程等
急性骨髄性白血病[1]	IDR (12mg/m² day 1～3) + Ara-C (100mg/m² day 1～7)	骨髄が回復するまで
急性前骨髄性白血病（B群）[2]	IDR (12mg/m² day 1,2) + Ara-C (80mg/m² day 1～5) + ATRA (15mg/m² × 3回／日 day 1～60)	〃
急性前骨髄性白血病（C群）[2]	IDR (12mg/m² day 1～3) + Ara-C (100mg/m² day 1～5) + ATRA (15mg/m² × 3回／日 day 1～60)	〃
急性前骨髄性白血病（D群）[2]	IDR (12mg/m² day 1,2) + Ara-C (80mg/m² day 1～5)	〃

A群：WBC < 3,000/μL かつ APL 細胞 < 1,000/μL ／ B群：3,000/μL ≦ WBC < 10,000/μL 又は APL 細胞 ≧ 1,000/μL ／ C群：WBC ≧ 10,000/μL ／ D群：A群の途中で APL 細胞 ≧ 1,000/μL のとき，その日を day 1 として D群の化学療法を追加
＊ ATRA：全トランス型レチノイン酸は，地固め療法開始まで最大 60 日間続ける。

どんな副作用が，いつ起こりやすい？

副作用	発生頻度(%) All Grade	Grade 3 以上	発現時期
腫瘍崩壊症候群	17	17	
好中球数減少	100	100	
血小板数減少	100	100	
嘔気・嘔吐	42.1	不明	
脱毛	33.7	—	
心不全	不明	3.9	一定の発現傾向なし

投与管理について——ココがポイント！

① IDR 1 バイアル（5mg）あたり5mLの注射用水で溶解する。溶解後は不安定となるため可能な限り速やかに投与する（やむを得ず保存する場合は室温で24時間以内に投与）。ミキシングの際にはコアリングを防止するために21G又はそれより細い針を使用する。
② IDR は注射用水で溶解した後，100mLの生食または5％ブドウ糖に溶解し30分で点滴投与する。
③ 起壊死性薬剤のため皮下漏出しないよう十分注意する。可能な限り中心静脈ルートを確保してもらう。万一皮下漏出が疑われた場合は針を抜く前に漏出部周囲の膨隆部に吸引可能な薬剤があればできるだけ薬剤を吸引除去する。また，デクスラゾキサンの投与を検討する。

副作用の管理とケア——ココに注意！

① 心毒性：他のアントラサイクリン系薬剤など心毒性のある薬剤の投与歴を確認する（他の薬剤が生涯投与量上限に達している場合は禁忌）。IDR 生涯投与総量は IDR 換算で $120mg/m^2$ を超えないよう注意する。繰り返し投与される患者には総投与量 $120mg/m^2$ を超えていなくても労作時の息切れの有無や下腿浮腫など心不全兆候の発現がないかどうか注意してみていく。
② 易感染性：約2～6週間程度，易感染状態となるため感染対策に留意する。特にカテーテル感染は接続部の消毒や点滴の滅菌操作などを徹底することで可能性を減らせることに留意する。
③ 口内炎：口内炎を予防するため日頃から口腔内を観察する。適宜うがい薬を症状のないうちから使用し，口腔内を清潔に保つ。高度の口腔粘膜炎が発現した場合は歯科・口腔外科での処置やリドカインを含む麻酔の含嗽薬で疼痛管理を行う。
④ 悪心・嘔吐：高度の悪心・嘔吐を伴うことがあるため 5-HT_3 受容体拮抗薬，アプレピタント，メトクロプラミド等の制吐薬を使用する他，経口摂取不能の場合は高カロリー輸液などの併用も検討する。
⑤ 腫瘍崩壊症候群：尿量が確保できているかどうか，尿の着色がIDRによるものか腫瘍崩壊症候群によるものかを注意深く観察する。腫瘍崩壊症候群は治療開始が遅れると致命的となりうるため，治療開始早期の観察は重要である。

本剤を用いる患者さんに必要な指導は？

① 尿の着色：IDR 投与後より尿が亦くなることをあらかじめ伝えておく。
② 脱毛：ほとんどの患者は，治療開始2週間前後で抜け始める。全ての治療が終わった後は，時間はかかるが徐々に回復していくことを伝えておく。

より安全な薬物療法のために——チェックしましょう

- ☐ 心機能異常や既往歴の有無はチェックしたか？
- ☐ 他のアントラサイクリン系薬剤など心毒性のある薬剤の投与歴を確認したか？
- ☐ 中心静脈ルートは問題なく使用できるか？
- ☐ 前投薬は済ませたか？
- ☐ 腎機能・肝機能は正常に保たれているか？

【村中徹人・小松嘉人・齋藤佳敬】

12 イピリムマブ

免疫チェックポイント阻害薬 注射

製品名	ヤーボイ®点滴静注液
メーカー	ブリストル

悪心・嘔吐 最小度　アレルギー 要観察　→p. 230

漏出リスク 非壊死性 （漏出の報告は海外で1例あり）

どんな薬？
細胞傷害性Tリンパ球抗原-4（CTLA-4）に対する抗体であり，活性化T細胞における抑制的調節を遮断し，腫瘍抗原特異的なT細胞の増殖，活性化及び細胞傷害活性の増強により腫瘍増殖を抑制する。

これだけ注意！
①稀にインフュージョンリアクションをきたすため，特に初回投与に注意！
②免疫チェックポイント阻害薬であり，副作用は時期・種類ともに他の殺細胞性抗がん薬や分子標的治療薬とは比較にならないほど多岐にわたるため，投与中の患者の細かな症状に注意！

どのがんに使う？
悪性黒色腫

投与禁忌は？
● 本剤の成分に対し重度の過敏症の既往歴のある患者

本剤を用いた特徴的なレジメンは何？

がん腫	レジメン名／使用薬剤（略号）／用量	1コースの日程等
悪性黒色腫	イピリムマブ 3mg/kg　day 1, 22, 43, 64	1コース21日4回投与

どんな副作用が，いつ起こりやすい？

副作用	発生頻度（％） All Grade	Grade 3以上	発現時期
下痢	27.5	4.6	0　8　15　21　28（週）
発疹	19.1	0.8	0　8　15　21　28（週）
内分泌障害	6.1	3.2	0　8　15　21　28（週）
肝障害	2.3	0.8	0　8　15　21　28（日）
間質性肺疾患	0.6	0.6	0　8　15　21　28（日）
インフュージョンリアクション	1.4	不明	0　8　15　21　28（日）

投与管理について——ココがポイント！

① イピリムマブは無色〜微黄色透明又はわずかに乳白光を呈する液体であり，明らかに変色がみられる場合や半透明〜白色以外の微粒子がみられた場合は使用しない。
② 希釈する場合は1〜4mg/mLの濃度になるよう，生理食塩水又は5％ブドウ糖注射液で希釈する。
③ 0.2〜1.2μmのメンブランフィルターを用いて静脈内に90分かけて点滴投与する。

副作用の管理とケア——ココに注意！

① 投与時反応（インフュージョンリアクション）が稀に起こるため，投与前・投与開始後10〜20分，投与終了後30分・60分のバイタル測定を行う。投与前に予防的にH_1受容体拮抗薬内服・点滴投与を行うのも選択肢である。
② 従来の殺細胞性抗がん薬はある程度予測された種類・時期に副作用が起こるが，本剤では投与終了後〜数ヵ月経過したのち新たに免疫関連の副作用が全身各所に生じる場合がある。特に注意すべき副作用として下痢・大腸炎，肝障害，内分泌障害（下垂体炎・下垂体機能低下症，甲状腺機能低下症，副腎機能不全など），末梢神経障害（重症筋無力症様症状含む），間質性肺炎，腎障害，皮膚障害，その他自己免疫性反応（ぶどう膜炎などの眼障害や自己免疫性膵炎/劇症I型糖尿病を含む）などが挙げられる[1, 2]。
③ **副作用への対応**：Grade 2の副作用（内分泌及び皮膚障害を除く）/grade 3の皮膚障害/症候性の内分泌障害：Grade 1以下又はベースラインに回復するまで，内分泌障害は症状が回復するまで投与を延期し回復しない場合は投与を中止する。Grade 3以上の副作用，grade 4の皮膚障害，grade 2以上の眼障害は投与を中止する。治療は副作用の種類によって若干異なるが，中等症の副作用には中等量のステロイド全身投与（例：メチルプレドニゾロン0.5〜1.0mg/kg/日），重症例は高用量ステロイド（例：メチルプレドニゾロン1.0〜2.0mg/kg/日）投与を行う。難治性の大腸炎や間質性肺疾患に対してはインフリキシマブ5mg/kgの追加投与，また難治性の肝障害や間質性肺疾患に対してはミコフェノール酸モフェチル2g/日の追加投与を行う場合もある。

本剤を用いる患者さんに必要な指導は？

① 副作用の種類，発現時期が多岐にわたることを説明し，何か症状が出現した場合早めに連絡するよう指導が必要である。

より安全な薬物療法のために——チェックしましょう

- ☐ 投与時間は90分を守っているか？
- ☐ アレルギー症状やその兆候を見逃していないか？
- ☐ 投与前・投与中，投与終了後のバイタル測定は行っているか？

【中村善雄・山﨑直也】

13 イホスファミド (IFM, IFX, IFO)

アルキル化薬 **注射**

悪心・嘔吐 中等度　漏出リスク 炎症性

どんな薬？

IFM はナイトロジェンマスタード系に属する抗がん薬でシクロホスファミドよりも有効性に優れ，かつ毒性の少ない化合物を探索する過程において発見された物質である。いわゆるプロドラッグで，投与後生体内で活性化され，腫瘍細胞の DNA 合成を阻害し抗腫瘍効果を現す。

製品名	注射用イホマイド®
メーカー	塩野義

これだけ注意！

① 出血性膀胱炎等の泌尿器系障害の防止のため以下に注意する。
・投与終了翌日まで十分な尿量確保
・頻回かつ大量の経口水分摂取，輸液投与
・メスナの併用
② 小児への投与は副作用の発現に注意し慎重に投与する。
③ 骨髄抑制が DLT のため検査値に注意！

どのがんに使う？

肺小細胞がん，前立腺がん，子宮頸癌，骨肉腫，再発又は難治性の胚細胞腫瘍（精巣腫瘍，卵巣腫瘍，性腺外腫瘍），悪性リンパ腫，悪性骨・軟部腫瘍，小児悪性固形腫瘍（ユーイング肉腫ファミリー腫瘍，横紋筋肉腫，神経芽腫，網膜芽腫，肝芽腫，腎芽腫など）

投与禁忌は？

- ペントスタチンを投与中の患者
- 本剤成分に対し重篤な過敏症の既往のある患者
- 腎または膀胱に重篤な障害のある患者

本剤を用いた特徴的なレジメンは何？

がん腫	レジメン名／使用薬剤（略号）／用量	1コースの日程等
軟部肉腫	AI療法：ADR（30mg/m² day 1, 2）＋ IFM（2g/m² day 1～5）	1コース 21日
悪性リンパ腫	DeVIC療法：CBDCA（300mg/m² day 1）＋ ETP（100mg/m² day 1～3）＋ IFM（1.5g/m² day 1～3）＋ DEX（40mg/body day 1～3）	1コース 21日
胚細胞腫瘍	VelP療法：CDDP（20mg/m² day 1～5）＋ VLB（0.11mg/kg day 1～2）＋ IFM（1.2g/m² day 1～5）	1コース 21日

どんな副作用が，いつ起こりやすい？

＊IFM 単剤を連日分割投与した固形がん症例

副作用	発生頻度（%）All Grade	Grade 3 以上	発現時期
白血球減少	38.78	不明	0〜28日
肉眼的血尿	15.6	不明	0〜28日
顕微鏡的血尿	25.0	不明	0〜28日
排尿障害	28.7	不明	0〜28日
食欲不振	35.31	不明	0〜28日

1．抗悪性腫瘍薬—ケアに必要なポイントは，これ

投与管理について——ココがポイント！

①出血性膀胱炎を予防するためメスナ投与を確実に行う。通常，IFM 1日量の20％相当量を1回量とし，1日3回（IFM投与時，4時間後，8時間後）静脈内注射する。なお，年齢，症状により適宜増減する。
②投与1時間前からの水分摂取の励行をする。
③投与当日から投与終了翌日まで1日3,000mL以上の尿量を確保する。投与1日目はIFM投与終了後から2,000～3,000mLの輸液を投与し，必要に応じ輸液1,000mLあたり40mLの7％炭酸水素ナトリウム注射液を混和し尿のアルカリ化を図る。また，必要に応じてD-マンニトール等の利尿薬を投与する。
④小児の場合には，1日2,000～3,000mL/m²の適当な輸液を投与するとともにメスナを併用する。また(3)に準じて尿のアルカリ化を図り利尿薬を投与する。

副作用の管理とケア——ココに注意！

①IFMを用いた治療は多剤併用化学療法であることが多く，入院で管理されることが多い。入院中においても患者とともに治療による副作用に対する予防策や早期発見のための症状観察，症状を軽減させるための対処やセルフケア支援を行う。
②**出血性膀胱炎**：出血性膀胱炎はIFMの用量規制因子となる。出血性膀胱炎の予防対策が必要であることを説明し，飲水の励行や尿量確保または尿の性状の観察について行えるよう説明する。また長時間に及ぶ点滴や排尿回数の増加による苦痛を労う。
③**骨髄抑制**：骨髄抑制はIFMの用量規制因子となる。使用の長期化や投与量の増加，多剤併用等により発生頻度が高くなり，また重症化する恐れがある。G-CSF等の支持療法の確認とともに，日常生活の習慣として感染予防のセルフケアや日常生活上の注意点につき教育する。
④**細胞毒性について**：IFMは細胞毒のため，小児においては成人よりも多くの影響を受けることが予測される。また性腺に与える影響を考慮した対応を検討する。
⑤**意識障害・脳症**：痙攣，意識障害，傾眠，失見当識，幻覚，錯乱などに引き続き脳症が起こることがある。報告症例の多くは高投与量，小児，腎機能低下などIFMの血中濃度上昇によるものとみられており，小児，高齢者，腎障害のある患者には用量，投与間隔等に留意する。

本剤を用いる患者さんに必要な指導は？

①**骨髄抑制**：感染予防行動や日常生活の注意点を教育する。
②**出血性膀胱炎の予防**：出血性膀胱炎が起こりうることとその対策（飲水の励行や尿の性状の観察）が行えるよう教育する。

より安全な薬物療法のために——チェックしましょう

☐ 十分量の補液はあるか？
☐ 十分量の尿量が確保できているか？
☐ メスナの投与は行えているか？

【山谷淳子】

14 イマチニブメシル酸塩 (GLI)

分子標的治療薬 　経口

悪心・嘔吐　中等度

製品名	グリベック®錠
メーカー	ノバルティス

主な後発品名	イマチニブ錠
メーカー	日本化薬，高田，沢井，東和，他合計18社から発売あり。

どんな薬?

慢性骨髄性白血病の原因となる BCR-ABL や KIT 陽性消化管間質腫瘍の原因となる KIT 蛋白の ATP 結合部に入り，ブロックして増殖シグナルを止めることで腫瘍の増殖を抑える。

これだけ注意!

①治療効果を最大限にするため，決められた量を決められた期間継続投与することが重要!
②治療期間が長期に及び，副作用が伴うことで，自己判断の治療中断が起こりやすいので注意!
③副作用の症状マネジメントが治療完遂の鍵となる。治療導入時のセルフケア支援が重要!

どのがんに使う?

慢性骨髄性白血病，KIT 陽性消化管間質腫瘍 (GIST)，フィラデルフィア染色体陽性急性リンパ性白血病

投与禁忌は?

● 薬剤に過敏症状のある患者，妊娠中又は妊娠している可能性のある患者

本剤を用いた特徴的なレジメンは何?

がん腫	レジメン名／使用薬剤(略号)／用量	1コースの日程等
慢性骨髄性白血病	慢性期: GLI 400mg　1日1回食後に経口投与 移行期又は急性期: 　　　　　GLI 600mg　1日1回食後に経口投与	休薬なし。1日600mgまで増量可能。 休薬なし。1日800mgまで増量可能。
GIST	GLI 400mg　1日1回食後に経口投与	休薬なし。
フィラデルフィア染色体陽性急性リンパ性白血病	GLI 600mg　1日1回食後に経口投与	休薬なし。

* GIST の治療　術前補助療法(手術前に腫瘍量の縮小を目的として実施):術前約6ヵ月間
　　　　　　　術後補助療法(手術後の再発予防を目的として実施):術後5年間
　　　　　　　再発治療の場合，治療効果がなくなるまで継続投与。

どんな副作用が，いつ起こりやすい?

副作用		発生頻度(%) All Grade	Grade 3以上	発現時期
好中球減少	CML GIST	30.0 60.8	14.3 4.1	0　8　15　21　28(日)
悪心	CML GIST	44.3 63.5	1.4 1.4	0　8　15　21　28(日)
下痢	CML GIST	― 54.1	― ―	0　8　15　21　28(日)
顔面浮腫	CML GIST	11.4 48.6	― ―	0　8　15　21　28(日)
発疹	CML GIST	12.8 17.6	4.3 4.1	0　8　15　21　28(日)

投与管理について──ココがポイント！

①服薬直後の悪心・眠気が日常生活に支障をきたすことがある。生活背景を考慮した服薬タイミングを選択する。
②肝障害がある場合，薬剤の血中濃度の上昇や肝障害の悪化，高齢者は浮腫の発現率が高く，心疾患の既往がある場合，症状の悪化が報告されているので慎重に投与する。
③肝機能の上昇・好中球・血小板減少時には減量基準あり，定期的な血液検査を行う。
④本剤は主に薬物代謝酵素チトクロームP 450（CYP3A4）で代謝される。この酵素に影響を及ぼす薬剤などで血中濃度が上昇又は低下することがあるため，併用注意である。

副作用の管理とケア──ココに注意！

①**悪心・嘔吐**：消化管への刺激を最小にするため1日のうち最も食事量の多い食後に，多めの水（コップ1杯200mL）で服用する。症状の程度によっては制吐薬を使用する。
②**浮腫**：主に眼瞼，下肢に発現しやすい。重症になると肺水腫や胸水，心嚢液，腹水貯留を引き起こすことがある。利尿薬が処方されることがある。
③**発疹**：腕や胴体に現れることが多い。自覚症状なく発現することもあるので，入浴時などチェックするように指導する。症状に応じて，抗ヒスタミン薬やステロイド薬などが処方される。
④**筋痙攣（こむら返り）**：原因は不明で，カルシウムやマグネシウムのサプリメントや漢方薬を服用することで，改善することが多い。ストレッチやマッサージ，湿布薬の貼付など対症ケアを提案する。
⑤**外観の変化は（色白・脱毛・爪障害）**長期間治療継続することで発現する。予防対策はなく，症状があっても日常生活を負担なく過ごせる方法を考える。
⑥GLIの血中濃度を測定することで，服薬アドヒアランスの確認，副作用を考慮した用量調整が可能になっている。保険適用あり。

本剤を用いる患者さんに必要な指導は？

①治療中断は病状進行を招く。患者が副作用を理解し，自己判断で中断せず，治療継続することが重要である。
②**骨髄抑制**：手洗い，含嗽などの感染予防行動。38度以上の発熱時は，受診行動が取れるように指導する。
③**浮腫**：塩分制限1日6gを目標にし，食品の塩分量と減塩調味料の活用など減塩の工夫を説明。体重測定を行い，体重が2kg以上の増加時は病院に連絡する。
④GIST患者の術前補助療法では，腫瘍縮小に伴う消化管穿孔や腫瘍出血の報告がある。激しい腹痛などの症状が発現した場合，直ちに受診することを指導する。

より安全な薬物療法のために──チェックしましょう

☐ セルフケア能力，服薬管理状況の確認を行い，適切な服薬管理と，副作用に対するセルフケアが行えるか確認する。
☐ 他の薬剤，サプリメント等の服用状況の確認をする。

【有働みどり】

15 イリノテカン塩酸塩水和物 (CPT-11, IRI)

トポイソメラーゼ阻害薬　注射
悪心・嘔吐　中等度　漏出リスク　炎症性

製品名	カンプト®点滴静注，トポテシン®点滴静注
メーカー	ヤクルト，第一三共
主な後発品名	イリノテカン塩酸塩点滴静注(液)
メーカー	沢井，ホスピーラ，東和，マイラン，大鵬，あすか，ニプロ，サンド，テバ，日医工，ハンルイ

どんな薬？
CPT-11および活性代謝産物SN-38によるトポイソメラーゼI阻害によりDNA合成を阻害し，抗腫瘍効果を発揮する。

これだけ注意！

① UGT1A1遺伝子の*6ホモ接合体，*28ホモ接合体，それぞれのヘテロ接合体の患者では，SN-38の代謝が遅れて有害事象が強くなる可能性があり注意！
② コリン作動性の早発性の下痢，発汗，鼻汁に注意！
③ 大量の胸腹水貯留症例には注意！
④ 腸管麻痺，イレウス症例には注意！

どのがんに使う？
小細胞肺がん，非小細胞肺がん，子宮頸がん，卵巣がん，胃がん（手術不能または再発），結腸・直腸がん（手術不能または再発），乳がん（手術不能または再発），有棘細胞がん，悪性リンパ腫（非Hodgkinリンパ腫），小児悪性固形腫瘍，治癒切除不能な膵がん

投与禁忌は？
- 重篤な骨髄機能抑制のある患者，感染症を合併している患者
- 下痢（水様便）のある患者，腸管麻痺，腸閉塞のある患者
- 間質性肺炎又は肺線維症の患者，多量の腹水，胸水のある患者
- 黄疸のある患者，アタザナビル硫酸塩を投与中の患者

本剤を用いた特徴的なレジメンは何？

がん腫	レジメン名／使用薬剤（略号）／用量	1コースの日程等
肺がん	CDDP（60mg/m²）+ CPT-11（60mg/m²）	1コース28日（CDDPはday1，CPT-11はday1, 8, 15）
胃がん	CPT-11（150mg/m²）	1コース14日
大腸がん	FOLFIRI + BV：(5-FU bolus 400mg/m²，civ 2,400mg/m² + ℓ-LV 200mg/m² + CPT-11 150mg/m² + BV 5mg/kg)	1コース14日
大腸がん	IRIS：(CPT-11 100mg/m² + S-1 80mg/m²)	1コース28日（CPT-11はday1, 15，S-1はday 1〜14）
膵がん	FOLFIRINOX：(5-FU bolus 400mg/m²，civ 2,400mg/m² + ℓ-LV 200mg/m² + CPT-11 180mg/m² + L-OHP 85mg/m²)	1コース14日

どんな副作用が，いつ起こりやすい？
＊B法の場合

副作用	発生頻度（%）All Grade	Grade 3以上	発現時期
好中球数減少	77	40	0〜14(日)
悪心	70	0	0〜14(日)
下痢	37	10	0〜14(日)
口腔粘膜炎	57	3	0〜14(日)
脱毛症	47	—	0〜28(日)
疲労	40	3	0〜14(日)

1. 抗悪性腫瘍薬—ケアに必要なポイントは，これ

投与管理について——ココがポイント！

①UGT1A1遺伝子多型について，UGT1A1*28またはUGT1A1*6のいずれかをホモ接合体またはいずれもヘテロ接合体として持つ患者では，UGT1A1のグルクロン酸抱合能が低下し，SN-38の代謝が遅延することにより，重篤な副作用（特に好中球減少）発現の可能性が高くなる。

②CPT-11は生体内で代謝活性物（SN-38）に変換されるが，CYP3A4により一部無毒化される。そのため，CYP3A4阻害薬や誘導薬との併用に注意する。

③CPT-11は光に不安定なので直射日光を避けて保管する。また，点滴時間が長時間に及ぶ場合は遮光して投与する。

副作用の管理とケア——ココに注意！

①下痢：早発性下痢；投与中または投与後24時間以内に起こる。コリン作動性と考えられ，多くは一過性である。鼻炎，発汗，紅潮などのコリン症状を伴うことが多い。抗コリン薬（ブスコパンなど）の投与が有効。

遅発性下痢；投与後24時間以降に発現する。投与後数日経ってから発現する場合もある。SN-38により腸管粘膜が障害されることで生じる。半夏瀉心湯の予防投与や，ロペラミド内服が有効。

高度の下痢の持続により脱水及び電解質異常をきたすため，血液データを十分に確認する。

②骨髄抑制：白血球減少，好中球減少，血小板減少，発熱性好中球減少症等が現れるため血液データを十分に観察する。遅発性下痢が生じている時に重篤な白血球・好中球減少を伴った場合には，致命的な経過を辿ることがあるため注意が必要である。

本剤を用いる患者さんに必要な指導は？

①下痢：投与後数日間は，SN-38を腸管内に停滞させないよう適切な排便コントロールを行うよう指導する。

遅発性下痢に対して薬剤の使用法や病院連絡のタイミング（1日4～6回以上の下痢がある場合など）を具体的に指導する。脱水予防のために水分摂取の必要性を指導する。

②骨髄抑制：白血球や好中球が減少する時期を説明し，感染予防行動をとるよう指導する。発熱時は発熱性好中球減少症である危険性もあるため，病院へ連絡するよう指導する。

より安全な薬物療法のために——チェックしましょう

- ☐ UGT1A1遺伝子多型があるか？
- ☐ 排便コントロールはできているか？
- ☐ 感染予防行動を継続できているか？
- ☐ 投与中，コリン症状は出現していないか？

【川本泰之・齊藤祥子】

16 エキセメスタン (EXE)

ホルモン類似薬 　経口

悪心・嘔吐 最小度

製品名	アロマシン®錠
メーカー	ファイザー

主な後発品名	エキセメスタン錠
メーカー	マイラン，テバ，日本化薬

どんな薬？
26頁掲載のアナストロゾールとほぼ同様の機序であるが，アロマターゼ阻害のための結合部位が異なる（詳細は専門書に譲る）。

これだけ注意！
①ホルモン受容体が陽性の患者が対象となるので注意！
②閉経後の患者が対象となるので注意！

どのがんに使う？
乳がん（閉経後）
＊閉経とは，卵巣機能の衰退または消失によって起こる永久的な閉止と定義され[1]，年齢が60歳以上か45歳以上で過去1年以上月経がない場合，あるいは両側の卵巣を摘出している場合のことをいう。閉経しているかどうか明確でない場合は，エストラジオール（E2）と卵胞刺激ホルモン（FSH）を測定して判断する。

投与禁忌は？
● 重度の肝機能，腎機能障害

本剤を用いた特徴的なレジメンは何？[2]

がん腫	レジメン名／使用薬剤（略号）／用量
乳がん（閉経後）	アロマターゼ阻害薬5年間／EXE／1日1回（25mg）
	抗エストロゲン薬2～3年間→アロマターゼ阻害薬2～3年間（計5年間）／EXE／1日1回（25mg）
	抗エストロゲン薬5年間→アロマターゼ阻害薬　順次追加投与／EXE／1日1回（25mg）

※非ステロイド性アロマターゼ阻害薬を使用後に再発した内分泌療法抵抗性乳がんに対し，mTOR阻害薬エベロリムスとEXEを併用する方法もある。

どんな副作用が，どのくらい起こりやすい？

副作用	発生頻度(%)	
	All Grade	Grade 3以上
ほ　て　り	16.2	不明
多　　汗	7.6	不明
悪　　心	7.6	不明
高　血　圧	7.6	不明
疲　労　感	6.7	不明

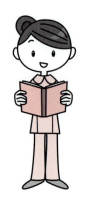

1．抗悪性腫瘍薬―ケアに必要なポイントは，これ

投与管理について――ココがポイント！

①閉経前患者には使用しないため，月経状況を確認する。
②肝機能・腎機能障害の有無について血液検査の異常値がないか確認する。

副作用の管理とケア――ココに注意！

①ほてり：顔や身体が熱くなったり，部分的または全身的に発汗しやすくなったりする。すでに更年期症状がある場合には，症状が増悪することがある。香辛料を多量に使った食事や温かい飲料などは，発汗作用が高まるため状況に応じて控える。また，吸汗性や通気性のよい素材の選択や，室温調整を心がけるなどセルフケアが行えるよう説明する。
②高血圧：血圧の上昇に伴い，頭痛，頭重感，動悸，息切れ，めまい，耳鳴などの症状が現れることがあるため，モニタリングする。
③関節痛：一般的には手指に出現することが多いが，膝，腰，肩，脛の関節にもみられる。なかでも「手のこわばり」は朝に現れやすく，日常生活に影響を及ぼす原因になることがある。内服開始後1年以内の発現が比較的多いが，服用期間を通して生じることもある。関節痛が持続する場合は，治療の妨げにならないよう適切な対処法（鎮痛薬の使用など）を検討し，治療が継続できるよう支援する。
④骨量減少：エストロゲンの合成が抑制されることにより，骨粗鬆症や骨折などが起こりやすくなる。抗エストロゲン薬の5年投与と比較すると，アロマターゼ阻害薬の5年投与や抗エストロゲン薬を2〜3年投与してからアロマターゼ阻害薬に切り換えた場合では，骨折率は概ね1.5倍程度になり[3]，骨代謝に悪影響を及ぼすことが示唆されている[1]ため，治療中は骨密度を定期的に観察する。

本剤を用いる患者さんに必要な指導は？

①EXEを含むアロマターゼ阻害薬は，骨量を減少させる場合もある。日頃から骨形成に重要なカルシウムを多く含む食事（乳製品や大豆，小魚）やビタミンD（魚類，きのこ類），ビタミンK（納豆，緑色野菜）をバランスよく摂取するよう促す。また，適度な運動によりカルシウムが骨に蓄積されるため，歩く（1日に6,000歩程度を目安に）ことを指導する。
②薬を服用し忘れた場合は，気がついた時点で可能な限り早く服用する。ただし，次の服用時間が迫っている場合には1回分をとばし，通常の服用時間に1回分のみ服用する。決して2回分を一度に服用しないよう指導する。
③個人差はあるが，嗜眠，傾眠や注意力の散漫などが現れる可能性があるため，自動車の運転や機械を操作するときは注意が必要であることを指導する。

より安全な薬物療法のために――チェックしましょう

☐ 閉経が確認できているか？
☐ 肝機能・腎機能障害はないか？

【大椛裕美】

17 エトポシド (ETP, ETOP, VP-16)

トポイソメラーゼ阻害薬 　経口／注射

悪心・嘔吐　経口剤：中等度，注射剤：軽度

アレルギー　中等度　　漏出リスク　炎症性

製品名	ラステット®注／Sカプセル，ペプシド®注／カプセル
メーカー	日本化薬　ブリストル
主な後発品名	エトポシド点滴静注液
メーカー	サンド，大興，テバ，シオノギケミカル

どんな薬？

DNA合成の際に必要な酵素であるトポイソメラーゼⅡの働きを阻害し，DNA合成のための細胞分裂を止めることで抗腫瘍作用を示す。

これだけ注意！
①アレルギー症状に注意！
②DEHPフリー点滴セットの使用。

どのがんに使う？

肺小細胞がん，悪性リンパ腫，急性白血病，睾丸腫瘍，膀胱がん，絨毛性疾患，胚細胞腫瘍（精巣腫瘍，卵巣腫瘍，性腺外腫瘍）
以下の悪性腫瘍に対する他の抗悪性腫瘍剤との併用療法
　小児悪性固形腫瘍（ユーイング肉腫ファミリー腫瘍，横紋筋肉腫，神経芽腫，網膜芽腫，肝芽腫その他肝原発悪性腫瘍，腎芽腫その他腎原発悪性腫瘍等）

投与禁忌は？

- 重篤な骨髄抑制のある患者
- 本剤に対する重篤な過敏症の既往歴のある患者
- 妊婦又は妊娠している可能性のある婦人

本剤を用いた特徴的なレジメンは何？

がん腫	レジメン名／使用薬剤（略号）／用量	1コースの日程等
精巣腫瘍	BEP療法：CDDP 20mg/m² (day 1〜5) + ETP 100mg/m² (day 1〜5) + BLM 30mg/body (day 1, 8, 15 (又は day 2, 9, 16))	1コース21日
小細胞肺がん	PE療法：CDDP 80mg/m² (day 1) + ETP 100mg/m² (day 1〜3)	1コース21〜28日

＊限局型で放射線併用時は28日ごと。

どんな副作用が，いつ起こりやすい？

副作用	発生頻度(%) All Grade	Grade 3以上	発現時期
白血球減少	68.5	0.2	0〜28(日)
貧血	51.8	不明	0〜28(日)
脱毛	44.4	不明	0〜40(日)
嘔気	39.9	不明	0〜8(日)
アレルギー反応	1〜3	0.2	0〜40(分)
間質性肺炎	0.71	0.1	0〜28(日)

投与管理について──ココがポイント！

①ETP投与時にポリ塩化ビニル製品（PVC）を用いると，可塑剤として製品に含まれるDEHPが溶出する危険性がある．そのためPVCフリーの輸液セットを使用する．
②注射剤の溶解時の濃度により，結晶が析出することがあるため0.4mg/mL濃度以下になるように溶解し，30分以上かけて投与する．
③ポリカーボネート製の三方活栓や延長チューブ等を使用した場合，その接続部位にひび割れが発生し，血液及び薬液漏れ，空気混入等の可能性があるため注意する．

副作用の管理とケア──ココに注意！

①**骨髄抑制**：骨髄抑制は用量依存的に発現する副作用であり，用量規制因子である．重篤な感染症とならないように，頻回に血液検査をするとともに，白血球および好中球減少が最低値となる2週間前後を中心に，感染兆候を注意深く観察する．
②**ショック，アナフィラキシー様症状**（頻度不明）：チアノーゼ，呼吸困難，胸内苦悶，血圧低下等の症状が現れた場合には投与を中止し，処置を行う．
③**間質性肺炎**：発熱，咳嗽，呼吸困難，胸部X線異常，好酸球増多などに注意して観察を行い，異常が認められた場合には投与を中止し，副腎皮質ホルモン薬の投与等を行う．
④**血管炎，静脈炎**：静脈内投与により血管炎，静脈炎を起こす可能性があるため，症状，注射部位に注意して観察を行う．

本剤を用いる患者さんに必要な指導は？

①**骨髄抑制**：白血球減少時期，感染予防行動や日常生活の注意点を説明する．
②**脱毛**：発現から回復までの時期，ウィッグや帽子の準備について説明する．
③**ショック，アナフィラキシー様症状**：具体的な症状を事前に説明し，投与中に異常があればすぐに報告するように指導する．

より安全な薬物療法のために──チェックしましょう

☐ DEHPフリー点滴セットを使用しているか？
☐ 投与中，ポリカーボネート製の三方活栓や延長チューブの接続部位にひび割れがないか？

【長谷川真里】

18 エピルビシン塩酸塩 (EPI)

製品名	ファルモルビシン®注射用/RTU注射液
メーカー	ファイザー
主な後発品名	エピルビシン塩酸塩注射液（注射液）
メーカー	日本化薬、サンド、ホスピーラ、マイラン、沢井

抗腫瘍性抗生物質 　**注射**

悪心・嘔吐 中等度（CPAとの併用療法では高度）　→ p.204

漏出リスク 起壊死性　→ p.216

どんな薬？

他のアントラサイクリン系薬剤と同様、DNA二本鎖間への挿入（インターカレーション）によるDNAとRNAの生合成抑制、トポイソメラーゼⅡ阻害によるDNA鎖開裂、フリーラジカル産生によるDNA切断およびミトコンドリア障害を引き起こすことで、抗腫瘍効果を示す。

これだけ注意！
① 心毒性のため、総投与量が $900mg/m^2$ を超えないよう注意！
② 起壊死性なので、血管外漏出に注意！

どのがんに使う？

急性白血病、悪性リンパ腫、乳がん、卵巣がん、胃がん、肝がん、尿路上皮がん（膀胱がん、腎盂・尿管腫瘍）

投与禁忌は？

- 心機能異常又はその既往歴のある患者
- 本剤に対し重篤な過敏症の既往歴のある患者
- 他のアントラサイクリン系薬剤等心毒性を有する薬剤による前治療が限界量に達している患者

本剤を用いた特徴的なレジメンは何？

がん種	レジメン名／使用薬剤（略号）／用量	1コースの日程等
乳がん	FEC100療法：5-FU（$500mg/m^2$）+EPI（$100mg/m^2$）+CPA（$500mg/m^2$）	1コース21日
乳がん	EPI（$60〜90mg/m^2$）+CPA（$600mg/m^2$）	1コース21日
肝がん	EPI（$60mg/m^2$）肝動脈内注射	1コース21〜28日
肝がん	EPI（$60mg/m^2$）肝動脈化学塞栓療法（TACE）	腫瘍増大や肝機能回復状況に応じて再投与

どんな副作用が、いつ起こりやすい？

＊承認時までの臨床試験および使用成績調査

副作用	発生頻度（%） All Grade	Grade 3以上	発現時期
白血球減少	34.0	不明	0 〜 28（日）
貧血	20.6	不明	0 〜 28（日）
悪心・嘔吐	36.7	不明	0 〜 8（日）
食欲不振	24.6	不明	0 〜 8（日）
心筋障害	0.15	不明	0 〜 12（月）
脱毛	24.6	不明	0 〜 4（月）

1．抗悪性腫瘍薬—ケアに必要なポイントは，これ

投与管理について――ココがポイント！

①アントラサイクリン系薬剤未治療例でEPIの総投与量900mg/m^{2}を超えると，うっ血性心不全を起こすことが多くなるので注意する。また，他のアントラサイクリン系薬剤等心毒性を有する薬剤による前治療歴がある場合，基準総投与量以下であっても，うっ血性心不全を起こすことがあるため，事前に投与歴を確認する。
②心臓部あるいは縦隔への放射線照射によって，心筋障害が増強する恐れがあるので，患者の状態を観察しながら減量するなど，用量に注意する。
③EPI投与前にPTXを投与すると，骨髄抑制等の副作用が増強する恐れがあるので，併用する場合は，PTXの前にEPIを投与する。
④静脈内注射により血管痛・静脈炎・血栓を起こすことがあるので，注射部位・注射方法に十分注意する。また，同一部位の反復投与により，血管の硬化を起こすことがある。

副作用の管理とケア――ココに注意！

①**骨髄抑制**：骨髄抑制に伴う白血球減少が生じるため，感染予防行動や，日常生活上の注意点を指導する。
②**消化器症状**：EPIは中等度催吐性リスクに分類されるが，他の抗がん薬と併用すると，高度催吐性リスクとなることがある。そのため適切な制吐療法を行い，症状の発現を予防する。
③**脱毛**：高頻度で生じる。ボディイメージを大きく変えるため，精神的ショックが大きい。治療前から症状の発現に備える必要がある。脱毛から回復までのサイクルや随伴症状（頭皮の痒みや痛み），また治療が終了すれば時間は要するものの必ず回復すること，などを伝える。

本剤を用いる患者さんに必要な指導は？

①感染予防のためマスク着用・手洗い・含嗽を促す。
②胸部症状や心不全症状があれば申し出るよう指導する。
③治療後薬剤や代謝物によって，尿が赤色から橙色になることがある。薬剤の影響であることを伝える。
④起壊死性の薬剤であるため，治療中の安静を促し，異常時は早期に医療者へ伝えるよう指導する。

より安全な薬物療法のために――チェックしましょう

☐ アントラサイクリン系薬剤の投与歴はないか？
☐ 前治療で心毒性を有する薬剤の総投与量を確認しているか？
☐ 催吐性リスクに応じ，適切に制吐薬を使用しているか？
☐ 適切な血管選択をしているか？

【木下一郎・中島香寿美】

19 エベロリムス

分子標的治療薬 経口

悪心・嘔吐 軽度

製品名	アフィニトール®錠
メーカー	ノバルティス

どんな薬？

エベロリムスはシグナル伝達経路のmTORを選択的に阻害することで，腫瘍細胞の増殖を抑制する直接的作用と血管新生を抑制する間接的作用により抗腫瘍効果を発揮する。

これだけ注意！

①高頻度に間質性肺疾患が出現するため注意！
②免疫抑制作用があるため，感染症に注意！生ワクチンの併用は禁忌！
③食事の影響を受けるため，内服時間に注意！
④代謝酵素CYP3A4，P糖蛋白（Pgp）での代謝のため，肝機能障害や併用薬剤・食品等に注意！

どのがんに使う？

根治切除不能または転移性の腎細胞がん，膵神経内分泌腫瘍，手術不能または再発乳がん，結節性硬化症に伴う腎血管筋脂肪腫，結節性硬化症に伴う上衣下巨細胞性星細胞腫

投与禁忌は？

- 本剤の成分またはシロリムス誘導体に過敏症の既往歴のある患者
- 妊婦または妊娠している可能性のある婦人

本剤を用いた特徴的なレジメンは何？

＊根治切除不能又は転移性の腎細胞がん

がん腫	レジメン名／使用薬剤（略号）／用量	1コースの日程等
腎細胞がん，膵神経内分泌腫瘍，腎血管筋脂肪腫	単剤投与：エベロリムス　10mg/日	1日1回経口投与，患者の状況によって適宜減量
乳がん	内分泌療法薬と併用：エベロリムス　10mg/日	1日1回経口投与，患者の状況によって適宜減量
上衣下巨細胞性星細胞腫	単剤投与：エベロリムス　3.0mg/m²/日	1日1回経口投与

どんな副作用が，いつ起こりやすい？

＊根治切除不能又は転移性の腎細胞がん

副作用	発生頻度（％）All Grade	Grade 3以上	発現時期
間質性肺疾患	11.7	3.3	0〜28（週）
感染症	13.1	4.4	0〜16（週）
口内炎（アフタ性を含む）	45.2	3.3	0〜16（週）
発疹	28.1	1.1	0〜28（週）
高血糖・糖尿病	9.2	5.5	0〜28（週）
脂質異常（高コレステロール血症）	17.9	2.6	0〜28（週）

1．抗悪性腫瘍薬—ケアに必要なポイントは，これ

投与管理について——ココがポイント！

① 自己判断での増減，中止によって病状悪化の危険性があるため，指示通りに飲み続けることが重要。
② 食後に内服すると，Cmax 及び AUC が低下するため，食後又は空腹時のいずれか一定の条件で投与する必要がある。
　※根治切除不能または転移性の腎細胞がん：毎日決まった時間帯の空腹時
　※膵神経内分泌腫瘍，結節性硬化症に伴う上衣下巨細胞性星細胞腫：毎日決まった時間帯の食直後または空腹時
　※手術不能または再発乳がん：毎日決まった時間帯の食後
　※結節性硬化症に伴う腎血管筋脂肪腫：毎日決まった時間帯の食直後
③ 代謝酵素 CYP3A4 または P 糖蛋白（Pgp）で代謝される。そのため，代謝を阻害するもの（アゾール系抗真菌薬・グレープフルーツなど）や，代謝を誘導するもの（セイヨウオトギリソウ，リファンピシン，デキサメタゾンなど）の併用について確認する。

副作用の管理とケア——ココに注意！

① 間質性肺疾患：高頻度に発現し，重篤化した症例の報告もある。発現時は減量・中止する必要があるため，投与開始前から定期的に胸部 CT 検査を実施し慎重に観察する。
② 口内炎：重篤な口内炎が報告されており，症状の発現は飲食など QOL に影響を与える。可能であれば，治療前に歯科を受診し，また，口腔ケアの必要性を伝える。
③ 肝機能障害：免疫抑制効果により，B 型肝炎ウイルスのキャリアの場合はウイルスの再活性化により肝不全に至った症例も報告されている。そのため肝炎ウイルスマーカーや肝機能検査値を定期的に確認する。
④ そのほか検査データの確認：高血糖，脂質異常，腎機能障害，ヘモグロビン・リンパ球・血小板・好中球減少が発現する可能性があり，定期的に血液検査を実施して確認する。

本剤を用いる患者さんに必要な指導は？

① 間質性肺疾患：早期発見が必要であり，自宅で発熱，息切れ，空咳，胸痛など体調に変化があるときは直ちに連絡することを指導する。
② 感染症：免疫抑制作用があり，易感染状態となるため，感染予防策や生活上の注意点を指導する。また感冒症状，だるさ，発熱，嘔吐など症状が発現した場合は直ちに連絡，受診を指導する。
③ 口腔ケア：口腔内の観察とケアの方法，発現時の早期報告，対応について指導する。
④ 内服管理：飲み忘れた場合は，2 日分をまとめて飲まないこと，気がついた時は飲み忘れた分（1 日分）を飲むこと，次の飲む時間が近い場合は飲み忘れた分をとばして，次の日に 1 日分飲むことを指導する。

より安全な薬物療法のために——チェックしましょう

- ☐ 肺疾患の既往はないか？
- ☐ 肝炎ウイルス・結核などの感染歴はどうか？
- ☐ 服薬アドヒアランスはどうか？
- ☐ 代謝を阻害または誘導する薬剤・食品の使用はどうか？

【植西佳奈】

20 エリブリンメシル酸塩(HAL)

微小管阻害薬　注射

悪心・嘔吐　軽度　　漏出リスク　非壊死性

製品名	ハラヴェン®静注
メーカー	エーザイ

どんな薬？
チュブリンの重合を阻害して微小管の伸長を抑制することで正常な紡錘体形成を妨げ，G2/M期で細胞分裂を停止させてアポトーシスによる細胞死を誘導し，腫瘍増殖抑制作用を示す。

これだけ注意！
① 好中球減少が高頻度に発現しFNの可能性が高い。
② 末梢神経障害の発現，程度が上昇する。

どのがんに使う？
手術不能又は再発乳がん，悪性軟部腫瘍

投与禁忌は？
- 高度な骨髄抑制のある患者
- 本剤の成分に対し過敏症の既往歴のある患者
- 妊婦又は妊娠している可能性のある婦人

本剤を用いた特徴的なレジメンは何？

がん腫	レジメン名／使用薬剤（略号）／用量	1コースの日程等
乳がん，悪性軟部腫瘍	エリブリン 1.4mg/m²	1コース 21日 2投 1休

どんな副作用が，いつ起こりやすい？

*国内第Ⅱ相試験手術不能又は再発乳がん

副作用	発生頻度（％） All Grade	Grade 3以上
白血球減少	97.5	72.8
好中球減少	98.8	95.1
末梢神経障害	24.7	3.7
口内炎	39.5	2.5
疲労	44.4	1.2
脱毛	58.6	―

投与管理について──ココがポイント！

①投与時間が短いため（1.4mg/m^2 を 2〜5 分かけて投与）薬剤投与のタイミングに注意し，確実な投与ルートの確保と確認の上行っていく。
②好中球数や血小板数に応じて投与延期，投与量減量を考慮していく。

副作用のケア──ココに注意！

①**末梢神経障害**：前治療の影響ですでに末梢神経障害が発現している患者も多く，症状の程度が悪化していないか，日常生活への影響はないか注意していく。持続的な痛みや日常生活に不自由が出る前に伝えるよう話し減量や休薬を検討する。
②**口腔粘膜障害**：高頻度に血球減少が起こるため粘膜障害の発現の可能性が高い。あらかじめ齲歯や口内炎の有無，義歯の状態などをチェックし必要時歯科受診を考慮する。口腔内の観察を投与前から継続的に行いケア介入していく。
③**発熱・倦怠感**：薬剤投与による反応性のものか，発熱性好中球減少症からの発熱なのか鑑別し，対処していく。倦怠感を訴える患者も多く，再発治療の late line に選択されることも多いので，現病からの症状であるのかをその都度アセスメントし，日常生活への影響に注意していく。

本剤を用いる患者さんに必要な指導は？

①**骨髄抑制**：感染予防行動や日常生活上の注意点を指導する。自宅での検温，感染徴候の有無など注意を促す。発熱時の対処方法（病院への連絡方法，処方薬の使用方法など）について確認しておく。
②**口腔粘膜障害**：血球減少時に口腔粘膜障害が発現することもあり，事前に口腔内の観察方法や口腔ケアを指導する。食事前後の含嗽や歯磨き方法，義歯の管理方法などを確認しておく。
③**倦怠感**：倦怠感や疲労感を感じる患者も多い。日常生活への影響などがある場合はこまめに休息を取るなど注意を促す。症状が強い場合は伝えてもらう。

より安全な薬物療法のために──チェックしましょう
☐ 発熱時の対応などは指導しているか？
☐ 口腔ケア方法の確認はできているか？

【高橋由美】

21 エルロチニブ塩酸塩

分子標的治療薬 経口

悪心・嘔吐 軽度

製品名	タルセバ®錠
メーカー	中外

どんな薬？
がん表面に存在する上皮成長因子受容体（EGFR）と呼ばれるチロシンキナーゼ受容体を標的とし，細胞増殖を促進させる酵素チロシンキナーゼのリン酸化を阻害することで，がんの増殖を抑制およびアポトーシス誘導により抗腫瘍効果を発揮する。

これだけ注意！

① 急性肺障害，間質性肺炎により致命的な転帰をたどる例があるため，呼吸状態の変化に注意！
② 重篤な下痢や脱水症状の発現に注意！
③ 重篤な肝機能障害の発現に注意！
④ 皮膚障害が必発であり治療継続中はスキンケアが大切！

どのがんに使う？
切除不能な再発・進行性で，がん化学療法施行後に増悪した非小細胞肺がん
EGFR遺伝子変異陽性の切除不能な再発・進行性で，がん化学療法未治療の非小細胞肺がん
治癒切除不能な膵がん（25mg，100mg錠のみ）

投与禁忌は？
● 本剤の成分に対し過敏症の既往歴のある患者

本剤を用いた特徴的なレジメンは何？

がん腫	レジメン名／使用薬剤（略号）／用量	1コースの日程等
非小細胞肺がん	エルロチニブ 150mg／日	1日1回連日経口投与（食事の1時間以上前又は食後2時間以降）

＊患者の状態により適宜減量する。

膵がん	エルロチニブ 100mg／日	1日1回連日経口投与（食事の1時間以上前又は食後2時間以降。GEMと併用）

＊患者の状態により適宜減量する。

どんな副作用が，いつ起こりやすい？
＊国内第Ⅱ相臨床試験（J022903）103例における副作用発現率より

副作用	発生頻度（%）All Grade	Grade 3以上	発現時期
発疹	83	14	0〜28（日）
下痢	81	1	0〜28（日）
皮膚乾燥	77	5	0〜8（週）
爪囲炎	66	1	0〜16（週）
肝機能障害（ALT/AST上昇）	30	3〜8	0〜28（日）
食欲減退	35	3	0〜28（日）

1．抗悪性腫瘍薬—ケアに必要なポイントは，これ

投与管理について——ココがポイント！

①高脂肪，高カロリーの食後に本剤を投与した場合，AUC が増加するとの報告がある。食事の影響を避けるため食事の1時間前から食後2時間までの間の服用は避けること。
②CYP3A4，CYP1A2 で代謝されるため，併用薬等には注意が必要である。
③ワルファリンの作用増強の可能性があるため，定期的に血液凝固能検査を行うこと。
④胃内の pH の上昇により本剤の吸収が低下する可能性がある。プロトンポンプ阻害薬や H_2 受容体拮抗薬の使用には注意が必要である。
⑤喫煙により CYP1A2 が誘導されるため，喫煙の有無により血漿中濃度が変動する可能性がある。

副作用の管理とケア——ココに注意！

①**急性肺障害・間質性肺炎**：定期的な胸部X線検査等で観察を十分に行う。頻度は少ないが，投与1ヵ月以内に発症することが多く，致死的な転帰をたどる場合がある。初期症状（呼吸苦・咳嗽・発熱）が認められた場合にはすぐに内服を中止，又は大量ステロイド療法を行う。
②**皮膚障害**：外見の変化により精神的な影響も強い。予防・症状の緩和には保湿，保清，外的刺激からの保護が大切である。スキンケア不足から症状の悪化・遷延を招き，感染のリスクを高める恐れがあるので，保湿剤やステロイド外用薬等の適切な使用方法を指導する。
③**下痢**：消化管粘膜は EGFR の高発部位のため，下痢が生じる。脱水症状が現れた場合には止痢薬の投与，補液等の適切な処置を行う。
④**食欲不振**：本剤の影響だけでなく，下痢や便秘等他の症状からの影響の有無を確認する。必要に応じて制吐薬や下剤等を利用する。
⑤**肝機能障害**：多くは自覚症状として現れないことが多い。一時的であるが，命にかかわる障害を引き起こす可能性があるため，定期的な血液検査の実施やバランスの取れた食事を勧める。

本剤を用いる患者さんに必要な指導は？

①毎日1回，同じ時間（食事前1時間から食後2時間を避ける）に内服するように指導する。
②間質性肺炎の初期症状が認められる時には，すぐに病院に連絡するように指導する。
③皮膚症状には，スキンケアが大切。必要ならば家族を巻き込みセルフケア教育をする。症状を我慢して悪化させている場合もあるため，日頃から医療者と症状を確認するように指導する。
④下痢の時の水分摂取，心身の安静，食事療法や薬剤の使用方法等について指導する。
⑤**肝機能障害**：嘔気・嘔吐，食欲低下，倦怠感，黄疸，発熱，体のむくみが続く場合には，早めに受診するように指導する。

より安全な薬物療法のために——チェックしましょう

☐ 内服時間に間違いはないか？
☐ 禁煙はできているか？
☐ 間質性肺炎の兆候はないか？
☐ スキンケアはできているか？

【二社谷美紀】

22 エンザルタミド

ホルモン類似薬　経口

悪心・嘔吐　軽度

製品名	イクスタンジ®カプセル
メーカー	アステラス

どんな薬？
前立腺細胞におけるアンドロゲン受容体に対するアンドロゲンの結合を阻害し，抗腫瘍作用を示す。また，前立腺がん細胞が増殖する経路を複数阻害する。

これだけ注意！
●痙攣発作を起こすおそれがあるため，てんかんなどの痙攣性疾患，脳損傷や脳卒中などの既往がある患者には慎重投与が必要。

どのがんに使う？
去勢抵抗性前立腺がん

投与禁忌は？
●本剤の成分に対し過敏症の既往歴のある患者

本剤を用いた特徴的なレジメンは何？

がん腫	レジメン名／使用薬剤（略号）／用量	1コースの日程等
前立腺がん	エンザルタミド 160mg/回（40mg錠，4錠）	1日1回経口投与（連日）

どんな副作用が，いつ起こりやすい？

副作用	発生頻度（%）All Grade	Grade 3以上
痙攣発作	0.4	0.4
血小板減少	1.7	0.8
疲労	34.6	3.9
悪心	27.9	1.3
食欲不振	22.9	1.9

発現時期：痙攣発作 0〜8週、その他 0〜12週

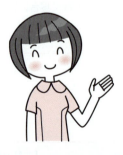

投与管理について──ココがポイント！

① 食前食後にかかわらず投与が可能。
② カプセルはそのまま内服し，噛んだり溶かしたり，カプセルを開けたりしないこと。

副作用の管理とケア──ココに注意！

① 倦怠感・疲労：まず倦怠感は主観的な症状であることを認識してもらい，倦怠感を患者自身がどのように感じ，苦痛に思っているのかを表現してもらう。次に患者がセルフケアできるように倦怠感を軽減できる方法を患者および家族とともに検討する。
② 悪心・嘔吐：患者個別の増悪因子（体動，食事，臭い，薬物，口腔内汚染など），軽快因子（安静，体位，薬物，口腔ケア後など）があると考えられるので，患者および家族とともに症状を和らげる方法を検討する。
③ 食欲不振：食欲不振時は，「食べたいものを食べられるときに食べられる量だけ食べる」ことが基本。まずは，食べたいもの，食べられそうなものが何か患者と共に探す。また，食べられないことで病状が進行しているのではないかという不安を抱いたり，食べる楽しみを失ってしまうことの辛さを感じたりするなど，心理的苦痛は大きいことを理解して心理的なサポートを行う。

本剤を用いる患者さんに必要な指導は？

① 以下の症状があらわれたときは医師や薬剤師に相談すること（①全身がだるい，②むかむかする，③血圧が高い，④便秘，⑤食欲がない，⑥痙攣発作，⑦出血しやすい（歯ぐきの出血・鼻出血等））。
② 医師の指示なく服用を中止しないこと。

より安全な薬物療法のために──チェックしましょう

☐ 頻度は少ないが重篤な合併症として，痙攣発作，血小板減少などがあることを忘れない。
☐ ほてり，発汗などホットフラッシュとよばれる，いわゆる更年期障害の症状によく似た症状が現れることもある。

【丸山　覚・篠原信雄】

23 オキサリプラチン (L-OHP)

白金製剤	注射

悪心・嘔吐	中等度
アレルギー	高頻度 ➡ p. 230
漏出リスク	起壊死性 ➡ p. 216

製品名	エルプラット®点滴静注液
メーカー	ヤクルト
主な後発品名	オキサリプラチン
メーカー	日本化薬, ケミファ, サンド, ファイザー, 第一三共, 富士フイルム, 沢井, 日医工, ニプロ

どんな薬?
DNA鎖内および鎖間の両者に白金-DNA架橋を形成することで, DNAの複製および転写を阻害する.

これだけ注意!
① 悪心・嘔吐は中等度リスクであるため, 5-HT₃受容体拮抗薬およびデキサメタゾンの予防投与が必要.
② 感覚性末梢神経障害はほぼ必発であり, 寒冷刺激で増悪することに注意!
③ 7サイクル目以降にアレルギー発症のリスクが高まるため注意!

どのがんに使う?
結腸直腸がん, 胃がん, 膵がん

投与禁忌は?
- 機能障害を伴う重度の感覚異常又は知覚不全のある患者
- 本剤の成分又は他の白金を含む薬剤に対し過敏症の既往歴のある患者
- 妊婦又は妊娠している可能性のある婦人

本剤を用いた特徴的なレジメンは何?

がん腫	レジメン名/使用薬剤(略号)/用量	1コースの日程等
胃がん・結腸直腸がん	SOX療法：S-1 (80〜120mg/日, 14日間) + L-OHP (100 or 130mg/m², day 1)	1サイクル21日
胃がん・結腸直腸がん	XELOX療法：CAPE (2,000mg/m²/日, 14日間) + L-OHP (130mg/m², day 1)	1サイクル21日
結腸・直腸がん	mFOLFOX6療法：5-FU (bolus 400mg/m²; ci 2,400mg/m²/46hrs) + l-LV (200mg/m²) + L-OHP (85mg/m²)	1サイクル14日

どんな副作用が, いつ起こりやすい?

＊FOLFOX4の場合[1]

副作用	発生頻度(%) All Grade	Grade 3以上	発現時期
好中球減少	70.3	41.7	0〜28(日)
血小板減少	76.2	2.5	0〜28(日)
貧血	86.6	3.3	0〜28(日)
悪心	72.2	5.7	0〜28(日)
下痢	58.8	11.9	0〜28(日)
末梢神経障害	68.0	18.2	0〜28(日)

1．抗悪性腫瘍薬―ケアに必要なポイントは，これ

投与管理について――ココがポイント！

① 塩化物含有溶液により分解するため，生理食塩液等の塩化物を含む輸液との配合を避ける。5％ブドウ糖液に溶解する。

副作用の管理とケア――ココに注意！

① **重篤な過敏症状**：初回投与時から発現を認め，7コース以降で発現する症例が多く認められる。呼吸困難，喘鳴，血圧低下，発熱，蕁麻疹，紅潮等の症状に注意する。適切な処置を速やかに行うため，あらかじめアレルギー処置セットを準備しておくと良い。

② **急性の末梢神経障害**：投与直後2日以内に生じる一過性の感覚異常で，手足の感覚異常，知覚鈍麻，咽頭絞扼感，口唇周囲の痺れや疼痛等が高頻度で出現する。寒冷刺激で誘発又は悪化するため冷たいものを避けるなど日常生活での予防法を指導する。

③ **蓄積性の末梢神経障害**：14日以上持続して遅発性に出る持続性末梢知覚不全や感覚異常で，蓄積総投与量に比例して発症し出現期間も延長する。効果的な薬物療法が未確立のため，持続的な痛みや機能障害に至る前に減量や休薬を検討する。日常生活に不自由がある場合は申し出るように伝えると共に，二次障害予防のための注意点を指導する。

④ **血管痛**：末梢静脈から投与した時に，投与部位の違和感，冷感，痺れ，疼痛等が一過性に発現する場合がある。血管痛の発現機序が不明であるため，その対処方法も確立していないが，穿刺側腕の加温や溶解液の増量や，投与スピードを遅くする対応が有効なこともある。

本剤を用いる患者さんに必要な指導は？

① **末梢神経障害**：寒冷刺激で増強されるため，直接冷たいものを触らないように手袋を着用する。冷たいものを食べたり飲んだりしないなど予防が有効。治療中止後3～5ヵ月で症状は改善するが，感覚性の機能障害が残ることもあるため，症状を我慢せず申し出るように指導する。

② **過敏症状**：投与中は患者の状態に注意すると共に，発汗や紅潮，嘔気，腹痛等があればすぐに伝えるように指導する。

③ **骨髄抑制**：感染予防行動や日常生活上の注意点を指導する。

より安全な薬物療法のために――チェックしましょう

☐ アレルギー症状やその兆候を見逃していないか？投与回数を確認したか？
☐ 寒冷刺激を避けることができているか？
☐ 末梢神経障害の程度を確認したか？

【中積宏之・小松嘉人・桑原陽子】

24 カペシタビン (CAPE)

製品名	ゼローダ®錠
メーカー	中外

代謝拮抗薬 **経口**

悪心・嘔吐 軽度

どんな薬？
フッ化ピリミジン系の経口腫瘍薬で，体内で活性物質に変化するプロドラッグである。小腸から不活性なまま吸収されたあと，肝臓や腫瘍組織でドキシフルリジン（フルツロン®）に代謝され，腫瘍組織で抗腫瘍作用をもつフルオロウラシル（5-FU）に変化し抗腫瘍効果を発揮する。

これだけ注意！
① 1日2回に分割し，朝食後・夕食後30分以内に内服すること。
② S-1投与中止後から7日以上の間隔を空ける。
③ フェニトイン，ワルファリンとの併用に注意！
④ がん腫や単剤・多剤併用かで用量が異なるため注意！
⑤ 患者の服薬忘れや服薬量の間違いに注意！

どのがんに使う？
手術不能又は再発乳がん，結腸がんにおける術後補助化学療法，治癒切除不能な進行・再発の結腸・直腸がん，胃がん

投与禁忌は？
● 本剤の成分又はフルオロウラシルに対し過敏症の既往歴のある患者。
● テガフール・ギメラシル・オテラシルカリウム配合剤投与中の患者及び投与中止後7日以内の患者。
● 重篤な腎障害のある患者→クレアチニンクリアランス30mL/分以下の腎機能障害がある場合には毒性の上昇が懸念されるため使用は推奨しない。
● 妊婦又は妊娠している可能性のある婦人。

本剤を用いた特徴的なレジメンは何？

がん腫	レジメン名／使用薬剤（略号）／用量	1コースの日程等
手術不能又は再発乳がん，結腸がんの術後補助化学療法	CAPE単剤療法：CAPE 1,250mg/m^2/回（1日2回内服：14日間内服7日間休薬）	1コース21日
治癒切除不能な進行・再発の結腸・直腸がん	XELOX療法：CAPE 1,000mg/m^2/回（1日2回内服：14日間内服7日間休薬）＋L-OHP 130mg/m^2（点滴 Day 1）	1コース21日
HER2陽性の転移・進行乳がん	カペシタビン・ラパチニブ併用療法：CAPE 1,000mg/m^2/回（1日2回内服：14日間内服7日間休薬）＋ラパチニブ 1,250mg/Body（連日内服，休薬期間なし）	1コース21日

どんな副作用が，いつ起こりやすい？

副作用	発生頻度(%) All Grade	Grade 3以上	発現時期
手足症候群	59.1	12.1	0　8　15　21　28(日)
悪心	33.2	0.3	0　8　15　21　28(日)
食欲不振	30.5	2.3	0　8　15　21　28(日)
口内炎	22.5	0.3	0　8　15　21　28(日)
下痢	25.5	1.7	0　8　15　21　28(日)

投与管理について──ココがポイント！

①全身状態の把握と治療前の手足の皮膚の状態を確認する。
②S-1投与中止後，本剤の投与を行う場合は，少なくとも7日以上の間隔を空ける。
③上記以外の併用禁忌薬剤や併用注意が必要な薬剤を確認する。
④Grade 2以上の副作用発現時にはまず休薬が基本。発現した副作用のgradeが1以下に軽快するまで休薬した後，投与を再開する。休薬・減量基準が細かく設けられているため確認すること。

副作用の管理とケア──ココに注意！

①**手足症候群**：手掌・足底にしびれ，チクチク感，びまん性の紅斑・腫脹や色素沈着などの症状が発現。痛みを伴うこともある。悪化すると水泡，びらん形成をきたす。治療開始前から，予防的にスキンケアを行い保湿の強化が重要となる。患者に皮膚症状の観察と症状発現時の対処方法の指導を行う。症状が悪化する前に，減量や休薬の判断が必要なこともあり，受診や病院への連絡の目安などを伝える。
　→ XELOX療法の場合は，L-OHPを使用するため，末梢神経障害の症状（手足のピリピリ感，痛みなど）との鑑別が必要。
②副作用に対する支持療法薬が処方されている場合は，それらの使用の目安等も具体的に説明し，使用結果を評価する。
③消化器系症状の発現により，脱水症状や体重減少，PS低下など重篤な状態になることがあるため，受診行動のタイミングを具体的に伝え早期対処が受けられるように指導する。

本剤を用いる患者さんに必要な指導は？

①飲み忘れた場合は，次の時間から服薬する。2回分を一度に内服しないことを説明する。また誤って多く内服した場合は連絡するように指導する。
②手足症候群や消化器症状の悪化，感染症の症状が発現したら連絡をするように伝える。患者の判断で内服を継続し，経過観察することがないように指導する。
③セルフモニタリングの指導（服薬記録の記載の必要性と方法について）。
④服薬アドヒアランスに影響する要因をアセスメントした上で，患者の日常生活やライフサイクルに合わせて確実に服用できるように指導する。
⑤**骨髄抑制**：感染予防行動や日常生活上の注意点を指導する。

より安全な薬物療法のために──チェックしましょう

- ☐ S-1投与中止後7日以上間隔が空いているか？
- ☐ 腎機能障害はないか？
- ☐ 投与量・投与間隔は，患者のがん腫やレジメンどおりか？
- ☐ 1日2回に分割し，朝食後・夕食後30分以内に内服することを説明したか？

【中野政子】

25 カルボプラチン (CBDCA)

白金製剤	注射

悪心・嘔吐	中等度
アレルギー	高頻度
漏出リスク	炎症性

→p.230

製品名	パラプラチン®注射液
メーカー	ブリストル
主な後発品	カルボプラチン注射液 （注射液／点滴静注液）
メーカー	日本化薬，サンド，沢井，日医工，大正，マイラン

どんな薬？

CDDPと同様の抗腫瘍効果を持ち，がん細胞の2本のDNA鎖と結合することで，DNAの複製を阻害してがん細胞を死滅させる。CDDPの腎毒性を軽減させる目的で開発されており，大量輸液や強制利尿は不要で外来治療も可能である。投与量の算出にはGFRを指標としたCalvert式が用いられる。

これだけ注意！

①CDDPよりは多少副作用は弱いが，やはり骨髄抑制や腎障害には注意が必要。
②白金製剤は投与回数を重ねると過敏症発現頻度が高まる。
③悪心・嘔吐リスクは中等度だが，治療後数日間は注意！

どのがんに使う？

頭頸部がん，小細胞肺がん，非小細胞肺がん，睾丸腫瘍，卵巣腫瘍，子宮頸がん，悪性リンパ腫，小児悪性固形腫瘍，乳がん

投与禁忌は？

- 重篤な骨髄抑制のある患者
- 本剤又は他の白金を含む薬剤に対し，重篤な過敏症の既往歴のある患者
- 妊婦又は妊娠している可能性のある婦人

本剤を用いた特徴的なレジメンは何？

がん腫	レジメン名／使用薬剤（略号）／用量	1コースの日程等
非小細胞肺がん	CBDCA（AUC6）＋ PTX（200mg/m²）	1コース 21日
小細胞肺がん	CBDCA（AUC5）＋ ETP（80mg/m²）	1コース 21〜28日（ETPはday 1〜3）
上皮性卵巣がん	CBDCA（AUC5）＋ DTX（75mg/m²）	1コース 21日

どんな副作用が，いつ起こりやすい？ 1〜4）

＊非小細胞肺がん CBDCA＋PTX療法の場合

副作用	発生頻度（%）All Grade	Grade 3以上	発現時期
好中球減少	87〜94	58〜88	
白血球減少	90	42〜45	
貧血	67〜73	6〜15	
血小板減少	32〜84	4〜11	
食欲不振	64	1〜18	
脱毛	45	—	

1. 抗悪性腫瘍薬―ケアに必要なポイントは，これ

投与管理について――ココがポイント！

①同じ白金製剤であるCDDPより腎障害が軽度のため，大量輸液や強制利尿は不要とされる。
②CBDCAはアミノ酸輸液中で分解が起こるため，250mL以上の5％ブドウ糖液または生理食塩液に混和し，30分以上かけて点滴静注する。
③放射線療法や他の抗がん薬との併用で骨髄抑制等の増強がみられるため注意。
④CBDCA+PTX療法レジメンではPTX→CBDCAの順に投与する。順序が逆になると，CBCDAの影響で腎排泄が遅延したところにPTXが投与されることになり，骨髄抑制が強く出るため注意が必要[5]。
⑤CBDCAの特徴的な副作用，血小板減少は体表面積あたりの投与量よりも体内の薬物量（AUC）に相関し，さらにAUCは腎機能と相関する。その投与量はcalvertの式より算出する。

副作用の管理とケア――ココに注意！

①悪心・嘔吐：CDDPに比べ悪心・嘔吐のリスクは低いが，予防的に5-HT$_3$受容体拮抗薬＋デキサメタゾンの使用が推奨される。催吐性リスク因子の高い患者には高度催吐性と同様にアプレピタントの使用を考慮する。
②過敏症：CBDCAは投与回数を重ねると過敏症の発現頻度が高まる傾向にある。投与中は患者の様子をよく観察し掻痒感，紅斑，蕁麻疹，眼瞼浮腫，咳嗽，呼吸困難，発汗，血圧低下などの症状がみられた場合はすぐに投与を中止し，適切な処置を行う。

本剤を用いる患者さんに必要な指導は？

①骨髄抑制：感染予防行動や日常生活上の注意点を指導する。特に血小板減少が特徴的であり，投与後14日頃には最低値となる。出血しやすく血が止まりにくくなるため，転倒や外傷，打撲などに注意すること，歯みがきは軟らかい歯ブラシを使用する，鼻出血時の圧迫止血方法などを指導する[6]。
②過敏症：白金製剤は投与回数を重ねると発現頻度が高まる傾向にあることを説明し，投与中に掻痒感，紅斑，蕁麻疹，眼瞼浮腫，咳嗽，呼吸困難，発汗などいつもと違う症状がみられた場合はすぐに伝えるよう指導する。
③水分が摂れないときや長期間吐き気が続き，処方された内服薬が飲めないときなどは伝えるよう指導する。

より安全な薬物療法のために――チェックしましょう

☐ 高度腎機能障害はないか？
☐ 白金製剤に対し過敏症の既往歴はないか？
☐ 何回目の投与であるか？
☐ アレルギー症状やその兆候を見逃していないか？

【森田寿絵】

26 クリゾチニブ (CRZ)

製品名	ザーコリ®カプセル
メーカー	ファイザー

分子標的治療薬 **経口**

悪心・嘔吐 中等度

どんな薬?
ALKのチロシンキナーゼのATP結合ポケットに結合することで酵素活性を阻害し,腫瘍の増殖を抑制する。

これだけ注意!
①投与により間質性肺疾患があらわれる可能性があり,初期症状に注意!
②飲んですぐ,嘔吐することがある。
③QT間隔延長を起こすことがある。
④重篤な肝障害をきたすことがあり,肝機能のチェックが必要。
⑤光視症,霧視,複視,羞明,視力低下などの視覚障害が出現する可能性があり,注意が必要。

どのがんに使う?
ALK融合遺伝子陽性の切除不能な進行・再発の非小細胞肺癌

投与禁忌は?
● 本剤の成分に対し過敏症の既往歴のある患者

本剤を用いた特徴的なレジメンは何?

がん腫	レジメン名/使用薬剤(略号)/用量	1コースの日程等
非小細胞肺がん	CRZ 250mg 1日2回	連日

どんな副作用が,いつ起こりやすい?

副作用	発生頻度(%) All Grade	Grade 3以上
間質性肺疾患	6.4	3.5
肝機能障害	45.1	13.4
視覚障害	40.4	0.6
QT延長	3.7	1.6
悪心	32.5	3.5
下痢	25.3	1.2

投与管理について──ココがポイント！

①本剤はCYP3A4/5による肝代謝で，他のCYP3A4阻害薬・誘導薬との併用に注意を要する。
②QT延長をきたすことがあり，併用薬には十分に注意する。動悸，めまい，失神などの症状がみられた場合には心電図測定や電解質異常，併用薬の確認を行い，循環器専門医へ相談する。
③内服後，いきなり嘔吐した場合は，追加服用はせず，次の服用時間に1回分の内服を指導する。

副作用の管理とケア──ココに注意！

①薬剤性肺障害は，年齢60歳以上，既存の肺病変を有する，肺手術後・放射線照射後などが非特異的なリスク因子とされる。間質性肺炎出現時は，gradeに関わらず投与を中止し，ステロイド療法等の適切な治療の検討を行い，改善後も再投与は行わない。特に投与開始初期（2週間）は入院の上，採血や胸部X線検査により慎重に観察を行う。外来治療移行後も月に1回の定期的な画像フォローの際に，薬剤性肺障害を疑う所見がないか確認する。
②Grade 3以上の血液毒性が発現した場合は，grade 2以下に回復するまで休薬する。
③症状の発現に注意し，grade 3以上の肝障害が発現した場合は，休薬を行う。
④嘔気・嘔吐はクリゾチニブ服用開始7日以内に発現し，特に服用開始2日以内に起こることが多い。乗り物酔いをしやすい，妊娠時につわりがひどかった，副作用に対する不安が強い，などに該当する患者は，嘔気・嘔吐を引き起こしやすい要因があるため，服用前に嘔吐用の袋を用意しておくよう指導する。
⑤視覚障害は，服用開始1～2週間程度で出現することが多く，「視野の端に光が尾を引く」，「薄暗い場所で残像が見える」等の特異的な症状がみられることがある。症状は毎日現れることがあるが，多くの場合数分間で消失し，日常生活に支障をきたさず自然軽快することもある。

本剤を用いる患者さんに必要な指導は？

①**間質性肺疾患**：早期発見が重要であり，呼吸困難・息切れ・咳・発熱といった初期症状の出現があればすぐに連絡するよう伝える。
②**視覚障害**：自動車の運転等，危険を伴う機械を操作する際には注意する必要がある。
③**消化器症状**：悪心・嘔吐は高頻度で生じるため，制吐薬を適宜使用するよう指導する。嘔吐の症状が出現する時間帯によっては，薬剤の服用を食事と一緒に行う，食事の内容を変更する，クリゾチニブと制吐薬の服用時間を変更する，などの対処を検討する。
④**下痢**は，服用開始7日以内に発現することが多く，必要に応じて整腸薬や止瀉薬の処方を検討する。十分に水分補給する等の対処や，脱水所見があれば補液も考慮する。

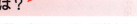

── より安全な薬物療法のために──チェックしましょう ──

☐ 間質性肺疾患の初期症状はないか？息切れや咳，発熱はないか？
☐ 肝機能異常の初期症状である倦怠感や食欲不振，発熱，黄疸，発疹，嘔気・嘔吐などはないか？
☐ 視覚障害はないか？ある場合は，自動車の運転などに注意するよう説明を行ったか？

【田中彩加・山本信之】

27 ゲフィチニブ

分子標的治療薬 経口

悪心・嘔吐 最小度

製品名	イレッサ®錠
メーカー	アストラゼネカ

どんな薬？

がん表面に存在する上皮成長因子受容体（EGFR）と呼ばれるチロシンキナーゼ受容体を標的とし，細胞増殖を促進させる酵素チロシンキナーゼのリン酸化を阻害することにより，シグナル伝達を遮断することでがんの増殖をおさえる。また，アポトーシス誘導や血管内皮増殖因子（VEGF）の産生が抑制されることにより腫瘍内の血管新生が阻害され，腫瘍の増殖に必要な栄養，酸素の供給が遮断されることが報告されている。

これだけ注意！
①急性肺障害，間質性肺炎により致命的な転帰をたどる例があるため，呼吸状態の変化に注意！
②重篤な下痢や脱水症状の発現に注意！
③重篤な肝機能障害の発現に注意！
④皮膚障害が必発であり，治療継続中はスキンケアが大切。

どのがんに使う？

EGFR遺伝子変異陽性の手術不能又は再発非小細胞肺がん

投与禁忌は？

- 本剤の成分に対し過敏症の既往歴のある患者
- 妊婦又は妊娠している可能性のある婦人

本剤を用いた特徴的なレジメンは何？

がん腫	レジメン名／使用薬剤（略号）／用量	1コースの日程等
非小細胞肺がん	ゲフィチニブ 250mg／日	1日1回，連日経口投与

どんな副作用が，いつ起こりやすい？

副作用	発生頻度（%） All Grade	Grade 3以上	発現時期
発疹	50	3	0〜28（日）
皮膚乾燥	24	0	0〜8（週）
爪囲炎	13	1未満	0〜16（週）
下痢	42	3	0〜28（日）
ざ瘡	11	1未満	0〜16（週）
肝機能障害（AST/ALT上昇）	9	3	0〜28（日）

1．抗悪性腫瘍薬——ケアに必要なポイントは，これ

投与管理について——ココがポイント！

①著しい低胃酸状態が持続することにより，薬剤の血中濃度が低下する可能性がある。そのため，内服時間は胃酸分泌が促進される食後投与が望ましい。プロトンポンプ阻害薬やH_2受容体拮抗薬の使用には注意が必要である。
②CYP3A4で代謝されるため，併用薬等には注意が必要である。
③ワルファリンの作用増強の可能性があるため，定期的に血液凝固能検査を行うこと。
④急性肺障害や間質性肺炎が投与初期に発生し，致死的な転帰をたどる例が多い。少なくとも投与開始後4週間は入院またはそれに準ずる管理の下で，間質性肺炎等の重篤な副作用発現に関する観察を十分に行う。

副作用の管理とケア——ココに注意！

①**急性肺障害・間質性肺炎**：定期的な胸部X線検査等で観察を十分に行う。初期症状（呼吸苦・咳嗽・発熱）が認められた場合には，すぐに内服を中止する。症状を伴う場合には，大量ステロイド療法を開始する。
②**皮膚障害**：EGFR阻害薬投与によって皮膚障害が強く発現すると，抗腫瘍効果が高いことが示唆される臨床試験データがあるため，皮膚状態を悪化させないようにしながら抗腫瘍効果を引き出すことが重要である。スキンケア不足から症状の悪化・遷延を招き，感染のリスクを高める恐れがあるので，保湿剤やステロイド外用薬等を使用し，保湿・保清・外的刺激からの保護を行うことが大切である。
③**下痢**：消化管粘膜はEGFRの高発部位のため，下痢が生じる。脱水症状が現れた場合には止痢薬の投与，補液等の適切な処置を行う。

本剤を用いる患者さんに必要な指導は？

①毎日1回，食後の同じ時間に内服するように指導する。
②間質性肺炎の初期症状が認められる時には，すぐに病院に連絡をするように指導する。
③皮膚症状はほぼ必発のため，スキンケアが大切である。必要ならば家族を巻き込んでセルフケア教育をする。日常生活に影響が出ているにも関わらず，我慢をして悪化させている場合もあるため，日頃から症状の程度を医療者と確認するように指導する。
④下痢の時の水分摂取，心身の安静，食事療法や薬剤の使用方法等について指導する。

より安全な薬物療法のために——チェックしましょう

☐ 間質性肺炎の徴候はないか？
☐ 併用注意薬について確認する。
☐ スキンケアができているか？

【二社谷美紀】

28 ゲムシタビン塩酸塩 (GEM)

代謝拮抗薬 注射

悪心・嘔吐 軽度　漏出リスク 非壊死性

製品名	ジェムザール®注射用
メーカー	イーライリリー

主な後発品名	ゲムシタビン点滴静注液
メーカー	サンド，日医工，ホスピーラ，ファイザー，ヤクルト，大鵬，NK，沢井

どんな薬？
GEM（dFdC）はデオキシシチジン誘導体であり，細胞内で三リン酸化合物（dFdCTP）に代謝され，デオキシシチジン三リン酸と競合してDNA鎖に取りこまれ，DNAの合成を阻害する。

これだけ注意！

① 血管痛を起こしやすいため，症状出現時は血管外漏出との鑑別をする。
② 胸部への放射線照射との同時併用は重篤な食道炎，肺臓炎を起こす可能性があり禁忌のため，患者の治療計画全体を把握しておく。
③ 間質性肺炎を起こしうるため，咳，息切れ，呼吸困難，発熱，SpO_2 に注意！
④ 骨髄抑制が用量規制因子となるため治療時の白血球，血小板の値に注意！
⑤ 投与時間は30分を厳守する。

どのがんに使う？
肺がん，膵がん，胆道がん，尿路上皮がん，がん化学療法後に増悪した卵巣がん，再発または難治性の悪性リンパ腫，手術不能または再発乳がん

投与禁忌は？
- 高度な骨髄抑制のある患者
- 胸部単純X線写真で明らかでかつ臨床症状のある間質性肺炎又は肺線維症のある患者
- 胸部への放射線療法を施行している患者
- 重症感染症を合併している患者
- 本剤の成分に対し重篤な過敏症の既往歴のある患者
- 妊婦または妊娠している可能性のある婦人

本剤を用いた特徴的なレジメンは何？

がん腫	レジメン名／使用薬剤（略号）／用量	1コースの日程等
非小細胞肺がん	CBDCA（AUC5 day 1）＋ GEM（1,000mg/m² day 1, 8）	1コース21日
膵がん	GEM（1,000mg/m² day 1, 8, 15）＋ nab-PTX（125mg/m² day 1, 8, 15）	1コース28日
胆道がん	GEM（1,000mg/m² day 1, 8）＋ CDDP（25mg/m² day 1, 8）	1コース21日
尿路上皮がん	GEM（1,000mg/m² day 1, 8, 15）＋ CDDP（70mg/m² day 2）	1コース28日

どんな副作用が，いつ起こりやすい？
＊非小細胞肺がんの承認時臨床試験結果より

副作用	発生頻度（％） All Grade	Grade 3以上
白血球減少	66.4	12.6
発熱	31.8	0.3
倦怠感	30.5	4.7
発疹	9.7	0.3
好中球減少	59.6	23.3
血小板減少	28.6	5.3

1. 抗悪性腫瘍薬―ケアに必要なポイントは，これ

投与管理について――ココがポイント！

① **投与時間の厳守**：海外の臨床試験において60分以上かけて行うと副作用（骨髄抑制，肝機能異常）が増強した例が報告されているため，現在の一般的な投与においては，投与時間は30分を厳守する。

② **血管痛と血管外漏出の鑑別**：血管痛を起こしやすい薬剤のため，末梢静脈の血管確保は太く弾力のある血管が望ましい。末梢静脈でのGEM投与中の血行に沿った痛みを訴えた場合，血管外漏出との鑑別をする。血管痛と判断された場合，血管の温罨法（ホットパック）が症状緩和に繋がることがある。温罨法は針の刺入部から中枢に向かう血行に沿ってあて，低温やけどに注意する。またGEMの溶解液を生理食塩液からブドウ糖液に変更したところ血管痛の発現率を減少させたという報告もある[1]。

副作用の管理とケア――ココに注意！

① **骨髄抑制**：骨髄抑制が用量規制因子となるため，投与当日の白血球数が2,000/μL未満または血小板7万/μL未満であれば，骨髄機能が回復するまで投与を延期する。

② **発疹（皮疹）**：投与後24～72時間に全身や局所に発疹や紅斑などの皮疹が現れることがある。自然に消失するが，消失が得られない場合やかゆみなどを伴う場合は医師に相談する。

③ **発熱**：GEM投与当日から翌日にかけて発熱が起こることがあるが，自然に軽快する場合が多い。他の発熱を起こしうる要因はないかアセスメントを行う。

④ **倦怠感**：程度には個人差があるが，出現パターンや倦怠感を起こしうる他の要因，日常生活にどの程度影響するかを知り，倦怠感に対する対応を患者とともに検討する。

⑤ **間質性肺炎などの肺毒性**：間質性肺炎などの重篤な肺障害を起こすことがある。GEM投与前には危険因子（呼吸器の基礎疾患）の有無を確認し，症状（咳，息切れ，呼吸困難，発熱症状など）を十分観察する。間質性肺炎の発症や急性増悪を疑う場合には，直ちに治療を中止する。

本剤を用いる患者さんに必要な指導は？

① **血管痛と血管外漏出**：看護師が定期的に刺入部の観察を行うことを説明し協力を得る。また刺入部に，違和感・疼痛・腫脹など『いつもと違う』場合にはすぐに医療者へ報告するよう教育する。

② **骨髄抑制**：必要に応じ感染予防行動をはじめとした日常生活上の注意点を教育する。

③ **間質性肺炎**：咳，息切れ，呼吸困難，発熱症状が現れた場合には速やかに医療機関を受診するよう指導する。

より安全な薬物療法のために――チェックしましょう

- ☐ 骨髄抑制（特に白血球，血小板）は投与可能な値か？
- ☐ 血管痛と血管外漏出の鑑別はしたか？
- ☐ 投与時間を厳守しているか？
- ☐ 間質性肺炎等の兆候は認められないか？

【山谷淳子】

29 ゴセレリン酢酸塩

ホルモン類似薬　注射（皮下注）

製品名	ソラデックス®3.6mg デポ／ソラデックス®LA 10.8mg
メーカー	アストラゼネカ

悪心・嘔吐　最小度

どんな薬？

ゴセレリンは，脳の下垂体 LH-RH（性腺刺激ホルモン放出ホルモン）受容体を継続的に刺激することにより性腺刺激ホルモンの分泌を低下させる。その結果，男性の場合は精巣からのテストステロン，女性の場合は卵巣からのエストロゲンの分泌が低下し，前立腺がん，閉経前乳がんに対する抗腫瘍効果を発揮する。

これだけ注意！

①がん治療に使用されるソラデックス®には3.6mgと10.8mgの2種類があり，投与間隔が異なるため注意！
②抗凝固薬使用中の患者や出血傾向のある患者は投与部位の出血に注意！
③閉経後乳がん患者や，閉経前であってもホルモン受容体が陰性の患者は適応がないため注意！
④脊髄圧迫や尿路閉塞による腎障害のある患者は異常感覚，疼痛，尿閉など発症や症状増悪の可能性があり注意！

どのがんに使う？

前立腺がん，閉経前乳がん

投与禁忌は？

- 本剤の成分又は LH-RH 作動薬に対し過敏症のある患者
- 妊婦又は妊娠している可能性のある婦人，授乳中の婦人

本薬を用いた特徴的なレジメンは何？

がん腫	レジメン名／使用薬剤（略号）／用量	1コースの日程等
前立腺がん	ソラデックス®3.6mg デポ	4週（28日）毎
	ソラデックス®LA10.8mg デポ	3ヵ月（12～13週）毎
閉経前乳がん	ソラデックス®3.6mg デポ	4週（28日）毎
	ソラデックス®LA10.8mg デポ	3ヵ月（12～13週）毎

どんな副作用が，どのくらい起こりやすい？

前立腺がん（All Grade）		閉経前乳がん（All Grade）	
副作用[1]	頻度（％）	副作用	頻度（％）
代謝・栄養障害	3.28	ほてり	13.6
肝臓・胆管系障害	2.56	中枢・抹消神経障害	5.36
内分泌障害	0.83	肝臓・胆管系障害	5.17
皮膚障害	0.77	皮膚障害	2.91
ほてり	0.77	消化器障害	2.45
男性生殖器障害	0.41	女性生殖器障害	0.82
適応部位障害	0.34	適応部位障害	0.43

1. 抗悪性腫瘍薬—ケアに必要なポイントは、これ

投与管理について——ココがポイント！

① 投与部位は，同一部位の反復投与を避け，血管を損傷する可能性の少ない部位を選択する。
② 薬剤を凍結させないように冷所保管する。
③ 薬剤と針刺し事故防止機能付き専用注射器の取り扱い方法を熟知してから皮下注射を実施する。

副作用の管理とケア——ココに注意！

① **ほてり，多汗症**：テストステロンやエストロゲンが減少すると，気温に関係なくホットフラッシュを発生することがある。ホットフラッシュに対して，食事は香辛料，香味野菜，酸味の強い味付けなどは避け，衣服は通気性の良い下着を着用する工夫を促す。
② **骨性疼痛，関節痛，骨塩量低下**：投与初期には一過性にテストステロンやエストロゲンが上昇を認める。この時期に骨性疼痛が発症することがあり，必要に応じて鎮痛薬投与の検討を行う。
テストステロンやエストロゲンの分泌が抑制されると，骨塩量の低下が起こる。骨塩量の低下を防ぎ，骨粗鬆症を予防するために，カルシウム摂取とその吸収を促進させるビタミンD摂取を促す。
③ **生殖器，泌尿器の障害**：前立腺がん患者は，テストステロン分泌の低下に伴い，排尿障害，BUN値上昇，クレアチニンクレアランス値上昇，蛋白尿，勃起障害，乳房圧痛，乳房腫脹などを発症することがある。
閉経前乳がん患者は，エストロゲン分泌の低下に伴い，膣や性器からの出血，分泌物の変化，乳房圧痛などを発症することがある。
患者が相談しやすい環境を整え，症状の観察と把握を行い，対処療法の検討を行う。

本剤を用いる患者さんに必要な指導は？

① 妊娠の可能性のある婦人は，ホルモン剤以外の避妊法を用いるように指導する。
② 注射をした部位は揉まないように伝える。帰宅中や帰宅後に出血した場合は，穿刺した部位の上から軽く圧迫する。止血がすぐにできない場合は医療機関に連絡するように指導する。
③ 他の医療機関を受診する場合や薬剤を購入する場合は，ゾラデックス®治療を行っていることを伝えるよう指導する。

より安全な薬物療法のために——チェックしましょう

☐ 選択した注射部位は，同一部位の反復投与，血管を損傷することを避けているか？
☐ アレルギーの徴候を見逃していないか？

【小野智恵美】

30 サリドマイド (THAL)

サリドマイド関連薬 経口

悪心・嘔吐 軽度

製品名	サレド®カプセル
メーカー	藤本

どんな薬？
造血器腫瘍細胞増殖抑制作用やサイトカイン産生調節作用，血管新生阻害作用などをもつと考えられているが，詳細な機序は十分には解明されていない。最近，セレブロンと結合して基質のユビキチン依存性分解を調整することが関与すると報告されている。レナリドミドとはこの基質特異性の違いによって作用と副作用が異なるものと推測される。

これだけ注意！
① 本剤はヒトにおいて催奇形性（サリドマイド胎芽病：無肢症，海豹肢症，奇肢症等の四肢奇形，心臓疾患，消化器系の閉塞等の内臓障害等）が確認されているため，妊婦又は妊娠している可能性のある女性患者には決して投与しないこと。
② 深部静脈血栓症及び肺塞栓症の発現が報告されているので，観察を十分に行いながら慎重に投与すること。

どのがんに使う？
再発または難治性の多発性骨髄腫

投与禁忌は？
- 妊婦または妊娠している可能性のある患者
- サリドマイド製剤安全適正管理手順（TERMS）を遵守できない患者
- 本剤に過敏症の既往歴のある患者

本剤を用いた特徴的なレジメンは何？

がん腫	レジメン名／使用薬剤（略号）／用量	1コースの日程等
多発性骨髄腫	THAL100mg／body	1日1回（就寝前）に経口投与

＊患者の状態により適宜増減するが，1日400mgを超えないこと。
＊16週間を超えて本剤の投与を継続する場合には，投与を継続することのリスク・ベネフィットを考慮して，慎重に判断すること。

多発性骨髄腫	VTD療法：ボルテゾミブ 1.3mg/m² sc/iv [day 1, 4, 8, 11] ＋THAL 100mg/body p.o. [day 1〜14, day15以降は 200mg／body] ＋デキサメタゾン 40 mg/body p.o. [day 1, 2, 4, 5, 8, 9, 11, 12]	1コース 21日[1]

＊感染予防のためバルトレックス®（500） 1T／日＋バクタ®1T／日 or ペンタミジン®吸入／3〜4週毎などを併用することが多い。

どんな副作用が，いつ起こりやすい？

副作用	発生頻度（%） All Grade	Grade 3以上	発現時期
好中球減少	45.9	24.3	投与開始から12週までに増加するので，3ヵ月までは頻繁に血球数を測定すること
血小板減少	18.9	0	
皮疹	27.0	0	50%は投与開始後4週以内
四肢のしびれ	16.2	0	末梢神経障害は投与6ヵ月目で38%，12ヵ月目で73%発現
眠気	54.1	0	75%は投与開始後4週以内
便秘	62.2	0	96%は投与開始後4週以内

1．抗悪性腫瘍薬—ケアに必要なポイントは，これ

投与管理について——ココがポイント！

①妊娠する可能性のある婦人に投与する際は，投与開始前に妊娠検査を行い，陰性を確認したうえで投与を開始すること．また，投与開始予定4週間前から投与終了4週間後まで，性交渉を行う場合はパートナーと共に極めて有効な避妊法の実施を徹底（男性は必ずコンドームを着用）させ，避妊を遵守していることを十分に確認するとともに定期的に妊娠検査を行うこと．
②本剤は精液中へ移行することから，男性患者に投与する際は，投与開始から投与終了4週間後までに性交渉を行う場合は極めて有効な避妊法の実施を徹底（男性は必ずコンドームを着用）させ，避妊の遵守を十分に確認すること．また，この期間中は妊婦との性交渉を行わせないこと．
③本剤の使用については，安全管理手順が定められているので，これを遵守すること．遵守できない患者には投与しないこと．
④本剤投与開始から投与中止4週間後までは，献血，精子・精液の提供をさせないこと．
⑤傾眠，眠気，めまい，徐脈，起立性低血圧が起こることがあるので，本剤投与中の患者には自動車の運転等危険を伴う機械の操作に従事させないように注意すること．
⑥本剤の抗血管新生作用が創傷の治癒を阻害する可能性があることから，外科手術等を実施した場合，適切な期間本剤の投与を中止すること．
⑦本剤の安全管理を確実に実施するため，1回の最大処方量は12週間分を超えないものとすること．

副作用の管理とケア——ココに注意！

①**深部静脈血栓症のリスクを有する患者**：本剤により症状が発現，増悪することがあるので，血栓症予防のためバイアスピリン®（100）1T／日内服．
②**HIVに感染している患者**：本剤によりHIVウイルスが増加することがあるので，HIVウイルス量のモニタリングを慎重に行う．

本剤を用いる患者さんに必要な指導は？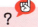

①**骨髄抑制**：感染予防のために日常生活上の注意点を指導する．また血小板減少も起こるので転倒などにも注意が必要．
②皮疹などの皮膚障害が発現したらすぐに伝えるように指導する．
③四肢のしびれなど末梢神経障害が発現したらすぐに伝えるように指導する．
④安全管理手順（TERMS）が定められているので本手順を必ず遵守するように指導すること．遵守できない患者には本剤を投与しないこと．

より安全な薬物療法のために——チェックしましょう

- □ 妊娠している可能性はないか？
- □ 避妊を適切に行っているか？
- □ 安全管理手順（TERMS）を遵守しているか？
- □ 来院時，自分で車を運転してこなかったか？
- □ アレルギー症状，末梢神経障害などの兆候を見逃していないか？

【田中淳司】

31 シクロホスファミド水和物 (CPA, CPM)

アルキル化薬 経口／注射

製品名	注射用エンドキサン®, エンドキサン®錠
メーカー	塩野義

悪心・嘔吐 高度（≧1,500 mg/m²），中等度（<1,500 mg/m²） ➡p.204

漏出リスク 非壊死性

どんな薬？
腫瘍細胞のDNAに結合して架橋構造を呈することで，DNAの複製を抑制し，腫瘍細胞の増殖を阻害する。

これだけ注意！

①出血性膀胱炎の防止のため，尿量増加を図り，排尿性状や排尿時変化に注意！
②造血幹細胞移植の前治療時に使用する場合は終了24時間は150mL/h以上の尿量を確保し，1日3L以上の補液とメスナを併用。
③高用量使用時に心筋障害が起こり得る。
④IARC（国際がん研究機関）により「発がん性を示す」に分類されている。23℃で揮発すると報告されているため，閉鎖式薬物混合システム（CSTD）を用い，曝露対策には特に注意！

どのがんに使う？
多発性骨髄腫，悪性リンパ腫，肺がん，乳がん，急性白血病，子宮頸がん，子宮体がん，卵巣がん，神経腫瘍（神経芽腫，網膜芽腫），骨腫瘍
（多剤併用条件つき：慢性リンパ性白血病，慢性骨髄性白血病，咽頭がん，胃がん，膵がん，肝がん，結腸がん，睾丸腫瘍，絨毛性疾患（絨毛癌，破壊胞状奇胎，胞状奇胎，横紋筋肉腫，悪性黒色腫）

投与禁忌は？
- ペントスタチンを投与中の患者
- 本剤の成分に対し重篤な過敏症の既往歴のある患者
- 重篤感染症を合併している患者

本剤を用いた特徴的なレジメンは何？

がん腫	レジメン名／使用薬剤（略号）／用量	1コースの日程等
乳がん	FEC療法：EPI 100 mg/m² + CPA 500 mg/m² + 5-FU 500 mg/m²	1コース21日
	TC療法：DTX 75 mg/m² + CPA 600 mg/m²	1コース21日
悪性リンパ腫	R-CHOP療法：RIT 375 mg/m² + CPA 750 mg/m² + DXR 50 mg/m² + VCR 1.4 mg/m² + PSL 100 mg/body	1コース21日

どんな副作用が，いつ起こりやすい？ [1, 2]

副作用	発生頻度(%) All Grade	Grade 3以上	発現時期
白血球減少	37.9	不明	0〜28(日)
悪心・嘔吐	20.73	不明	0〜28(日)
脱毛	24.32	不明	0〜28(日)
血小板減少	6.11	不明	不明
排尿障害	2.29	不明	不明

1．抗悪性腫瘍薬―ケアに必要なポイントは，これ

投与管理について――ココがポイント！

①揮発性の高い薬剤であり，適切なCSTDを使用し曝露対策を行う必要がある。
②造血幹細胞移植の前治療時の場合，出血性膀胱炎等腎機能障害が起こる可能性がある。終了24時間は150mL/h以上の尿量を確保し，1日3L以上の補液とメスナを併用し症状発現抑制。
③腎排泄であるが，肝臓で代謝されるため肝機能障害がある場合は減量もしくは投与中止等投与量調節が必要な場合があるため，投与前に肝機能・腎機能の確認を行う。

副作用の管理とケア――ココに注意！

①**嘔気・嘔吐**：確実な制吐療法を行う。
②**出血性膀胱炎**：1回排尿量の減少や，頻尿，排尿時痛等の排尿障害が現れることがあるので観察を十分に行い，症状発現時にはすみやかに報告するよう説明。飲水量が確保できているか確認。
③**脱毛**：脱毛は治療2～3週後から始まることや，個人差の説明を行う。頭皮を清潔にすることや，刺激の少ないシャンプーの選択，ウィッグを紹介する。眉毛や睫毛・鼻毛等も抜ける可能性等を説明し，メガネやマスクの使用等を指導。
④**肝中心静脈閉塞症（VOD）**：造血幹細胞移植前治療に使用する場合は注意が必要。初期症状として体重増加，肝腫及び肝の圧痛を有するとの報告があるので，注意する。
⑤アントラサイクリン系薬剤（DXR・EPI等）との併用により，心筋障害が増強されるおそれがある。また，これらの薬剤との併用療法終了後に遅発性心毒性が発現したとの報告があるため，治療終了後も長期経過を観察し注意することが必要。

本剤を用いる患者さんに必要な指導は？

①**骨髄抑制**：感染予防行動や日常生活上の注意点を指導する。
②**出血性膀胱炎**：飲水の確保や排尿の性状・排尿時の変化（血尿や排尿時違和感や疼痛，頻尿等膀胱炎症状）に注意するよう指導する。
③**嘔気・嘔吐**：飲水量の確保，食事も食べたい時に食べたいだけ食べられるよう指導する。
④**脱毛**：一時的で個人差があること，治療薬の投与が終了すれば一定の期間で回復する可能性があることを説明し，治療前から情報提供，ウィッグ等の準備を指導する。
⑤**性機能障害**：本剤の総投与量の増加により，男女共に性腺障害のリスクが増加する報告がある。妊孕性を温存する手段や性生活等の正しい知識の情報提供，相談窓口の紹介等を行う。

より安全な薬物療法のために――チェックしましょう

- ☐ 正しい制吐療法が行われているか？
- ☐ 適切なCSTDが使用されているか？
- ☐ 性機能障害についての情報提供がなされているか？
- ☐ 造血幹細胞移植前処置の場合，適切な出血性膀胱炎対策の補液・薬剤が投与されているか？

【日下部　緑】

32 シスプラチン (CDDP)

白金製剤 **注射**

| 悪心・嘔吐 | 高度 | アレルギー | 高頻度 | 漏出リスク | 炎症性 |

→ p.204　→ p.230

製品名	プリプラチン®注，ランダ®注，動注用アイエーコール®
メーカー	ブリストル，日本化薬，ファイザー
主な後発品名	シスプラチン注（点滴静注，点滴静注液）
メーカー	日医工，日医工ファーマ，ファイザー

どんな薬？
固形がんのキードラッグで，幅広いがん腫に対し抗腫瘍効果を持つ第一世代の白金製剤である．DNA鎖内あるいは DNA 鎖間に架橋を形成することにより DNA の合成・複製や翻訳が阻害され，細胞分裂が抑制される．

これだけ注意！
① 高度催吐性リスクのため適切な制吐療法を実施する．
② 腎機能障害を予防するために大量の補液が必要．
③ 他の抗がん薬や，放射線照射を併用する際には骨髄抑制等の増強に注意！
④ 白金製剤は投与回数を重ねると過敏症発現頻度が高まる．

どのがんに使う？
睾丸腫瘍，膀胱がん，腎盂・尿管腫瘍，前立腺がん，卵巣がん，頭頸部がん，非小細胞肺がん，食道がん，子宮頸がん，神経芽細胞腫，胃がん，小細胞肺がん，骨肉腫，胚細胞腫瘍，悪性胸膜中皮腫，胆道がん，悪性骨腫瘍，子宮体がん，再発・難治性悪性リンパ腫，小児悪性固形腫瘍

投与禁忌は？
- 重篤な腎機能障害のある患者
- 本剤または他の白金を含む薬剤に対し過敏症の既往歴のある患者
- 妊婦または妊娠している可能性のある婦人

本剤を用いた特徴的なレジメンは何？

がん腫	レジメン名／使用薬剤（略号）／用量	1コースの日程等
胃がん	S-1（80mg/m²）+CDDP（60mg/m²）	1コース5週　S-1(day 1～21 服用)，CDDP (day 8)
肺がん	CDDP（60mg/m²）+CPT-11（60mg/m²）	1コース4週　CDDP (day 1)，CPT-11 (day 1, 8, 15)
食道がん	5-FU（800mg/m²）+CDDP（80mg/m²）	1コース4週　5-FU (day 1～5, 120時間持続)，CDDP (day 1)

どんな副作用が，いつ起こりやすい？
＊進展型小細胞肺がん　IP 療法の場合

副作用	All Grade	Grade 3 以上	発現時期
好中球減少	98.7	65.3	0　8　15　21　28(日)
白血球減少	98.7	26.7	0　8　15　21　28(日)
貧血	90.7	26.7	0　8　15　21　28(日)
下痢	69.3	16.0	0　8　15　21　28(日)
悪心・嘔吐	85.3	13.3	0　8　15　21　28(日)

投与管理について──ココがポイント！

①CDDPは光で分解しやすいため，直射日光を避けて投与する。塩素濃度が低い輸液で溶解するとCDDPの活性が低下する可能性があるため，必ず生理食塩液で溶解する必要がある。
②腎機能障害を予防するために本剤投与前後に2,000mLの大量の補液が必要となる。
③高度催吐性リスクのため，アプレピタント＋5-HT$_3$受容体拮抗薬＋デキサメタゾンの使用が推奨される。悪心・嘔吐をコントロールすることは治療完遂の鍵となる。

副作用の管理とケア[2]──ココに注意！

①悪心・嘔吐・食欲不振：適切な制吐療法を実施すると共に，摂取しやすい食事内容の検討やタイミングをみながら少量ずつ摂るようにするなど，食事摂取方法の支援が必要。
②腎機能障害：重篤な副作用の腎機能障害予防として大量の補液が必要となることから，尿量・浮腫・体重増加に注意する。
③過敏症：CDDPは投与回数を重ねると過敏症の発現頻度が高まる傾向にある。投与中は患者の様子をよく観察し掻痒感，紅斑，蕁麻疹，眼瞼浮腫，咳嗽，呼吸困難，発汗，血圧低下などの症状がみられた場合はすぐに投与を中止し，適切な処置を行う。
④聴力障害：総投与量300mg／m^{2}を超えると耳鳴り，高音域が聞き取りにくいなどの違和感が生じてくることがあるため注意が必要。

本剤を用いる患者さんに必要な指導は？

①悪心・嘔吐：治療開始1時間〜1時間半前までにアプレピタント投与確認を行い，翌日以降の制吐薬服用について説明する。吐き気が長期間続き，処方された薬剤が服用できない場合は伝えるよう指導する。
②腎機能障害：水分を多めに摂取し尿排泄を促進させるよう声をかけ，尿量減少や手足の浮腫，全身倦怠感など気になる症状がみられた場合は伝えるよう指導する。
③骨髄抑制：感染予防行動や日常生活上の注意点を指導する。
④過敏症：白金製剤は投与回数を重ねると発現頻度が高まる傾向にあることを説明し，投与中に掻痒感，紅斑，蕁麻疹，眼瞼浮腫，咳嗽，呼吸困難，発汗などいつもと違う症状がみられた場合はすぐに伝えるよう指導する。

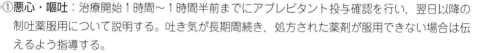

より安全な薬物療法のために──チェックしましょう
- ☐ 薬剤投与の1時間〜1時間半前までにアプレピタントを投与したか？
- ☐ 高度の腎機能障害はみられていないか？
- ☐ 腎機能障害予防のための補液投与の指示はあるか？
- ☐ 白金製剤に対し過敏症の既往はないか？
- ☐ 何回目の投与であるか？
- ☐ 過敏症やその兆候を見逃していないか？

【森田寿絵】

33 シタラビン (Ara-C)

代謝拮抗薬　注射

製品名	キロサイド®注
メーカー	日本新薬
主な後発品名	シタラビン点滴静注液
メーカー	テバ

悪心・嘔吐　中等度（＞200mg/m²），軽度（100〜200mg/m²）

アレルギー　高頻度　　漏出リスク　非壊死性

➡ p.230

どんな薬？

Ara-C は，腫瘍細胞の DNA を構成するシトシン類似物質であり，誤って DNA に取り込まれることで腫瘍細胞の正常な DNA 合成を阻害する。

これだけ注意！

- ●重篤な骨髄抑制がみられる。
  - ・特に大量療法では，Ara-C 症候群（発熱，筋肉痛，骨痛，斑状丘疹性皮疹，胸痛，結膜炎など），中枢神経系副作用，角膜炎の副作用に注意！
  - ・Ara-C 大量投与による結膜炎予防のため，ステロイド点眼薬を投与。

どのがんに使う？

Ara-C 大量療法
再発又は難治性の下記疾患
- ・急性白血病（急性骨髄性白血病，急性リンパ性白血病）
- ・悪性リンパ腫（ただし，急性リンパ性白血病及び悪性リンパ腫については他の抗腫瘍剤と併用する場合に限る）

投与禁忌は？

- ●本剤に対する重篤な過敏症の既往歴のある患者
- ●重篤な感染症を合併している患者

本剤を用いた特徴的なレジメンは何？

がん腫	レジメン名／使用薬剤（略号）／用量	1コースの日程等
急性骨髄性白血病	寛解導入療法：IDR（12mg/m² day 1〜3）+ Ara-C（100mg/m² day 1〜7）	1コース
急性白血病	Ara-C 大量療法：Ara-C 2g/m²/回	12時間毎に3時間かけて最大6日間連日静脈内投与

どんな副作用が，いつ起こりやすい？

副作用	発生頻度(%) All Grade	Grade 3以上	発現時期
白血球減少	24.6	12.4	0〜28(日)
Ara-C 症候群	不明	0.2	0〜8(日)
中枢神経障害	1	0.4	0〜8(日)
角膜炎	10	不明	0〜8(日)
消化器障害	42.7	不明	0〜8(日)

1．抗悪性腫瘍薬—ケアに必要なポイントは，これ

投与管理について——ココがポイント！

①**投与時間**：大量療法では，3時間の点滴時間を短縮すると中枢神経毒性が増強され，3時間を超えて投与すると骨髄抑制が増強するとされている。指定された時間を厳守し確実に投与を行うこと。

副作用の管理とケア——ココに注意！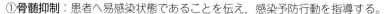

①**骨髄抑制**：患者へ易感染状態であることを伝え，感染予防行動を指導する。
②**Ara-C 症候群**：大量療法では，Ara-C 症候群として発熱，筋肉痛，骨痛，ときに斑状丘疹性皮疹，胸痛，結膜炎及び倦怠感があらわれることがあるので，十分観察を行うこと。この症候群は通常薬剤投与後6～12時間で発現する。発熱時にはステロイド投与，発疹にはステロイド軟膏の局所投与により軽快する場合が多い。一時的な症状であることが多く，対症療法で軽快することが多い。薬疹とは異なるので，次回もAra-C投与が可能である。
③**中枢神経障害（失調，白質脳症，意識障害）**：予防法はないため，患者の神経所見を観察し，異常が認められれば，ただちに投与を中止する。50歳以上の患者に合併することが多い。
④**角膜炎**：Ara-C 投与日から3日間，1日3回ステロイド点眼による予防を実施する。

本剤を用いる患者さんに必要な指導は？

①**骨髄抑制**：原疾患に加え治療の継続により，骨髄抑制は早期より出現し，遅延する可能性があり，患者は長期的に易感染状態となる。そのため，手指衛生やマスク着用，含漱などの感染予防行動を習得し，感染兆候の観察ができるように指導する。
②**Ara-C 症候群**：症状の早期発見のために，患者に初期症状やそれぞれの症状の発現時期を理解できるように，具体的に説明する。

より安全な薬物療法のために——チェックしましょう
- □ 前投薬は済ませているか？
- □ Ara-C 大量療法時は，ステロイド点眼薬が処方されているか？
- □ 患者の感染予防行動は習得できているか？セルフケア支援が必要か？

【長谷川真里】

34 スニチニブリンゴ酸塩

分子標的治療薬 経口

悪心・嘔吐 最小度

製品名	スーテント®カプセル
メーカー	ファイザー

どんな薬？

スニチニブは複数の受容体チロシンキナーゼを標的にし，これらを阻害することで，下流のシグナル伝達を抑制する。そのことで腫瘍の増殖や血管新生を阻害し，抗腫瘍効果を現す。標的とする受容体には血小板由来増殖因子・血管内皮増殖因子・幹細胞因子受容体などがある。

これだけ注意！
① 治療継続には手足症候群や高血圧などの副作用のマネジメントが重要！
② 副作用に創傷治癒遅延がある。外科手術前後で休薬期間を設ける必要があり注意！

どのがんに使う？

GLI抵抗性の消化管間質腫瘍（GIST），根治不能又は転移性腎臓がん（RCC），膵神経内分泌腫瘍

投与禁忌は？

- 薬剤に過敏症状のある患者
- 妊娠中又は妊娠している可能性のある患者
- QT間隔の延長がある又は既往歴のある患者

本剤を用いた特徴的なレジメンは何？

がん腫	レジメン名／使用薬剤（略号）／用量	1コースの日程等
消化管間質腫瘍（GIST），腎臓がん（RCC）	スニチニブ 50mg 1日1回 4週間連日経口投与，2週間休薬	1コース6週
膵神経内分泌腫瘍	スニチニブ 37.5mg 1日1回 連日経口投与	

どんな副作用が，いつ起こりやすい？

副作用		発生頻度（%） All Grade	Grade 3以上	発現時期
好中球減少	GIST	90	40	
	RCC	78.4	51.0	
血小板減少	GIST	90.0	23.3	
	RCC	92.2	54.9	
手足症候群	GIST	86.7	30.0	
	RCC	52.9	15.7	
高血圧	GIST	46.7	23.3	
	RCC	51.0	11.8	
甲状腺機能低下	GIST	6.7	—	
	RCC	21.6		

1．抗悪性腫瘍薬―ケアに必要なポイントは，これ

投与管理について――ココがポイント！

①患者個々の生活背景に応じて，服薬忘れがなく確実に服薬できるタイミングを選択する。
②以下の疾患のある又は既往がある患者は症状の悪化の可能性があり，慎重に投与管理する。
（高血圧，心疾患，脳血管障害，肺梗塞，脳転移，甲状腺機能異常，肝機能障害）
③血液毒性（grade 3 以上）非血液毒性（grade 2 以上）心臓毒性（grade 1 以上）等の減量・休薬基準あり。
④本剤は主に薬物代謝酵素チトクローム P450（CYP3A4）で代謝される。この酵素に影響を及ぼす薬剤や嗜好品などで血中濃度が上昇又は低下することがある。

副作用の管理とケア――ココに注意！

①高血圧：最高血圧 140mmhg 以上最低血圧 90mmhg 以上となる又は治療開始前より 20mmhg 以上上昇する場合，降圧薬（ARB・カルシウム拮抗薬等）の使用を検討する。
②手足症候群：チロシンキナーゼ阻害薬では強い角化が特徴で，圧迫が加わりやすい部位に乾燥・発赤・腫脹・疼痛・角質の肥厚・亀裂が生じる。これが治療中断の原因となるため，保清，保湿，鶏眼や胼胝など症状が発現し易い部位の角質ケア（角質治療薬の塗布・角質除去）を行う。水虫など皮膚疾患がある場合，治療開始前に皮膚科を受診する。
③発現頻度は少ないが，注意が必要な副作用として，腫瘍出血，消化管穿孔，可逆性後白質脳症症候群，不整脈，心不全徴候，QT 延長症候群，甲状腺機能障害，膵酵素，肝機能異常，間質性肺炎，血栓塞栓症，創治癒遅延などがある。

本剤を用いる患者さんに必要な指導は？

①骨髄抑制：手洗い，含嗽など感染予防行動について指導する。また，38.0 度以上の発熱があれば医療機関を受診する。
②血小板減少：内出血や鼻出血など出血傾向がある時は血小板減少の可能性あり。血圧の上昇に気を付け，頭痛など脳出血等を疑われる症状があれば直ちに受診する。
③高血圧：毎日決まった時間に血圧を測定し，記録を残す。降圧薬使用時は適切に服用することを指導する。最高血圧 180mmhg 以上最低血圧 120mmhg 以上では，服薬を中止し病院へ連絡する。
④手足症候群：予防ケアとして，保清・保湿剤の使用・保護について指導する。保護（負担軽減）は，靴の選択や手袋着用など。対処ケアは，発赤・疼痛のある部位にはステロイド軟膏を塗布する。症状が軽減しない場合は，早めに病院に相談する。
⑤直ちに受診を要する症状について指導する。激しい腹痛，黒色便，めまい，傾眠，意識消失，けいれん，動悸，息切れ，胸痛，発熱，咳，息切れ，激しい頭痛，手足の麻痺，呂律困難など。

より安全な薬物療法のために――チェックしましょう

- ☐ 副作用に対するセルフケア能力や服薬管理が行えるか確認する。
- ☐ 他の薬剤，サプリメント等の服用状況の確認をする。
- ☐ 治療開始前の血圧値の確認，高血圧の既往，心疾患がある場合左室駆出率を確認する。

【有働みどり】

35 セツキシマブ

製品名	アービタックス®注射液
メーカー	メルクセローノ

分子標的治療薬　注射

悪心・嘔吐 最小度　アレルギー 高頻度　漏出リスク 非壊死性
→ p.230

どんな薬？
細胞表面に出現しているEGFRに特異的に結合することにより，細胞増殖のシグナル伝達を阻害するほか，抗体依存性細胞障害（ADCC）により抗腫瘍効果を発揮する。

これだけ注意！
①皮膚症状が発現しやすいため，症状の予防と悪化防止に注意！
②インフュージョンリアクションの発現に注意！

どのがんに使う？
EGFR陽性の治癒切除不能な進行・再発の結腸・直腸がん，頭頸部がん

投与禁忌は？
● セツキシマブの成分に対し重篤な過敏症の既往歴のある患者

本剤を用いた特徴的なレジメンは何？

がん腫	レジメン名／使用薬剤（略号）／用量	1コースの日程等
結腸・直腸がん	FOLFIRI＋セツキシマブ： CPT-11（180mg/m²）＋ℓ-LV（200mg/m²）＋5-FU（bolus 400mg/m²・持続静注2,400mg/m²）＋セツキシマブ（初回400mg/m² 2回目以降250mg/m²）	1コース14日（セツキシマブはday 1, 8）
	セツキシマブ単剤：（初回400mg/m² 2回目以降250mg/m²）	1コース7日
頭頸部がん	FP＋セツキシマブ： 5-FU（1,000mg/m²）＋CDDP（100mg/m²）＋セツキシマブ（初回400mg/m² 2回目以降250mg/m²）	1コース21日（セツキシマブはday 1, 8, 15）
	PTX＋セツキシマブ： PTX（80mg/m²）＋セツキシマブ（初回400mg/m² 2回目以降250mg/m²）	1コース7日

どんな副作用が，いつ起こりやすい？
＊市販後全例調査（他の抗がん薬との併用を含めた全症例を対象）による

副作用	発生頻度（％）All Grade	Grade 3以上	発現時期
ざ瘡様皮疹	54.4	不明	0〜28（日）
爪囲炎	16.9	不明	0〜4（月）
皮膚乾燥	21.0	不明	0〜4（月）
インフュージョンリアクション	5.7	1.5	0〜4（月）
低マグネシウム血症	8.6	0.2	一定の発現傾向なし
間質性肺疾患	1.2	1.2	一定の発現傾向なし

投与管理について──ココがポイント！

① 投与初回と2回目以降では投与量，投与時間が異なる。通常，投与初回は400mg/m²を2時間かけて，2回目以降は250mg/m²を1時間かけて点滴静注する。

② セツキシマブ投与終了後はインフュージョンリアクションの観察のため，1時間の経過観察時間を設ける。

③ インフュージョンリアクションの予防のため，前投薬としてセツキシマブ投与の30～60分前に抗ヒスタミン薬を投与する。またセツキシマブ投与前に副腎皮質ホルモン薬を投与する。

副作用の管理とケア──ココに注意！

① **皮膚症状**：皮膚症状は疼痛，掻痒感などによるADLの低下を招くだけでなく，ボディイメージの変化による精神的苦痛も伴う場合が多い。症状の悪化を防ぐため早期からのスキンケアが重要となる。

② **インフュージョンリアクション**：初回投与中または投与終了後1時間以内に皮膚紅潮，呼吸苦，掻痒感，咳嗽，悪寒，頭痛などが発現する場合が多い。症状の早期発見に務めるとともに，発症時は速やかに対応できるよう，治療薬剤や心電図モニター，救急カートの準備などを行う。

③ **間質性肺炎**：頻度は少ないが重症になると致命的となる副作用である。危険因子として間質性肺疾患の既往や合併，PS低下，高齢，喫煙歴などがある。事前に十分な問診を行うとともに，聴診，定期的な胸部X線検査，SpO₂の測定などを行い早期発見に務める。

④ **低マグネシウム血症**：Grade 1～2では自覚症状はあまり認められず，grade 3以上になって初めて自覚症状が発現する傾向がある。患者の自覚症状だけでなく，定期的な血液検査を行い早期発見・対応を行う。

本剤を用いる患者さんに必要な指導は？

① **皮膚症状**：保湿，ステロイド外用剤の使用，機械的・化学的刺激の回避（皮膚を強く擦らない，刺激の強い洗浄剤や化粧品を避ける，紫外線対策など）について指導を行う。指導の際には患者のセルフケア能力や周囲のサポートの状況，スキンケアに対するこれまでの習慣などを考慮し，日常生活に継続的に取り入れられる方法を患者とともに考える必要がある。

② **インフュージョンリアクション**：発現時期，症状について説明し，異常を感じた場合は我慢せず，速やかに医療者に報告するよう指導する。

③ **間質性肺疾患**：乾性咳嗽や息切れ，発熱などの自覚症状が発現した場合には医療者に報告するよう指導する。

より安全な薬物療法のために──チェックしましょう

- ☐ 前投薬は済ませているか？
- ☐ インフュージョンリアクションの徴候を見逃していないか？
- ☐ 皮膚症状に対して保湿剤，ステロイド外用薬，抗菌薬などの処方がされているか？
- ☐ 間質性疾患の危険因子について確認したか？

【松田夕香】

36 ソラフェニブトシル酸塩

分子標的治療薬　経口

悪心・嘔吐　最小度

製品名	ネクサバール®錠
メーカー	バイエル

どんな薬？
腫瘍細胞増殖と血管新生に関わる Raf，VEGFR，PDGFR，RET などの複数のキナーゼを阻害し腫瘍の増殖および転移，血管新生を抑制する。

これだけ注意！
①投与継続により血圧の上昇に注意！
②投与継続により手足症候群，甲状腺機能低下の発現に注意！
③代謝酵素 CYP3A4/5（主に肝臓に分布）での代謝のため，肝機能障害や併用薬剤・食品等に注意！

どのがんに使う？
根治切除不能または転移性の腎細胞がん，切除不能な肝細胞がん，根治切除不能な甲状腺がん

投与禁忌は？
● 本剤の成分に対し過敏症の既往のある患者
● 妊婦または妊娠している可能性のある女性

本剤を用いた特徴的なレジメンは何？

がん腫	レジメン名／使用薬剤（略号）／用量	1コースの日程等
腎細胞がん，肝細胞がん，甲状腺がん	単剤投与：ソラフェニブ　400mg/回	1日2回経口投与，患者の状況で適宜減量

＊根治切除不能または転移性の腎細胞がん，切除不能な肝細胞がんの減量基準
　1段階減量：400mg/回，1日1回経口投与
　2段階減量：400mg/回隔日経口投与
＊根治切除不能な甲状腺がんの減量基準
　1段階減量：400mg/回と200mg/回を交互に12時間間隔で経口投与
　2段階減量：200mg/回を1日2回経口投与
　3段階減量：200mg/回を1日1回経口投与

どんな副作用が，いつ起こりやすい？

＊腎細胞がん（国内第Ⅱ相臨床試験参照）

副作用	発生頻度（%）All Grade	Grade 3以上	発現時期
手足症候群	55.0	9.2	0〜8（週）
高血圧	27.5	12.2	0〜8（日）
出血	5.3	0	0〜28（週）
発疹（皮疹・落屑）	37.4	3.8	0〜28（日）
肝機能障害　ALT／AST	9.9／9.9	4.6／3.0	0〜12（週）
膵酵素上昇　リパーゼ／アミラーゼ	55.7／38.2	30.5／5.3	0〜28（日）

1．抗悪性腫瘍薬—ケアに必要なポイントは，これ

投与管理について——ココがポイント！

① 自己判断で増減，中止すると病状悪化の危険があるため，指示通りに飲み続けることが重要．
② 血中濃度の低下を避けるため，高脂肪食摂取時の服用は食前1時間〜食後2時間の間を避ける．
③ CYP3A4，UGT1A9 によって代謝されるため，代謝の活性や阻害するものの併用に注意が必要であり，投与前に確認する．

副作用の管理とケア——ココに注意！

① **手足症候群**：手掌や足底の感覚鈍麻・過敏，発赤，痛み，皮膚剥離，水疱など皮膚障害が発現し QOL の低下を招く．また重篤な場合は減量・休薬が必要となる．そのため，治療前から保湿，刺激除去，角質処理といった予防的な皮膚ケアを実施し，早期発見・早期対処することが重要である．その他，発疹や脱毛の発現も多く，ボディイメージの変化が起こり，精神的なショックを与えるため，事前に情報提供を行う．
② **高血圧**：頻度の高い副作用であり，定期的に血圧を測定し，降圧薬投与など適切な処置を行い血圧をコントロールする．また，重篤な場合は休薬を検討する．
③ **急性肺障害，間質性肺炎**：2ヵ月以内に発症することが多い．呼吸困難，発熱，咳嗽など症状を十分観察し，異常時は速やかに胸部Ｘ線撮影など検査を実施する．患者にも症状が発現したときにはすぐに連絡をすることを指導する．
④ **下痢**：重篤化すると脱水や電解質異常を招くため，早期から症状のコントロールを行う．
⑤ **検査データの確認**：骨髄抑制，肝機能障害，腎機能障害，膵酵素上昇，甲状腺機能障害，電解質異常などの出現の可能性があるため，定期的に検査を行い確認する．

本剤を用いる患者さんに必要な指導は？

① **手足症候群**：皮膚の観察とケアの方法，発現時の早期報告，対応について指導する．
② **血圧コントロール**：自宅でも血圧測定を行うこと，血圧の目安を伝え，上昇時は連絡，来院することを指導する．
③ **骨髄抑制**：感染予防行動や日常生活の注意点について指導する．
④ **内服管理**：高脂肪食摂取後に投与した場合，血中濃度が低下するため，普段の食生活について確認し指導を行う．また，飲み忘れた場合は，2回分をまとめて飲まないことを指導する．
⑤ **自宅での体調管理**：血栓塞栓症，消化管穿孔，出血などおきた時は，緊急処置が必要となる場合があり，症状発現時はすぐに連絡するよう指導する．

より安全な薬物療法のために——チェックしましょう

☐ 服薬アドヒアランスはどうか？
☐ 手足の皮膚状況はどうか？
☐ 代謝を阻害または誘導する薬剤・食品の使用はどうか？
☐ 肝機能障害はないか？

【植西佳奈】

37 ダウノルビシン塩酸塩(DNR, DM, DRC)

抗腫瘍性抗生物質　注射

悪心・嘔吐 中等度　漏出リスク 起壊死性
→ p.216

製品名	ダウノマイシン®静注用20mg
メーカー	Meiji seika

どんな薬？
DNRは抗腫瘍性抗生物質であり，腫瘍内DNAに直接結合し，DNAとDNA依存RNAの合成を阻害する。

これだけ注意！
①起壊死性薬剤のため，血管外漏出に注意！
②蓄積性心毒性に注意！

どのがんに使う？
急性白血病（慢性骨髄性白血病の急性転化を含む）

投与禁忌は？
- 心機能異常又はその既往歴のある患者
- 本剤の成分に対し重篤な過敏症の既往歴のある患者

本剤を用いた特徴的なレジメンは何？

がん腫	レジメン名／使用薬剤（略号）／用量	1コースの日程等
急性白血病	DNR + Ara-C 療法：DNR 50mg/m² (30分点滴静注, day 1〜5) + Ara-C 100mg/m² (24時間点滴静注, day 1〜7)	14日

どんな副作用が，いつ起こりやすい？

副作用	発生頻度（%） All Grade	Grade 3以上	発現時期
骨髄抑制	70.2	5.0	0〜28(日)
消化管障害	32.12	不明	0〜8(日)
皮膚障害（脱毛，皮疹）	19.87	不明	0〜40(日)
心毒性	3.64	0.1〜5	0〜4(月)
血管障害	4.3	不明	0〜28(日)

投与管理について──ココがポイント！

①1バイアル20mg（力価）に10mLの日局生理食塩液を加え軽く振盪して完全に溶かしてから静脈内注射する。
②静脈内投与により血管痛，静脈炎，血栓を起こすおそれがあるので，注射部位，注射方法等に十分注意し，注射速度をできるだけ遅くする。
③起壊死性であり，血管外に漏れると注射部位に硬結，壊死を起こすことがあるので注意が必要である。

副作用の管理とケア──ココに注意！

①**心毒性**：心筋障害（0.1〜5％未満），更に心不全（0.1％未満）があらわれることがあるので，投与前に心電図，心エコーを行い，基礎心疾患の有無，左室駆出率を事前に確認する。また，同じく心毒性がある他のアントラサイクリン系の抗悪性腫瘍薬の投与歴の有無を確認し，該当する患者には十分注意して観察する。総投与量が25mg/kgを超えると重篤な心筋障害を起こすことが多いので注意すること。
②**口腔粘膜障害**：治療開始前から歯科受診にて感染源の治療を行い，口腔ケアを継続し口腔内の細菌数を減少させる必要がある。また，治療中も食事摂取可能な状態を維持できるように栄養士と連携して支援する。DXRよりはDNRの方が少ないとされている。

本剤を用いる患者さんに必要な指導は？

①**骨髄抑制**：発熱性好中球減少症が起こる可能性があることを患者に伝え，特に骨髄抑制期間は手指衛生やマスク着用，含嗽などの感染予防行動の習慣化・感染兆候の観察を行うように指導する。
②**心毒性**：治療終了後も心不全が発症する可能性があるため，動機，呼吸困難，浮腫などの症状が発現したら，すぐに受診するよう説明する。

より安全な薬物療法のために──チェックしましょう

- ☐ 総投与量が上限を超えていないか？
- ☐ 心機能の評価が事前になされているか？
- ☐ 心毒性の兆候を見逃していないか？

【長谷川真里】

38 ダカルバジン (DTIC, DIC)

製品名	ダカルバジン注用
メーカー	協和発酵キリン

アルキル化薬 **注射**

悪心・嘔吐 高度　**漏出リスク** 炎症性
➡ p.204

どんな薬？
生体内代謝で生じるジアゾメタンを介し，アルキル化作用により，主に RNA 及びタンパク質の合成を阻害し，抗腫瘍効果を発揮する。

これだけ注意！
①光分解物による血管痛の予防のため，点滴ルートの遮光が重要。
②催吐リスクが高いため，適切な制吐薬を使うこと。

どのがんに使う？
悪性黒色腫，ホジキン病（ホジキンリンパ腫），褐色細胞腫

投与禁忌は？
- 本剤の成分に対し重篤な過敏症の既往歴のある患者
- 妊婦又は妊娠している可能性のある婦人

本剤を用いた特徴的なレジメンは何？

がん腫	レジメン名／使用薬剤（略号）／用量	1コースの日程等
悪性黒色腫	DTIC 単独：800～1,000mg/m² (Day 1) または 250mg/m² (Day 1～5)	1コース 21～28日
悪性リンパ腫	ABVD 療法：DXR (25mg/m²) + BLM (10mg/m²) + VLB (6mg/m²) + DTIC (375 mg/m²)	1コース 28日 (Day 1, 15 投与)
褐色細胞腫	CVD 療法：CPA (750mg/m²) + VCR (1.4mg/m²) + DTIC (600mg/m²)	1コース 21日 (DTIC は Day 1, 2 投与)

どんな副作用が，いつ起こりやすい？
＊承認時及び使用成績調査

副作用	発生頻度(%) All Grade	Grade 3以上	発現時期
悪心	33.2	不明	0～10(日)
嘔吐	30.9	不明	0～10(日)
血管痛	8.2	不明	0～5(日)
白血球減少症	28.6	不明	0～28(日)
血小板減少症	12.8	不明	0～28(日)
肝機能障害	6.1	不明	0～10(日)

1. 抗悪性腫瘍薬―ケアに必要なポイントは，これ

投与管理について――ココがポイント！

① DTICは光に不安定であり，光分解物によって血管痛が発現する。調製は可能な限り暗所で投与直前に行い，調製後も遮光のうえ搬送，準備，投与する。投与の際は点滴ボトルのみではなく，点滴ルートから刺入部までの全てをアルミホイルや遮光シート等を用いて遮光する。また，可能な限り自然光や照明が当たらないよう室内環境を整備する。
② 遮光しても血管痛が発生する場合，ホットパックで穿刺血管を温める，投与速度を遅くする等の対応を試みる。それでも患者の苦痛が強ければ，皮下埋没型中心静脈ポートや末梢挿入型中心静脈カテーテル（PICC）の適応を検討する。
③ 血管痛と血管外漏出の鑑別のため，血管の開通性を十分観察しながら投与する。

副作用の管理とケア――ココに注意！

① 悪心・嘔吐：DTICは催吐性リスク分類において高度リスク（催吐頻度＞90％）に該当する薬剤である[1]。ガイドラインに準じて適切な制吐薬を用い，急性及び遅発性悪心・嘔吐の発現を予防する。
② 骨髄抑制：貧血，白血球減少，血小板減少等が現れることがある。検査値に異常が認められた場合には，減量・休薬等の適切な処置を行う。
③ 高血圧クリーゼ：褐色細胞腫患者において，DTICを含む化学療法施行後に高血圧クリーゼを含む血圧変動が報告されている。DTIC開始前にはα遮断薬等を投与するとともに，血圧の変動がないか十分観察を行う。

本剤を用いる患者さんに必要な指導は？

① 悪心・嘔吐：制吐薬は，症状が出てしまってから服用するのではなく，予防内服が効果的であることを伝える。また，患者自身が悪心時に食事内容など工夫ができるよう，対応方法を提示しておく。受診すべき目安を知らせ，適切な受診行動がとれるようサポートする。
② 骨髄抑制：感染予防行動の必要性や日常生活上の注意点を説明する。
③ 血管痛：症状があれば我慢せず速やかに知らせてほしいことを説明しておく。患者にも遮光が血管痛に対する有効な予防法であることを伝え，治療中は可能な限り自然光や照明の光を遮ることへの協力を依頼する。

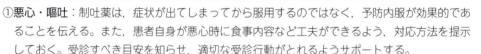

より安全な薬物療法のために――チェックしましょう
- ☐ 遮光を点滴バック及び点滴経路全てに施したか？
- ☐ 血管痛は患者が許容できる範囲か？
- ☐ 悪心・嘔吐に対する対策は講じられているか？
- ☐ 褐色細胞腫患者では投与前にα遮断薬等を使用したか？

【大倉　泉】

39 ダサチニブ

分子標的治療薬　経口

悪心・嘔吐　軽度

製品名	スプリセル®錠
メーカー	ブリストル

どんな薬?

フィラデルフィア染色体陽性の場合，染色体・第9番染色体と第22番染色体が相互転座し，bcr-abl融合遺伝子をもつフィラデルフィア染色体が形成され，BCR-ABL融合蛋白を生成。この蛋白は常に活性化されたチロシンキナーゼであり，その結果細胞増殖のシグナル伝達に異常がおこる。ダサチニブは，チロシンキナーゼのキナーゼドメインにあるATP結合部位に結合し，増殖を抑制する。

これだけ注意!

① 間質性肺疾患が発現する可能性がある。
② 心電図Q下延長が発現する可能性がある。

どのがんに使う?

慢性骨髄性白血病（CML），再発又は難治性のフィラデルフィア染色体陽性急性リンパ性白血病

投与禁忌は?

- 過敏症の既住歴のある患者
- 妊婦又は妊娠している可能性のある婦人

本剤を用いた特徴的なレジメンは何?

がん腫	レジメン名／使用薬剤（略号）／用量	1コースの日程等
CML 慢性期	ダサチニブ　100mg／日	1日1回内服（最大140mgまで増量）
CML 移行期・急性期	ダサチニブ　1回70mg／日	1日2回内服（最大1回90mgを1日2回まで増量）
ALL 急性リンパ性白血病	ダサチニブ　1回70mg／日	1日2回内服（最大1回90mgを1日2回まで増量）

＊効果がなくなるまで投与継続

どんな副作用が，いつ起こりやすい?

副作用	発生頻度(%) All Grade	Grade 3以上	発現時期
好中球減少	18.2	12.4	〜16週
血小板減少	19.0	13.2	〜32週
貧血	8.1	0.8	〜28日
胸水	10.1	0	〜28週
下痢	17.4	0.4	〜28日
発疹	8.9	0	〜28日

1．抗悪性腫瘍薬―ケアに必要なポイントは，これ

投与管理について――ココがポイント！

① 経口内服薬であるため，患者の自己管理が必要である。患者のアドヒアランスを確認し内服可能であるかをアセスメントする。
② 食前・食後どちらでも問題はないが，200cc程の水で同じ時間に毎日内服することが必要。
③ CYP3A4を時間依存的に阻害するため，CYP3A4で主に代謝される薬剤の代謝クリアランスを低下させる可能性がある。

副作用の管理とケア――ココに注意！

① **感染**：易感染状態が長期にわたるため，抗真菌薬等の予防内服を行う場合がある。また，熱の上昇が続く場合には重篤な感染症の可能性も高いため，医療機関に連絡するよう説明を行う。
② **出血**：点状出血，紫斑，鼻出血，歯肉出血など，出血傾向が発現した場合にはすぐに医療機関に連絡するよう説明する。重篤な場合は脳出血，消化管出血の可能性もある。
③ **下痢**：ベースラインと比較し7回/日以上の排便の増加はgrade 3に当たるため入院治療を要する。電解質異常に注意し観察する。
④ **悪心・嘔吐**：症状が強い場合には制吐薬の使用を考慮する。経口摂取不可，6エピソード/日以上（5分以内は1回）の嘔吐の場合はgrade 3に当たるため入院治療を要する。
⑤ **胸水・肺水腫**：息切れ，呼吸苦が発現した場合はすぐに医療機関に連絡するよう説明を行う。
⑥ **体液貯留**：腹水，心のう水，全身浮腫が発現する場合がある。ステロイド投与，利尿剤を投与する場合もある。十分な観察と指導が必要である。

本剤を用いる患者さんに必要な指導は？

① 副作用の出現や時期には個人差があるため，パンフレット等を用いて，予想される副作用について患者・家族に説明を行い，症状発現時には医療機関に連絡するよう十分に説明を行う。
② 本薬剤は定期的に内服することが必要であるため，食前食後問わず定時に内服することが大切であることを指導する。飲み忘れた場合倍量内服せず，医療機関に連絡するよう指導。
③ **骨髄抑制**：易感染状態が長期にわたるため，感染予防行動に努めてもらうよう患者に指導を行う。また，家族へも感染予防の指導が必要。
④ **出血**：打撲，傷を作らないよう，皮膚を保護するなどの工夫。転倒による外傷に注意が必要であり，貧血時には動作をゆっくりするよう指導。

より安全な薬物療法のために――チェックしましょう

- ☐ 服用を継続することで効果を示す薬剤であるため，正しい内服方法が取れているかを把握し指導する。患者の生活スタイルに合わせ無理のない内服時間の設定を行う。
- ☐ 骨髄抑制，QT間隔の延長，体液貯留，間質性肺炎等，重篤化を防ぐため，定期的なモニタリングが必要である。
- ☐ 終了日時がない治療を行う患者の思いに寄り添い，負担なく内服できるよう精神的支援を行っていく。

【瀧田咲枝】

40 タモキシフェンクエン酸塩 (TAM)

ホルモン類似薬 経口

悪心・嘔吐 最小度

製品名	ノルバデックス®錠
メーカー	アストラゼネカ

主な後発品名	タモキシフェン錠
メーカー	バイエル，沢井，日医工

どんな薬？
乳がん細胞のエストロゲンレセプターにエストロゲンと競合的に結合することによって，乳がん細胞へのエストロゲン刺激を抑制する。閉経前，閉経後乳がん患者のどちらにも投与可能。

これだけ注意！

①胎児の催奇形性の可能性があるため，妊娠，もしくは妊娠の可能性がある場合は投与しない。
②授乳中の投与に関する安全性は確立していないため，授乳中の投与は避ける。
③ワルファリンの作用を増強するおそれがあるため，併用には注意する。
④子宮体がんのリスクがわずかに上昇する。
⑤血栓症のリスクが高まる可能性がある。

どのがんに使う？
乳がん

投与禁忌は？
- 妊娠または妊娠している可能性のある女性
- 抗結核薬のリファンピシンやSSRI抗うつ薬のパロキセチン内服中の患者

本剤を用いた特徴的なレジメンは何？
乳がん手術後の補助療法の場合 ⟹ 通常20mgを1日1回経口投与，5年間
転移・再発乳がん治療の場合 ⟹ 通常20mgを1日1回経口投与，投与期間は決まっていない。薬剤が奏効した後に増悪した場合，他のホルモン剤へ変更する。

どんな副作用が，どのくらい起こりやすい？

副作用	頻度(%)
更年期症状に似たような症状	不明
子宮体がんリスク	不明
抑うつ	不明
視覚障害	0.1>

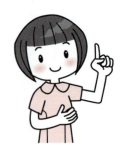

1．抗悪性腫瘍薬—ケアに必要なポイントは，これ

投与管理について——ココがポイント！

①術後補助療法の場合，投与期間は5年間と長期にわたるため，患者本人が治療の必要性を理解し，納得して正しく内服を継続することが重要である。
②1日1回内服する場合が多いが，いつ内服してもよいので，患者が一番内服しやすい時間を一緒に考える。
③飲み忘れに気づいた場合は，時間に関係なく1回分を服用してよいが，2日分を一度に服用してはいけない。

副作用の管理とケア——ココに注意！

①更年期症状（ほてり，熱感，肩こりなど）：症状の程度，持続時間，症状出現時の日常生活の状況などをモニタリングする。体が温まるような食材（香辛料や酸味の強い食材，カフェインなど）を避けるようにする。体温調節がこまめにとれるよう，服装は吸汗性のある綿の下着や，着脱が簡単なアンサンブルなどを選ぶとよい。スカーフや扇子，使い捨ての汗ふきシートなどを携帯し，必要に応じて使用する。
②食欲亢進・体重増加：食事内容や量，食事時間に気を付け，適度な運動を心がける。定期的に体重測定を行い，急激な体重増加を避ける。

本剤を用いる患者さんに必要な指導は？

①更年期症状：内服開始後2～3ヵ月に発現し，半年程度で症状が落ち着く人が多いことを伝えることで安心する場合が多い。
②子宮体がん：子宮頸部の定期的な検診は勧められていないが，不正出血などの異常な婦人科症状がみられた場合は必ず婦人科を受診するよう指導する。
③月経自体を止める薬剤ではないが，月経不順や月経が止まることがあることを説明する。
④妊娠：本剤を内服中および内服終了後3ヵ月は避妊が必要であることを説明する。避妊はホルモン剤以外のコンドームなどの方法で行うように指導する。
⑤腟乾燥感・帯下の変化：自浄作用が低下するおそれがあるので，清潔を保つように指導する。腟乾燥により性交痛を招くことがあるので，腟潤滑ゼリー・ローションや，ゼリー付コンドームがあることを伝える。
⑥副作用症状が患者にとって耐えがたいものである時は，薬剤の変更や休薬などの対応が必要になるので，その場合は遠慮なく申し出るよう指導する。

より安全な薬物療法のために——チェックしましょう

- □ 服薬コンプライアンスが守られているか？
- □ ホルモンレセプターは陽性か？
- □ ワルファリンやパロキセチンなどを服用していないか確認したか？
- □ 患者・家族の挙児希望について確認したか？

【荒堀有子】

41 テガフール・ウラシル (UFT)

代謝拮抗薬　経口

悪心・嘔吐　軽度

製品名	ユーエフティ®配合カプセル／顆粒
メーカー	大鵬

どんな薬？

フッ化ピリミジン系の薬剤で，テガフールとウラシルの合剤。テガフールは体内に吸収されたあと，徐々に抗腫瘍作用をもつフルオロウラシル（5-FU）に変換される。ウラシルは 5-FU の分解酵素であるジヒドロピリミジンデヒドロゲナーゼ（DPD）を阻害するため，5-FU の血中濃度を保ち効果を増強させる。

これだけ注意！

①S-1 投与中止後から 7 日以上の間隔を空ける。
②フェニトイン，ワルファリンとの併用に注意！
③レジメンにより服薬時間が異なるため注意！
④患者の服薬忘れや服薬量の間違いに注意！

どのがんに使う？

頭頸部がん，胃がん，結腸・直腸がん，肝臓がん，胆のう・胆管がん，膵臓がん，肺がん，乳がん，膀胱がん，前立腺がん，子宮頸がん

投与禁忌は？

- 重篤な骨髄抑制のある患者
- 重篤な下痢のある患者
- 重篤な感染症を合併している患者
- 本剤の成分に対し重篤な過敏症の既往歴のある患者
- テガフール・ギメラシル・オテラシルカリウム配合剤投与中の患者及び投与中止後 7 日以内の患者
- 妊婦又は妊娠している可能性のある婦人

本剤を用いた特徴的なレジメンは何？

がん腫	レジメン名／使用薬剤（略号）／用量	1コースの日程等
胃がん，非小細胞肺がん，乳がんなど	UFT 通常療法：テガフール 300～600mg 相当量／日（1日2～3回分割経口投与）	
子宮頸がん	UFT 通常療法：テガフール 600mg 相当量／日（1日2～3回分割経口投与）	
結腸・直腸がん　ホリナート・テガフール・ウラシル療法：	テガフール 300～600mg 相当量／日（1日3回（約8時間毎）分割経口投与。食事の前後1時間を避ける）＋ LV75mg／日（1日3回（約8時間毎）分割経口投与。UFT と同時投与）	1コース35日（28日間連日経口投与，7日間休薬）を繰り返す

どんな副作用が，いつ起こりやすい？

＊ホリナート・テガフール・ウラシル療法時

副作用	発生頻度（%）All Grade	Grade 3 以上	発現時期
下痢	38.6	9.1	0　8　15　21　28　35(日)
口内炎	34.1	4.5	0　8　15　21　28　35(日)
悪心	29.5	不明	0　8　15　21　28　35(日)

1．抗悪性腫瘍薬―ケアに必要なポイントは，これ

投与管理について――ココがポイント！

① S-1 投与中止後，本剤の投与を行う場合は，少なくとも7日以上の間隔を空ける。
② 上記以外の併用禁忌薬剤や併用注意が必要な薬剤を確認する。
③ レジメンにより投与量や投与期間が異なるため，治療前にレジメンを確認し，内服管理を行う患者・家族に説明する。

副作用の管理とケア――ココに注意！

① 重篤な肝障害が起こることがあるので，肝機能検査結果を把握し，肝障害の前兆又は自覚症状と考えられる食欲不振を伴う倦怠感等の発現に十分に注意して観察する。
② ホリナート・テガフール・ウラシル療法では，さらに重篤な下痢や骨髄抑制が起きることがあるため，検査結果の把握と患者の状態を十分に観察し早期に対処することが重要。
③ 高齢者では生理機能が低下していることが多く，特に消化器障害（下痢，口内炎等），骨髄抑制が現れやすいので，患者の状態を観察しながら体調の変化に注意が必要。
④ 副作用に対する支持療法薬が処方されている場合は，それらの使用の目安等も具体的に説明し，使用結果を評価する。

本剤を用いる患者さんに必要な指導は？

① 飲み忘れた場合は，次の時間から服薬する。2回分を一度に内服しないことを説明する。また誤って多く内服した場合は連絡するように指導する。
② 服用時，ユーエフティ®E配合顆粒は，テガフール顆粒が腸溶性なので，かまずに服用するように注意することを説明する。
③ ホリナート・テガフール・ウラシル療法で重篤な下痢が発現することがあり，患者の状態を十分観察し，激しい腹痛，下痢等の症状が現れた場合には，投与を中止し連絡するように指導する。
④ セルフモニタリングの指導（服薬記録の記載の必要性と方法について）を行う。
⑤ 個別性を考慮し服薬アドヒアランスに影響する要因をアセスメントした上で，患者の日常生活やライフサイクルに合わせて確実に服用できるように指導する。
⑥ 骨髄抑制：感染予防行動や日常生活上の注意点を指導する。
⑦ 体調悪化時の連絡方法，対処行動をあらかじめ相談し，重篤化する前に受診行動がとれるように指導する。

より安全な薬物療法のために――チェックしましょう

- ☐ S-1 投与中止後7日以上間隔が空いているか？
- ☐ ホリナート・テガフール・ウラシル療法の場合，総量を3回に分けて，食事の前後1時間を避けて経口投与の説明をしているか？
- ☐ 投与量・投与間隔は，患者のがん腫やレジメンどおりか？

【中野政子】

42 テガフール・ギメラシル・オテラシルカリウム (S-1)

代謝拮抗薬　経口

悪心・嘔吐　軽度

製品名	ティーエスワン®配合カプセル／OD錠／顆粒
メーカー	大鵬
主な後発品名	エヌケーエスワン，EE エスワン，エスエーワン
メーカー	日本化薬，エーザイ，沢井

どんな薬？

フッ化ピリミジン系の薬剤で，テガフールとギメラシルとオテラシルカリウムの合剤。テガフールは体内に吸収されたあと，徐々に抗腫瘍作用をもつ5-FU に変換される。ギメラシルは，ジヒドロピリミジンデヒドロゲナーゼ（DPD）を選択的に阻害して体内の 5-FU の濃度を上昇させる。オテラシルカリウムは，5-FU の活性化を抑制し消化管障害を軽減する。

これだけ注意！

① 投与制限毒性（DLT）が骨髄抑制であるため，特に臨床検査値に十分注意！
② クレアチニンクリアランス 30mL／分以下の腎機能障害がある場合は grade 3 以上の毒性発現の可能性があるため禁忌。
③ 他のフッ化ピリミジン系抗悪性腫瘍薬や抗真菌薬フルシトシンを投与していないか確認。
④ 1 日 2 回に分割し，朝食後・夕食後 30 分以内に内服すること。

どのがんに使う？

胃がん，結腸・直腸がん，（食道がん），頭頸部がん，非小細胞肺がん，手術不能又は再発乳がん，膵がん，胆道がん

投与禁忌は？

● 本剤の成分に対し重篤な過敏症の既往歴のある患者
● 重篤な骨髄抑制のある患者
● 重篤な腎障害のある患者
● 重篤な肝障害のある患者
● 他のフッ化ピリミジン系抗悪性腫瘍薬を投与中の患者
● フルシトシンを投与中の患者
● 妊婦又は妊娠している可能性のある婦人

本剤を用いた特徴的なレジメンは何？

がん腫	レジメン名／使用薬剤（略号）／用量	1コースの日程等
胃がん，結腸・直腸がん，頭頸部がん，手術不能又は再発乳がん，膵がん，胆道がん	S-1 単剤療法：S-1 80mg/m²／日（1日2回（朝食後・夕食後，28日間連続投与14日間休薬） *最低投与量 80mg／日～最大投与量 150mg／日。患者の状態に合わせて増減する。	1コース 42 日（6 週間）
胃がん	S-1＋CDDP 併用療法：S-1:80mg/m²／日（1日2回（朝食後・夕食後），21日間連続投与14日間休薬）＋CDDP 60mg/m²（Day 8）	1コース 35 日（5 週間）

どんな副作用が，いつ起こりやすい？

* S-1 単剤療法時

副作用	発生頻度（％） All Grade	Grade 3 以上	発現時期
好中球減少	43.9	8.5	0　8　15　21　28　35　42（日）
白血球減少	45.8	2.8	0　8　15　21　28　35　42（日）
悪心	22.3	0	0　8　15　21　28　35（日）
下痢	18.7	2.9	0　8　15　21　28　35（日）

1．抗悪性腫瘍薬—ケアに必要なポイントは，これ

投与管理について——ココがポイント！

①併用禁忌である他のフッ化ピリミジン系抗悪性腫瘍薬や抗真菌薬フルシトシンなど併用注意が必要な薬剤を使用していないか確認。
②B型肝炎ウイルスの再活性化による肝炎になることがあるので，投与前に肝炎ウイルス感染の有無を確認。

副作用の管理とケア——ココに注意！

①流涙：特徴的な症状。角膜障害による涙液分泌亢進や涙道障害による涙液排出低下が考えられる。症状の有無を観察し，発現時は眼科受診の調整をする。
②色素沈着：顔面や手，足，爪等の四肢末端部に黒ずみを生じる。心理面のケアや，日光にあたると色素沈着が増悪することがあるので，直射日光を避けるように指導する。
③消化器系症状（悪心，下痢，食欲不振，口内炎など）：経口摂取が困難となりPS低下をきたしやすい。脱水症状や全身状態の変化に注意が必要。

本剤を用いる患者さんに必要な指導は？

①食後に内服することを説明。飲み忘れた場合は，次の時間から服薬する。2回分を一度に内服しないことを説明する。
②カプセルが飲みづらい場合は，顆粒やOD錠など形状の変更が可能であることを伝える。
③副作用に対する支持療法薬が処方されている場合は，それらの使用の目安等も具体的に伝える。体調不良時の受診行動についても説明する。
④セルフモニタリングの指導と受診行動のタイミングを具体的に伝え，副作用症状が重篤化する前に対処が受けられるように指導する。
⑤個別性を考慮し，服薬アドヒアランスに影響する要因をアセスメントした上で，患者の日常生活やライフサイクルに合わせて確実に服用できるように指導する。
⑥**骨髄抑制**：感染予防行動や日常生活上の注意点を指導する。
⑦体調悪化時の連絡方法，対処行動をあらかじめ相談し，重篤化する前に受診行動がとれるように指導する。

より安全な薬物療法のために——チェックしましょう

- ☐ 腎機能障害はないか？
- ☐ 投与量・投与間隔は，患者のがん腫やレジメンどおりか？
- ☐ 患者の服薬アドヒアランスを把握するとともに，確実に内服できているかを必ず確認する。
- ☐ 1日2回に分割し，朝食後・夕食後30分以内に内服することを説明したか？

【中野政子】

43 デガレリクス酢酸塩

製品名	ゴナックス®皮下注用
メーカー	アステラス

ホルモン類似薬　注射（皮下注）

悪心・嘔吐 最小度

どんな薬？
脳下垂体にある GnRH 受容体に可逆的に結合し直接的に阻害することで，下垂体からの黄体形成ホルモン（LH）と卵胞刺激ホルモン（FSH）の分泌を抑制する。その結果，精巣からの男性ホルモン（アンドロゲン）の産生を低下させる。この下垂体性腺系機能抑制により，前立腺がんの増殖を抑制する。

これだけ注意！
・薬の持続期間が過ぎると効果が減弱するため，決められたスケジュール（4週間ごと）で投与すること。

どのがんに使う？
前立腺がん

投与禁忌は？
● 本剤の成分に対し過敏症の既往歴のある患者

本剤を用いた特徴的なレジメンは何？

がん腫	レジメン名／使用薬剤（略号）／用量	1コースの日程等
前立腺がん	初回：デガレリクス 240mg（120mg バイアル2本） 　　　1ヵ所あたり 120mg ずつ腹部2ヵ所に皮下投与。 2回目以降：デガレリクス 80mg（80mg バイアル1本，維持用量） 　　　腹部1ヵ所に皮下投与。	1コース4週

どんな副作用が，どのくらい起こりやすい？

副作用	発生頻度(%) All Grade
注射部位反応（疼痛,紅斑,硬結）	25.6
ほてり	2.4

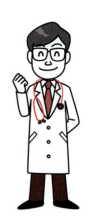

1. 抗悪性腫瘍薬―ケアに必要なポイントは，これ

投与管理について──ココがポイント！

①初回投与：1ヵ所あたり，本剤120mgバイアルに日本薬局方注射用水3.0mLを注入し，溶解後速やかに3.0mLを皮下投与する（3.0mLで溶解することにより，40mg/mLとなる）。
②2回目以降：本剤80mgバイアルに日本薬局方注射用水4.2mLを注入し，溶解後速やかに4.0mLを皮下投与する（4.2mLで溶解することにより，20mg/mLとなる）。
③投与液濃度，投与量が有効性に影響するため，溶け残りがなく，溶液が透明な状態になるまで溶解し，規定する量を抜き取るよう注意すること。
④調製後1時間以上放置すると，注射液が懸濁又は粘度を増すことがあり，その結果，薬物の放出能に影響を及ぼすおそれがあるため，溶解後は速やかに投与すること。

副作用の管理とケア──ココに注意！

①注射部位反応：初回投与または2回目の投与初期に起こりやすい。注射後1～2日後に多く起こるが，多くは2～3週間で改善することが多い。
②通常，数週間～1ヵ月程で軽快する。日常生活に支障をきたす頻度は少なく，増悪することは稀である。

本剤を用いる患者さんに必要な指導は？

①注射部位は掻いたり，もんだり，こすったり，圧迫したりしないように指導する。注射部位反応の改善がみられない場合は，我慢せずに医師や看護師に相談すること。

より安全な薬物療法のために──チェックしましょう

☐ ほてり，発汗などホットフラッシュとよばれる，いわゆる更年期障害の症状によく似た症状が現れることがある。
☐ 報告はまだ少ないが，理論的には体重増加，骨粗鬆症，勃起障害などの副作用が現れる可能性がある。

【丸山　覚・篠原信雄】

44 デノスマブ

分子標的治療薬 　**注　射**（皮下注）

製品名	ランマーク®皮下注
メーカー	第一三共

悪心・嘔吐 低頻度

どんな薬？

破骨細胞及び破骨細胞前駆細胞表面の RANK に結合し破骨細胞の形成，機能，生存に関与する RANKL を特異的に阻害することで，骨転移による骨破壊を抑制する。

これだけ注意！

① 低カルシウム血症が報告されており，血液検査によるモニタリングとビタミンＤ及びカルシウムの経口補充が推奨されている。
② 顎骨壊死が報告されており，特に口腔衛生不良の患者でリスクが高まるため，投与前に歯科検査と抜歯などの侵襲的な歯科処置を済ませておく必要がある。

どのがんに使う？

多発性骨髄腫，固形癌骨転移による骨病変

投与禁忌は？

- デノスマブに対し過敏症の既往がある患者
- 妊婦または妊娠している可能性のある婦人

本剤を用いた特徴的なレジメンは何？

がん腫	レジメン名／使用薬剤（略号）／用量	1コースの日程等
多発性骨髄腫 固型がん骨転移による骨病変	デノスマブ 120mg 皮下注	4週間に1回

どんな副作用が，いつ起こりやすい？

副作用	発生頻度（%） All Grade	Grade 3以上	発現時期
発　　熱	16.7	不明	0–28(日)
骨　　痛	18.2	不明	0–28(日)
関 節 痛	24.5	不明	0–28(日)
低カルシウム血症	72.2	5.7	0–28(日)

1．抗悪性腫瘍薬—ケアに必要なポイントは，これ

投与管理について——ココがポイント！

①投与前に血清カルシウム・リン等の血清電解質濃度を測定する．低アルブミン血症の患者では，見かけ上のカルシウム値が低値になるため，血清アルブミンが 4.0 g/dL 未満の場合，以下の式により補正した値を用いる．

　　　補正カルシウム値（mg/dL）＝血清カルシウム値（mg/dL）＋4－血清アルブミン値（g/dL）

②低カルシウム血症の発現を軽減するため，血清補正カルシウム値が高値でない限り，カルシウム及びビタミンDの経口補充のもとに投与する．

③皮下投与であるため，上腕，大腿または腹部へ投与する．投与後の注射部位の腫脹・発赤・硬結の有無やアナフィラキシー症状の有無を確認する．

副作用の管理とケア——ココに注意！

①治療後，低カルシウム血症が発現することがある．手足のふるえ，脱力感，痙攣，口唇・舌・手足のしびれなどの症状を観察する．

②重度の腎機能障害のある患者や透析を受けている末期腎疾患の患者では，カルシウムの，尿からの再吸収機能及び胃腸管での吸収機能が低下している可能性があり，低カルシウム血症が起こる可能性があるため注意する．

③顎骨壊死・顎骨骨髄炎があらわれることがあり，長期投与により顎骨壊死の発現率の増加が認められる．投与開始前は口腔内の管理状態を確認するために歯科を受診し，侵襲的な歯科処置は済ませておくことが必要である．また，投与期間中に口腔内の異常が認められた場合には，直ちに歯科・口腔外科を受診するように指導する．

本剤を用いる患者さんに必要な指導は？

①低カルシウム血症の発現を軽減するために，主治医の指示どおり，カルシウム剤とビタミンD剤を毎日服用するよう指導する．

②手足のふるえ，筋肉の脱力感，痙攣，しびれなどの低カルシウム血症の症状があるときは直ちに主治医に伝えることを指導する．

③口腔内を清潔に保つこと，異常が認められた場合には，直ちに歯科・口腔外科を受診するとともに日常のマウスケアについても確認とアドバイスを行っていく．

より安全な薬物療法のために——チェックしましょう

- ☐ 前回投与から4週間の期間が空いているか？
- ☐ 補正カルシウム値は低値ではないか？
- ☐ 低カルシウム血症の症状はないか？
- ☐ カルシウム剤およびビタミンD剤をきちんと内服しているか？
- ☐ 口腔内の痛みやトラブルはないか？
- ☐ プラリア®など同類の薬剤の投与を受けていないか？

【中積宏之・小松嘉人・大谷美紀】

45 テムシロリムス

製品名	トーリセル®点滴静注液
メーカー	ファイザー

分子標的治療薬 注射

悪心・嘔吐 最小度　アレルギー 高頻度　漏出リスク 非壊死性
→ p.230

どんな薬？

テムシロリムスはシグナル伝達経路の mTOR を選択的に阻害することで，腫瘍細胞の増殖を抑制する直接的作用と血管新生を抑制する間接的作用により抗腫瘍効果を発揮する。

これだけ注意！
① 高頻度に間質性肺疾患が発現するため注意！
② 免疫抑制作用があるため，感染症に注意！生ワクチンの併用は禁忌！
③ 投与中のインフュージョンリアクションに注意！
④ 代謝酵素 CYP3A4 での代謝のため，肝機能障害や併用薬剤・食品等に注意！

どのがんに使う？

根治切除不能または転移性の腎細胞がん

投与禁忌は？

- 本剤の成分またはシロリムス誘導体に対し重度の過敏症の既往歴がある患者
- 妊婦または妊娠している可能性のある婦人

本剤を用いた特徴的なレジメンは何？

がん腫	レジメン名／使用薬剤（略号）／用量	1コースの日程等
腎細胞がん	単剤投与：テムシロリムス 25mg/回　30〜60分かけて点滴静注	1週間ごとに1回　患者の状況により適宜減量する

どんな副作用が，いつ起こりやすい？

副作用	発生頻度(%) All Grade	Grade 3 以上	発現時期
間質性肺疾患	17.1	3.7	0〜28(週)
インフュージョンリアクション	不明	不明	0〜28(日)
高血糖	31.7	4.9	0〜28(日)
口内炎	57.3	4.9	0〜28(日)
骨髄抑制	ヘモグロビン減少25.6, 血小板数減少25.6, 好中球数減少6.1, リンパ球数減少1.2	ヘモグロビン減少2.4, 血小板数減少0, 好中球数減少0, リンパ球数減少1.2	0〜28(日)
発疹	58.5	1.2	0〜28(日)

1．抗悪性腫瘍薬—ケアに必要なポイントは，これ

投与管理について——ココがポイント！

①投与時は，可塑剤として DEHP を含まない輸液セットを使用する。
②投与の際は孔径 5μm 以下のインラインフィルターを使用して投与する。
③インフュージョンリアクションを予防するため，投与前に抗ヒスタミン薬を投与する。
④溶解は添付の溶解液を使用し，生理食塩水に混和後は 6 時間以内に使用すること。
⑤配合変化のおそれがあるため，他の薬剤との混合は避けること。
⑥CYP3A4 で代謝されるため，代謝を阻害・誘導するものの併用について確認する。

副作用の管理とケア——ココに注意！

①**間質性肺疾患**：重篤化した症例の報告もあり，発現時は減量・中止する必要がある。投与開始前から定期的に胸部 CT 検査を実施し慎重に観察する。発熱，息切れ，空咳，胸痛など自覚症状がある時には直ちに知らせることを指導する。
②**インフュージョンリアクション**：潮紅，胸痛，呼吸困難，低血圧，意識消失，アナフィラキシー等の症状が現れることがある。2 回目以降に重度の症状が発現することがあるため，毎回患者の状況に注意する。投与中・投与後に発熱，湿疹など生じた場合はすぐに知らせるよう指導する。
③**口内炎**：重篤な口内炎が報告されており，症状の発現は飲食など QOL に影響を与える。可能であれば，治療前に歯科受診をし，また口腔ケアの必要性を伝える。
④**肝機能障害**：免疫抑制効果により，B 型肝炎ウイルスのキャリアの場合はウイルスの再活性化により肝不全に至る可能性がある。肝炎ウイルスマーカーや肝機能検査値を定期的に確認する。
⑤**そのほか検査データの確認**：高血糖，腎機能障害，ヘモグロビン・リンパ球・血小板・好中球減少が発現する可能性があり，定期的に血液検査を実施して確認する。

本剤を用いる患者さんに必要な指導は？

①**感染予防**：免疫抑制作用があり，易感染状態となるため，感染予防策や日常生活での注意点を指導する。また，だるさ，発熱，咳など症状が発現した場合は直ちに連絡，受診を指導する。
②**口腔ケア**：治療前に口腔ケアの必要性やケアの方法，早期発見・対処が重要であることを指導する。
③**含有アルコールについて**：無水エタノールを含有するため，前投薬で投与される抗ヒスタミン薬との相互作用による中枢神経抑制作用の増強の可能性がある。アルコール等の影響が疑われる時は，自動車運転等危険を伴う操作を控えるよう指導する。

より安全な薬物療法のために——チェックしましょう

- □ 肺疾患の既往はないか？
- □ 肝炎ウイルス・結核など感染歴はどうか？
- □ 前投薬は済ませているか？
- □ 代謝を阻害または誘導する薬剤・食品の使用はどうか？

【植西佳奈】

46 テモゾロミド (TMZ)

アルキル化薬 | 経口／注射
悪心・嘔吐 軽度 | 漏出リスク 炎症性

製品名	テモダール®カプセル／テモダール®点滴静注用
メーカー	MSD

どんな薬？

TMZ は DTIC の次世代の医薬品として開発され，本邦で 2006 年 7 月に認可されたイミダゾテトラジン骨格を有するプロドラッグである。体内に吸収され循環系に入ると生理的 pH 下で速やかに分解され，活性物質 3-メチル-（トリアゼン-1-イル）イミダゾール-4-カルボキサミド（MTIC）に変換される。TMZ の作用機序は DNA のグアニン残基の N-7 位，O-6 位をアルキル化し DNA の複製を阻害する。スケジュール依存の腫瘍活性を示す。

これだけ注意！

● TMZ の吸収量と吸収速度は食事に影響されるため空腹時の服用が勧められている（空腹時に比較し脂肪の多い食事の後では吸収量，吸収速度はともに半分以下となる。昼食前もしくは就寝前に 5-HT$_3$ 受容体拮抗薬を服用した後にテモゾロミドを服用することが多い。）。

どのがんに使う？

悪性グリオーマ

投与禁忌は？

● TMZ もしくは DTIC に対して過敏症の既往歴のある患者
● 妊婦または妊娠している可能性のある婦人（動物実験において胎児致死作用及び催奇形性作用が認められる）

本剤を用いた特徴的なレジメンは何？

がん腫	レジメン名／使用薬剤（略号）／用量	1コースの日程等
悪性グリオーマ	放射線併用：TMZ 75mg/m^2	1日1回 42日間投与
悪性グリオーマ	単剤維持：TMZ 150mg/m^2（200mg/m^2 への増量可）	1コース 28日（5投23休）

どんな副作用が，いつ起こりやすい？

副作用	発生頻度(%) All Grade	Grade 3以上	発現時期
好中球減少	42	3	0〜28(日)
血小板減少	26	5	0〜28(日)
リンパ球減少	42	7	0〜28(日)
頭痛	10以上	0	0〜28(日)
悪心	40	0	0〜28(日)
嘔吐	34	0	0〜28(日)

1. 抗悪性腫瘍薬―ケアに必要なポイントは，これ

投与管理について――ココがポイント！

① 注射の場合，ブドウ糖注射液と同じラインで投与しないこと。
② 放射線併用時に放射線照射の中断により照射期間が延長した場合には好中球が $1,500/mm^3$ 以上，血小板が $100,000/mm^3$ 以上の条件を満たした時に限り最長投与期間を 49 日まで延長することができる。
③ 単剤投与時の第 1 クールの期間中，次の条件をすべて満たした場合に限り，第 2 クールで投与量を $200mg/m^2$ に増量する。
　・好中球の最低値が $1,500/mm^3$ 以上
　・血小板の最低値が $100,000/mm^3$ 以上
　・脱毛，悪心，嘔吐を除く非血液学的な副作用の程度が grade 2 以下
④ 各クール開始にあたっては，直前のクールにおいて次の場合には本剤を $50mg/m^2$ 減量とする。
　・好中球の最低値が $1,000/mm^3$ 未満
　・血小板の最低値が $50,000/mm^3$ 未満
　・脱毛，悪心，嘔吐を除く grade 3 の非血液学的な副作用が出現した場合

副作用の管理とケア――ココに注意！

① ニューモシスティス肺炎：TMZ の骨髄抑制ではリンパ球減少の頻度が高く，ニューモシスティス肺炎の発症が報告されている。予防としてスルファメトキサゾール・トリメトプリム合剤（ST 合剤：バクタ®1 錠/日）の服用が推奨される。
② 悪心・嘔吐：TMZ は服用 1 時間で最高血中濃度に到達して速やかに吸収されるため，本剤服用後に嘔吐が生じた場合にはカプセルの吐出の有無にかかわらず同日中の再投与は行わない。
③ B 型肝炎ウイルス（HBV）の再活性化：HBV キャリア及び既感染者では TMZ 投与中に B 型肝炎を発症し劇症化する場合がある。TMZ 投与前に HBs 抗原を測定して HBV キャリアかどうかを確認し，HBs 抗原陰性の場合には HBc 抗体，HBs 抗体を測定して既感染者かどうかを確認する。

本剤を用いる患者さんに必要な指導は？

① 骨髄抑制：骨髄抑制時には生ものや発酵食品を避けるよう指導する。
② 食欲不振：多くの患者が食欲不振と体重減少を経験するが，小さな食器に少量の食事を盛る，食材のくさみを生姜や柚子などで取る，冷まして匂いを抑える，等の指導をする。

より安全な薬物療法のために――チェックしましょう

☐ 空腹時に服用できているか？
☐ 頭痛・嘔気は遷延していないか？
☐ リンパ球は減少していないか？

【寺坂俊介】

47 ドキソルビシン塩酸塩 (DXR, ADR, ADM)

抗腫瘍性抗生物質　**注射**（静注・膀胱注）

悪心・嘔吐 中等度　漏出リスク 起壊死性 → p. 216

製品名	アドリアシン®注用
メーカー	協和キリン
主な後発品	ドキソルビシン塩酸塩注射用（注射液）
メーカー	日本化薬，サンド

どんな薬？
腫瘍細胞の塩基対間に挿入し，DNA，RNA の双方の生合成を抑制することにより抗腫瘍効果を示す．

これだけ注意！
①心機能障害を起こしやすいため総投与量に注意！
②起壊死性薬剤なので血管外漏出に注意！

どのがんに使う？
悪性リンパ腫，肺がん，消化器がん（胃がん，胆嚢・胆管がん，膵臓がん，肝がん，結腸がん，直腸がん等），乳がん，膀胱腫瘍
（他の抗悪性腫瘍剤との併用療法）乳がん（手術可能例における，あるいは術後化学療法）子宮体がん（術後化学療法，転移再発時化学療法，悪性骨・軟部腫瘍，悪性骨腫瘍，多発性骨髄腫，小児悪性固形腫瘍（ユーイング肉腫ファミリー腫瘍，横紋筋肉腫，神経芽腫，網膜芽腫，腎芽腫等）

投与禁忌は？
- 心機能異常又はその既往歴のある患者
- 本剤の成分に対し重篤な過敏症の既往のある患者

本剤を用いた特徴的なレジメンは何？

がん腫	レジメン名／使用薬剤（略号）／用量	1コースの日程等
軟部肉腫	DXR 単剤：DXR（0.4〜0.6mg/kg）	1コース 21 日
悪性リンパ腫（HL）	ABVD 療法：DXR 25mg/m² + BLM 10mg/m² + VLB 6mg/m² + DTIC 375mg/m²	1コース 28 日
悪性リンパ腫（NHL）	R-CHOP 療法：RIT 375mg/m² + CPA 750mg/m² + DXR 50mg/m² + VCR 1.4mg/m² + PSL 100mg/body	1コース 21 日

どんな副作用が，いつ起こりやすい？[1]

副作用	発生頻度(%) All Grade	Grade 3 以上	発現時期
脱毛	61.6	不明	
白血球減少	43.4	不明	
悪心・嘔吐	42.9	不明	
食欲不振	39.7	不明	
口内炎	22.2	不明	
心電図異常	12.1	不明	不明

1．抗悪性腫瘍薬―ケアに必要なポイントは，これ

投与管理について――ココがポイント！

①アントラサイクリン系薬剤であり，心機能異常を起こしやすい。投与前に心エコーでの左室駆出率（LVEF）等心機能評価を行う。
②DXR に換算して総投与量が 500mg/m² を超えると心不全のリスクが増強する。前治療も含めアントラサイクリン系薬剤の総投与量を確認し限界量を超えないよう注意。
③起壊死性薬剤投与であることを踏まえ，確実な血管アセスメント，輸液ポンプの使用を控え血管外漏出予防策を行う。場合により中心静脈からの投与経路への変更を医師と調整する。
④DXR 投与前に PTX を投与すると，骨髄抑制等の副作用が増強されるおそれがあるので，併用する場合は PTX の前に投与する必要がある。
⑤高齢者や心毒性に特に注意が必要な場合，DXR の代わりにピラルビシンを使用するレジメンがある。
⑥血管外漏出を起こした場合，アントラサイクリン系抗悪性腫瘍薬の血管外漏出による組織障害を抑制する治療薬（サビーン®）の使用の有無について検討する。

副作用の管理とケア――ココに注意！

①脱毛：高頻度に発現しボディイメージに大きく関わる。治療2～3週後から始まることや，個人差の説明を行う。頭皮を清潔にし，刺激の少ないシャンプーの選択，眉毛や睫毛・鼻毛等も抜ける可能性を説明し，メガネやマスクの使用等を指導する。
②嘔気・嘔吐：飲水量の確保や食べたい時に食べられる物を食べたいだけ食べられるよう指導する。
③骨髄抑制：発熱及び感染兆候に注意して観察を行う。感染源（痔核やう歯等）はないか，あらかじめ確認しておく。
④心不全症状：（頻脈・動悸・呼吸困難・下肢浮腫）等を観察し，症状発現時には医師に報告。

本剤を用いる患者さんに必要な指導は？

①血管外漏出：起壊死性薬剤であり，末梢静脈血管から投与の場合は投与側の腕の安静について説明。刺入部の発赤・疼痛等異常がないか自己観察し，異常時はすぐに報告するよう指導。投与数日後に疼痛・腫脹・水疱等がある場合もすぐに連絡するよう指導。
②心機能障害：動悸等の胸部症状の発現がある場合はすぐに報告するよう指導。
③骨髄抑制：感染予防行動や清潔保持，日常生活上の注意点を指導。
④排尿時：患者が驚かないように，投与後は薬剤の色（赤色）の排尿となることを指導。
⑤脱毛：一時的で個人差があること，治療薬の投与が終了すれば一定の期間で回復する可能性があることを説明し，治療前から情報提供，ウィッグ等の準備を指導する。

より安全な薬物療法のために――チェックしましょう

☐ 心毒性を考慮し心機能評価，総投与量確認は行ったか？
☐ 輸液ポンプは使用していないか？
☐ 血管外漏出の症状や観察点・注意点を患者に教育したか？

【日下部　緑】

48 ドセタキセル (DTX, DOC)

微小管阻害薬（タキサン） **注射**

悪心・嘔吐	軽度	アレルギー	高頻度	漏出リスク	起壊死性
			→ p.230		→ p.216

製品名	タキソテール®点滴静注用（溶解液付）／ワンタキソテール®点滴静注
メーカー	サノフィ
主な後発品名	ドセタキセル点滴静注（用／液）
メーカー	沢井, あすか, サンド, 日本化薬, 大興, テバ, マイラン, ヤクルト, エルメッドエーザイ, ホスピーラ等

どんな薬？
微小管の重合を促進し，脱重合を阻害することで細胞分裂をストップさせ抗腫瘍効果を呈する。

これだけ注意！
①PTX（タキソール®）と商品名が類似しているため注意！
②投与中の過敏症状と，アルコール関連症状に注意！
③製品により，DTXの濃度が異なるため注意！

どのがんに使う？
乳がん，非小細胞肺がん，胃がん，頭頸部がん，卵巣がん，食道がん，子宮体がん，前立腺がん

投与禁忌は？
- 重篤な骨髄抑制のある患者
- 感染症を合併している患者
- 発熱を有し感染症の疑われる患者
- 本剤又はポリソルベート80含有製剤に対し重篤な過敏症の既往歴のある患者
- 妊婦または妊娠している可能性のある患者

本剤を用いた特徴的なレジメンは何？

がん腫	レジメン名／使用薬剤（略号）／用量	1コースの日程等
乳がん	TC療法：DTX（75mg/m²）＋ CPA（600mg/m²）	1コース21日
食道がん	DTX（70mg/m²）	1コース21日
前立腺がん	DTX（70〜75mg/m²）＋ PSL 5mg × 2	1コース21日

どんな副作用が，いつ起こりやすい？

副作用	発生頻度(%) All Grade	Grade 3以上	発現時期
白血球減少	97.2	50.5	
好中球減少	95.2	24.0	
脱毛	77.5	16.7	
浮腫	7.2	0.5	
過敏症	3.6	0.5	
爪の変化（70mg/m²の場合）	32.6	—	

1．抗悪性腫瘍薬—ケアに必要なポイントは，これ

投与管理について——ココがポイント！

① 製品により DTX の濃度が異なるため注意
② 輸液（生理食塩液又は5％ブドウ糖液）と混和した後は速やかに使用し，1時間以上かけて点滴静脈内注射する。
③ 投与前に問診でアルコール不耐症の有無を確認する。アルコール過敏の患者に投与する場合，添付溶解液がある製剤は，エタノールが含まれている溶解液のかわりに，生理食塩液または5％ブドウ糖で溶解する。エタノール含有製剤の場合は，十分に患者の状態を観察したうえで，漸増法による投与等の工夫が必要である。

副作用の管理とケア——ココに注意！

① 骨髄抑制：特に好中球減少が高頻度で発現する。発熱を伴う grade3 以上，grade4 の好中球減少を認めたら，必要に応じ G-CSF 製剤を検討する。
② 過敏症：初回および2回目の投与開始から数分で多く発現するため，患者の状態を十分観察し，症状が発現した場合は直ちに投与を中止し適切な処置を行う。
③ 浮腫：DTX の総投与量が，400mg/m² を超えると発現頻度が上昇する。症状の予防・軽減を目的にステロイド薬を使用する場合は確実に投与する。浮腫のある部位は，皮膚が薄く傷つきやすいため，スキンケアを行う。
④ 爪の変化：爪の変色，変形，脆くなる等の症状が発現する。清潔と保湿，保護が大切である。予防のために DTX 点滴中に，フローズングローブを使用し冷却する方法もある。
⑤ 脱毛：高頻度で出現し，ほぼ必発であり，完全脱毛もまれではない。脱毛が始まる前からウィッグやケア帽子の準備を紹介する等，アピアランスケアを行う。

本剤を用いる患者さんに必要な指導は？

① 骨髄抑制：特に好中球減少が起こりやすい。そのため感染予防行動と日常生活上の注意を指導する。発熱時の対応と医療機関への連絡方法を確認する。
② 含有アルコールについて：アルコール含有製剤もあるため，使用の場合，車の運転は控え，公共の交通機関，または家族の運転で来院するよう指導する。
③ 過敏症：投与早期の段階で過敏症が発現する可能性があるため，投与中は患者の状態を観察すると共に，異常を感じたら我慢せずに医療者に申し出るよう指導する。

より安全な薬物療法のために——チェックしましょう

☐ アルコール不耐症の有無はチェックしたか？
☐ アレルギー症状やその兆候を見逃していないか？酒酔い症状と類似する症状もあるため注意
☐ 骨髄抑制に伴う指導を実施しているか？

【三宅亜矢】

49 トラスツズマブ (Tmab)

分子標的治療薬 注射

製品名	ハーセプチン®注射用
メーカー	中外

悪心・嘔吐 最小度　アレルギー 高頻度　漏出リスク 非壊死性
➡p.230

どんな薬？

Tmab はがん細胞の細胞膜表面に発現している HER2 蛋白に特異的に結合し，がん細胞の増殖シグナル伝達を阻害する分子標的治療薬である。また，HER2 蛋白に特異的に結合した後，NK 細胞，単球を作用細胞とした抗体依存性細胞障害作用（ADCC）により抗腫瘍効果を発揮する。

これだけ注意！
①初回投与でのインフュージョンリアクションに注意！
②晩期毒性に重篤な心障害があるため，心機能評価を定期的に行うこと。
③一般名の類似している T-DMI との取り違えに注意。

どのがんに使う？

HER2 過剰発現が確認された乳がん，HER2 過剰発現が確認された治癒切除不能な進行・再発の胃がん

投与禁忌は？

● 本剤の成分に対し過敏症の既往歴のある患者

本剤を用いた特徴的なレジメンは何？

がん腫	レジメン名／使用薬剤（略号）／用量	1 コースの日程等
乳がん	PTX (80mg/m²) + Tmab（初回 4mg/kg，2 回目以降 2mg/kg）	1 コース 28 日（PTX：3 投 1 休，Tmab：毎週）
乳がん（術後補助）	Tmab 単独（3 週毎）：初回 8mg/kg，2 回目以降 6mg/kg	1 コース 21 日
胃がん	Cape (1,000mg/m²／回) + CDDP (80mg/m²) + Tmab（初回 8mg/Kg，2 回目以降 6mg/Kg）	1 コース 21 日（Cape14 日間服用）

どんな副作用が，いつ起こりやすい？

＊HERA 試験より

副作用	発生頻度(%) All Grade	Grade 3 以上	発現時期
悪寒	4.5	不明	0〜5(日)
発熱	3.5	不明	0〜5(日)
倦怠感	3.0	—	0〜7(日)
駆出率低下	3.0	不明	0〜4(月)

投与管理について──ココがポイント！

①1週間間隔で投与するA法，3週間間隔で投与するB法がある．A法とB法では投与量が異なるため，適応と指示量が適正か確認する．
②初回量と2回目以降の投与量が異なり，A法は初回4mg/kg，2回目以降は2mg/kg，B法では初回8mg/kg，2回目以降6mg/kgである．投与予定日より1週間を超えた後に投与する際は，改めて初回投与量とする．
③初回投与は90分以上かけて投与し，忍容性が良ければ，2回目以降の投与時は30分まで短縮してよい．
④一般名が類似しているT-DMIとの取り違えに注意する．

副作用の管理とケア──ココに注意！

①**インフュージョンリアクション**：投与中〜投与開始24時間以内に，発熱や悪寒，悪心，嘔吐，頭痛等のインフュージョンリアクションが発現しやすく，特に初回投与では発現の可能性が高い（約40％）．肺転移，循環器疾患等で安静時呼吸困難のある患者では重篤化しやすく，危険因子をアセスメントしておくことが重要である．緊急時に迅速に対応できる環境を整えて投与を開始し，症状が発現した際には適切な処置（解熱鎮痛薬，抗ヒスタミン薬の投与等）を行う．
②**心障害**：心不全等の重篤な心障害が現れ，死亡に至った例も報告されている．投与開始前及び治療期間中もおおよそ3ヵ月毎に心機能評価（心エコー等）を計画し，左室駆出率（LVEF）の変動や自覚症状の有無を十分に観察する．アントラサイクリン系薬剤を投与中の患者またはその治療歴のある患者，胸部へ放射線を照射中の患者，心不全症状のある患者，冠動脈疾患の患者またはその既往歴のある患者，高血圧症の患者またはその既往歴のある患者では特に慎重に観察する．

本剤を用いる患者さんに必要な指導は？

①**インフュージョンリアクション**：発現しやすい時期や頻度，症状について情報提供し，症状発現時にはナースコールで知らせるよう説明しておく．緊急時には速やかに対応できるよう準備をしていることを伝え，不安が過度に増強しないよう配慮する．
②**心障害**：治療期間が長くなるにつれ心障害のリスクが高まることを情報提供しておき，定期的に心機能評価を実施すること，息切れ・動悸などの症状に気づいた場合には医療者に速やかに申し出るよう説明する．

より安全な薬物療法のために──チェックしましょう

☐ 当該治療が初回投与か，2回目以降の投与かを確認したか？投与量は適正か？
☐ インフュージョンリアクションの危険因子をアセスメントしたか？
☐ 心機能評価は行われているか？その結果の確認はしたか？
☐ 心障害の危険因子をアセスメントしたか？

【大倉　泉】

50 トラスツズマブ エムタンシン (T-DM1)

製品名	カドサイラ®点滴静注用
メーカー	中外

分子標的治療薬 **注射**

悪心・嘔吐 軽度　アレルギー 高頻度　漏出リスク 炎症性

→ p.230

どんな薬？

T-DM1は抗HER2抗体であるTmabとチューブリン重合阻害薬DM1を結合させた抗体薬物複合体である。がん細胞の細胞膜表面に発現しているHER2蛋白に特異的に結合して細胞内に取り込まれた後、DM1含有代謝物を遊離し、G2/M期での細胞周期停止及びアポトーシスを誘導する。

これだけ注意！
①初回投与でのインフュージョンリアクションに注意！
②晩期毒性に重篤な心障害があるため、心機能評価を定期的に行うこと。
③一般名の類似しているTmabとの取り違えに注意！
④血小板減少症、肝機能障害に注意！

どのがんに使う？

HER2陽性の手術不能又は再発乳がん

投与禁忌は？

- 本剤の成分又はTmabに対し過敏症の既往歴のある患者
- 妊婦又は妊娠している可能性のある婦人

本剤を用いた特徴的なレジメンは何？

がん腫	レジメン名／使用薬剤（略号）／用量	1コースの日程等
乳がん	T-DM1 単独：3.6mg/kg	1コース 21日

どんな副作用が、いつ起こりやすい？

＊国内承認時（J022997）より

副作用	発生頻度(%) All Grade	Grade 3以上	発現時期
倦怠感	31.5	—	0〜28(日)
悪心	39.7	0	0〜10(日)
発熱	31.5	0	0〜5(日)
鼻出血	41.1	0	0〜28(日)
血小板減少症	27.4	21.9	0〜28(日)
肝機能障害	34.2	20.6	0〜28(日)

1．抗悪性腫瘍薬—ケアに必要なポイントは，これ

投与管理について──ココがポイント！

①0.2または0.22μmのインラインフィルター（ポリエーテルスルホン製又はポリスルホン製）を通して投与する。
②初回投与は90分以上かけて投与し，忍容性が良ければ，2回目以降の投与時は30分まで短縮してよい。
③一般名が類似しているTmabとの取り違えに注意する。

副作用の管理とケア──ココに注意！

①**間質性肺疾患**：死亡に至る例も報告されている。初期症状（呼吸困難，咳嗽，疲労等）の確認及び胸部X線検査の実施等，観察を十分に行う。
②**心障害**：左室駆出率（LVEF）低下，うっ血性心不全等の心障害が発現することがある。投与開始前及び治療期間中もおおよそ3ヵ月毎に心機能評価を計画し，LVEFの変動や自覚症状の有無を十分に観察する。
③**インフュージョンリアクション**：呼吸困難，低血圧，喘鳴，気管支痙攣，頻脈，紅潮，悪寒，発熱等の症状が投与中または投与開始後24時間以内に発現しやすく，特に初期の投与時に現れやすい。緊急時に迅速に対応できる環境を整えて投与を開始し，症状が発現した際には投与中止等の適切な処置を行う。
④**血小板減少症**：特に1コース目Day 8に治療期間中の最低値を示す傾向がある。各投与前，1コース目ではDay 8付近にも血小板数を測定する。検査値に異常が認められた場合には，減量・休薬等の適切な処置を行う。血小板数の減少に伴う粘膜等からの出血がないか十分観察する。
⑤**肝機能障害**：特に1コース目Day 8に治療期間中の最悪値を示す傾向があり，各投与前，1コース目ではDay 8付近にも肝機能検査値を測定する。検査値に異常が認められた場合には，減量・休薬等の適切な処置を行う。倦怠感等の自覚症状も十分観察する。

本剤を用いる患者さんに必要な指導は？

①**血小板減少症**：減少時期や鼻出血等が出現する可能性を説明し，止血を試みても止まらない場合は医療者に連絡するよう伝えておく。出血を避けるための生活指導（転倒や打撲に気をつける，鼻を強くかまない，歯ブラシは毛先の柔らかい物を使用する等）も重要である。
②**インフュージョンリアクション**：出現しやすい時期や頻度，症状について情報提供し，症状発現時にはナースコールで知らせるよう説明しておく。緊急時には速やかに対応できるよう準備をしていることを伝え，不安が過度に増強しないよう配慮する。

より安全な薬物療法のために──チェックしましょう

☐ インフュージョンリアクション対策は万全か？
☐ 心機能評価は行われているか？その結果の確認はしたか？
☐ 1コース目ではDay 8付近で血小板数，肝機能検査値の採血が計画されているか？

【大倉　泉】

51 トリフルリジン・チピラシル塩酸塩(TAS-102)

代謝拮抗薬 経口

悪心・嘔吐 最小度

製品名　ロンサーフ®配合錠
メーカー　大鵬

どんな薬

トリフルリジン（FTD）とチピラシル塩酸塩（TPI）を1：0.5のモル比で配合した新規経口ヌクレオシド系抗悪性腫瘍薬。複製時にチミジンの代わりにDNA鎖に取り込まれたFTDは、DNAの機能障害を引き起こして抗腫瘍効果を示す。FTDはそのままではすぐに代謝されてしまうが、TPIを配合することでFTDの分解が阻害され高い血中濃度が維持できる。

これだけ注意！
① 経口剤ではあるが骨髄抑制が強いため、それに起因する感染症等の重篤な副作用が生じることがある。感染症、さらに出血傾向の発現・悪化には十分に注意！
② 重度の下痢が伴う場合には特に注意！
③ 投与量が9段階あるので、処方時に注意！

どのがんに使う？

2レジメン以上の標準化学療法（5-FU系抗悪性腫瘍薬、CPT-11、L-OHP、BV、*KRAS*遺伝子野生型の場合はセツキシマブ又はパニツムマブ）に不応又は不耐となった治癒切除不能な進行・再発の結腸・直腸がん

投与禁忌は？

- 本剤に対し過敏症の既往歴のある患者。
- 前治療で骨髄疲弊があり、重篤な骨髄抑制が予想される症例。

本剤を用いた特徴的なレジメンは何？

がん腫	レジメン名／使用薬剤（略号）／用量	1コースの日程等
結腸・直腸がん	TAS-102単独療法　35mg/m²/回　1日2回　day 1～5, 8～12	1コース28日　増悪まで継続する。

どんな副作用が、いつおこりやすい？

副作用	発生頻度（%） All Grade	Grade 3以上
白血球減少症	4.7	2.1
好中球減少症	28.7	20.1
赤血球減少症	31.5	12.2
血小板減少症	5.6	1.7
下痢	23.6	2.3
悪心	39.4	0.9
嘔吐	20.1	0.6
食欲減退	26.5	1.7
疲労	24.8	2.1

1．抗悪性腫瘍薬—ケアに必要なポイントは，これ

参考：TAS-102の用量

体表面積（m²）	初回基準量（トリフルリジン相当量）
1.07未満	35mg/回（70mg/日）
1.07以上～1.23未満	40mg/回（80mg/日）
1.23以上～1.38未満	45mg/回（90mg/日）
1.38以上～1.53未満	50mg/回（100mg/日）
1.53以上～1.69未満	55mg/回（110mg/日）
1.69以上～1.84未満	60mg/回（120mg/日）
1.84以上～1.99未満	65mg/回（130mg/日）
1.99以上～2.15未満	70mg/回（140mg/日）
2.15以上	75mg/回（150mg/日）

投与管理について——ココがポイント！

①TAS-102は5日間内服，2日間休薬，これを2週にわたり実施し，その後は2週休薬と，1コースの内服方法が複雑．薬剤師，看護師，医師からの確実な指導が必要．

②空腹時に内服すると，食後内服時に比べてトリフルリジンのCmaxの上昇が認められることから，副作用の増強の可能性もあるため，空腹時内服は避ける．

副作用の管理とケア——ココに注意！

①骨髄抑制が強く出ることがあるので定期的な採血を実施する．特に白血球減少，好中球減少が高度になると，感染症や敗血症の発症もありうるので，タイミングの良い採血により，減量，休薬を実施し，必要に応じてG-CSFや抗菌薬を用いる．

②食欲不振，悪心，嘔吐，下痢などの消化器毒性の発現もありうる．制吐薬や止痢薬の事前処方と，その使用法の指導が必要．水分の摂取や食事の指導も大切．

本剤を用いる患者さんに必要な指導は？

①白血球減少，好中球減少は重篤になることがある．効果的な咳嗽，手洗いやマスクの着用など感染症予防のための指導をする．また，38度以上の高熱が出た場合には，必ず病院に連絡し受診するなど，その発症時期を見据えた細かな指導が大切である．

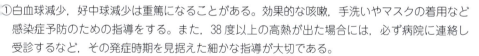

より安全な薬物療法のために——チェックしましょう

☐ 内服方法について，しっかり患者に伝えてあるか？（1日2回，5日間連続内服，2日間休薬，その後14日間休薬）

☐ 骨髄抑制に起因する感染症が発現する可能性と発熱時の対応を，しっかりと伝えているか？

【小松嘉人】

52 トレミフェンクエン酸塩(TOR)

ホルモン類似薬 経口

悪心・嘔吐 最小度

製品名	フェアストン®錠
メーカー	日本化薬
主な後発品名	トレミフェン錠「サワイ」
メーカー	沢井

どんな薬？
乳がん細胞のエストロゲンレセプターにエストロゲンと競合的に結合することによって，乳がん細胞へのエストロゲン刺激を抑制する。

これだけ注意！
①閉経初期の患者へ投与することがあるため，投与開始にあたっては妊娠していないことを確認する。
②心血管系障害を有する患者に対しては，投与開始前に心血管系の状態に注意！
③ワルファリンの作用を増強するおそれがあるため，併用には注意する。
④子宮体がんのリスクがわずかに上昇する。
⑤血栓症のリスクが高まる可能性がある。

どのがんに使う？
乳がん（閉経後乳がんのみ）

投与禁忌は？
- QT延長またはその既往歴のある患者
- 低カリウム血症のある患者
- クラスⅠA，クラスⅢの抗不整脈薬を投与中の患者（併用禁忌）

本剤を用いた特徴的なレジメンは何？
乳がん手術後の補助療法の場合──→通常，40mgを1日1回経口投与，5年間
転移・再発乳がん治療の場合───→通常，40mgを1日1回経口投与，投与期間は決まっていない。薬剤が奏効した後に増悪した場合，他のホルモン剤へ変更する。

どんな副作用が，どのくらい起こりやすい？

副作用	頻度（％）
更年期症状に似たような症状	不明
肝機能障害	0.2
血栓症、静脈炎	0.1>
不正出血,性器出血	1.0>

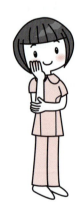

1．抗悪性腫瘍薬—ケアに必要なポイントは，これ

投与管理について――ココがポイント！

①術後補助療法の場合，投与期間は5年間と長期にわたるため，患者本人が治療の必要性を理解し，納得して正しく内服を継続することが重要である。
②1日1回内服する場合が多いが，いつ内服してもよいので，患者が一番内服しやすい時間を一緒に考える。
③飲み忘れに気づいた場合は，時間に関係なく1回分を服用してよいが，2日分を一度に服用してはいけない。

副作用の管理とケア――ココに注意！

①更年期症状（ほてり，熱感，肩こりなど）：症状の程度，持続時間，症状発現時の日常生活の状況などをモニタリングする。体が温まるような食材（香辛料や酸味の強い食材，カフェインなど）を避けるようにする。体温調節がこまめにとれるよう，服装は吸汗性のある綿の下着や，着脱が簡単なアンサンブルなどを選ぶとよい。スカーフや扇子，使い捨ての汗ふきシートなどを携帯し，必要に応じて使用する。
②食欲亢進・体重増加：食事内容や量，食事時間に気を付け，適度な運動を心がける。定期的に体重測定を行い，急激な体重増加を避ける。

本剤を用いる患者さんに必要な指導は？

①更年期症状：内服開始後2～3ヵ月に発現し，半年程度で症状が落ち着く人が多いことを伝えることで安心する場合が多い。
②子宮体がん：子宮体部の定期的な検診は勧められていないが，不正出血などの異常な婦人科症状がみられた場合は必ず婦人科を受診するよう指導する。
⑤腟乾燥感・帯下の変化：自浄作用が低下するおそれがあるので，清潔を保つように指導する。腟乾燥により性交痛を招くことがあるので，腟潤滑ゼリー・ローションや，ゼリー付コンドームがあることを伝える。
④副作用症状が患者にとって耐えがたいものである時は，薬剤の変更や休薬などの対応が必要になるので，その場合は遠慮なく申し出るよう指導する。

より安全な薬物療法のために――チェックしましょう

- ☐ 服薬コンプライアンスが守られているか？
- ☐ ホルモンレセプターは陽性か？
- ☐ 閉経状況を確認したか？
- ☐ クラスⅠAまたはクラスⅢの抗不整脈薬を服用していないか？

【荒堀有子】

53 ナブパクリタキセル（アルブミン懸濁型パクリタキセル）(nabPTX)

微小管阻害薬（タキサン） 注射

悪心・嘔吐 軽度　漏出リスク 起壊死性
→ p.216

製品名	アブラキサン®点滴静注用
メーカー	大鵬

どんな薬？

微小管蛋白重合を促進し脱重合を防ぐことで抗腫瘍効果を発揮するPTXを，人血清アルブミンに結合させナノ粒子化したPTX製剤。
従来のPTX製剤の溶媒（ポリオキシエチレンヒマシ油及び無水エタノール）を使用せず，生理食塩液での懸濁が可能となり，過敏症予防のためのステロイドや抗ヒスタミン剤の前投薬が必須ではなくなり，点滴時間の短縮やアルコール過敏症患者への投与が可能。

これだけ注意！

①末梢神経障害，筋肉痛が高頻度で発現するため注意！
②起壊死性なので，血管外漏出に注意！
③調製方法が特殊なので注意（1バイアルあたり生理食塩水20mLで溶解し，懸濁液を生理食塩液に入れて希釈せず，空の点滴バックに入れて調製）！
④インラインフィルターの使用は禁止であるため注意！

どのがんに使う？

乳がん，胃がん，非小細胞肺がん，治癒切除不能な膵がん

投与禁忌は？

- 重篤な骨髄抑制のある患者
- 感染症を合併している患者
- 本剤又はPTX，アルブミンに対し過敏症の既往歴のある患者
- 妊婦又は妊娠している可能性のある婦人

本剤を用いた特徴的なレジメンは何？

がん腫	レジメン名／使用薬剤（略号）／用量	1コースの日程等
乳がん	nabPTX 260mg/m²	1コース21日
胃がん	nabPTX 260mg/m²	1コース21日
非小細胞肺がん	CBDCA（AUC6）+ weekly nabPTX（100mg/m²）	1コース21日（CBDCA：day 1, nabPTX：day 1, 8, 15）
膵がん	GEM（1,000mg/m²）+ nabPTX（125mg/m²）	1コース28日（day 1, 8, 15）

＊国内第Ⅱ相試験（J-0200試験）胃がん

どんな副作用が，いつ起こりやすい？

副作用	発生頻度（%） All Grade	発生頻度（%） Grade 3以上
白血球減少	85.5	20.0
好中球減少	78.2	49.1
末梢性感覚ニューロパチー	92.7	23.6
脱毛	94.5	—
関節痛	65.5	5.5
筋肉痛	63.6	5.5

1．抗悪性腫瘍薬—ケアに必要なポイントは，これ

投与管理について——ココがポイント！

①懸濁液の調製には，必ず生理食塩液を使用する。懸濁液中の nabPTX のナノ粒子が崩壊する可能性があるため，調製後の懸濁液は生理食塩液で希釈せず，空の点滴パック等に注入する。
②nabPTX は，生理食塩液での溶解が可能であり，PTX 製剤の溶媒（ポリオキシエチレンヒマシ油及び無水エタノール）を含んでいないため，過敏症予防のための前投薬が不要である。
③投与時には，DEHP を含む点滴セットでの投与は可能であるが，インラインフィルターの使用は避ける。
④多剤との配合または同じ静注ラインでの同時投与は避ける。
⑤特定生物由来製剤であるため，事前に感染症のリスク，治療の必要性を説明し理解を得る。

副作用の管理とケア——ココに注意！

①末梢神経障害：使用が長期間にわたると，発現頻度が高くなる傾向がある。末梢神経障害が増強した場合は，症状の程度に応じ減量，休薬を考慮する。
②骨髄抑制：白血球減少が軽度であっても，著明な好中球減少を発現することがあるため，頻回に白血球分画を含む検査を施行する。状況に応じ，減量・休薬，G-CSF 製剤の投与を考慮する。
③関節痛・筋肉痛：比較的高頻度に発現し，症状に応じ鎮痛薬投与を考慮する。
④脱毛：高頻度に発現し，ボディイメージを大きく変える。治療前から帽子やウィッグ等の情報提供を行い症状の発現に備える。また脱毛時の対処方法や頭皮ケアの方法を説明する。

本剤を用いる患者さんに必要な指導は？

①末梢神経障害：症状の客観的評価は困難であるため，日常生活の具体的動作の例を示し，発現している症状を我慢せず医療者に伝えるよう指導する。患者の生活に合わせ，二次障害予防について指導する。
②骨髄抑制：感染予防行動や日常生活上の注意点を指導する。発熱等の感染を疑う症状が出現した際には，医療機関に連絡し指示を受けるよう指導する。
③関節痛・筋肉痛：症状は一時的であることを伝え，鎮痛薬の内服方法，温罨法やマッサージを指導する。

より安全な薬物療法のために——チェックしましょう

- ☐ 治療開始前に，特定生物由来製剤のリスクや治療の必要性の理解が得られているか？
- ☐ 末梢神経障害の程度は？日常生活に支障をきたしていないか？
- ☐ 感染予防行動の継続はできているか？

【三宅亜矢】

54 ニボルマブ

免疫チェックポイント阻害薬 **注射**

製品名	オプジーボ®点滴静注
メーカー	小野，ブリストル

悪心・嘔吐 最小度　アレルギー 要観察　漏出リスク 非壊死性
→ p.230

どんな薬？

Programed death-1（PD-1）は活性化されたT細胞に発現する免疫抑制受容体であり，腫瘍細胞はPD-1-PD-L1/PD-L2経路を用いてT細胞を不活性化し腫瘍免疫から逃避している．抗PD-1抗体であるニボルマブは，この腫瘍免疫抑制を阻害し，T細胞の抗腫瘍効果を発揮させると考えられている．

これだけ注意！

①自己免疫性疾患の合併や既往歴，間質性肺疾患の合併もしくは既往歴の有無をチェック！
②様々な免疫関連有害事象が起こり得るため，患者の訴え・症状に注意！
③インフュージョンリアクションが起こり得るため注意！

どのがんに使う？

悪性黒色腫，進行・再発の非小細胞肺がん，腎細胞がん，再発又は難治性の古典的ホジキンリンパ腫

投与禁忌は？

- 本剤の成分に対し過敏症の既往歴のある患者
- （慎重投与）自己免疫性疾患の合併，慢性もしくは再発性の自己免疫性疾患の既往のある患者，間質性肺疾患の合併もしくは既往歴のある患者

本剤を用いた特徴的なレジメンは何？

がん腫	レジメン名／使用薬剤（略号）／用量	1コースの日程等
悪性黒色腫 非小細胞肺がん 腎細胞がん ホジキンリンパ腫	ニボルマブ　3mg/kg	1コース14日（day 1投与）
悪性黒色腫	ニボルマブ　2mg/kg（化学療法既治療の場合のオプション）	1コース21日（day 1投与）

どんな副作用が，いつ起こりやすい？

副作用	発生頻度（％）All Grade	Grade 3以上	発現時期
間質性肺疾患	4.5	1.8	〜16（週）
大腸炎・下痢	6.3	0.9	〜16（週）
肝機能障害	7.2	0.9	〜16（週）
甲状腺機能障害	11.7	不明	〜16（週）
下垂体機能低下症・副腎不全	1.8	不明	〜8（週）
皮膚障害（掻痒症・皮疹など）	32.4	0.9	〜28（日）
インフュージョンリアクション	4.5	不明	〜4（日）

※発生時期は症例毎にまばらであり，あくまで参考程度とすべきである．

1．抗悪性腫瘍薬—ケアに必要なポイントは，これ

投与管理について——ココがポイント！

①激しい撹拌はしない。
②インラインフィルター（0.2または0.22μm）を使用する。

副作用の管理とケア——ココに注意！

①**副作用全般**：ニボルマブなど免疫チェックポイント阻害薬はその作用機序から従来の殺細胞性抗がん薬と異なり，自己免疫性機序による免疫関連有害事象（irAE）が発生する。その症状・臓器は多岐にわたり，下痢や咳嗽，筋力低下など患者の症状について常にirAEを念頭に置く必要がある。irAEの治療は基本的にはステロイド全身投与であり，一般的な化学療法によるAEの対処と異なるため注意が必要である。対処については適正使用ガイドを参照する。時間外や当直帯での電話相談等でも安易に対処療法のみとせず，病院全体での情報共有・対処法・体制の確立が必要である。

②**間質性肺炎**：息切れ，呼吸困難，乾性咳嗽，胸痛，喘鳴，発熱などの自覚症状に注意する。呼吸器感染症や肺水腫の鑑別が必要であり，発症した場合はニボルマブ投与を中止して間質性肺炎の治療を行う。

③**下痢・大腸炎**：下痢・軟便・血便やタール便として発症。ベースラインと比べて4回以上下痢が増加すればニボルマブ投与は延期して止痢薬等に加えてステロイドによる治療を行う。ベースラインより7回以上増数すればニボルマブの投与は中止となる。

④**内分泌障害（副腎皮質機能不全・甲状腺機能低下症など）**：ニボルマブの有害事象として倦怠感も発生するが，副腎皮質機能不全・甲状腺機能低下症でも倦怠感・元気のなさ・頭痛などの自覚症状で発症し得る。そのような症状を認めた場合はACTH/コルチゾールやTSH・T3・T4など各種ホルモン測定や電解質，血糖測定を検討する。

⑤**皮疹・白斑**：皮疹の発生頻度は高いが，大部分は対処可能であると説明する。悪性黒色腫患者への投与の場合，白斑の発生頻度は18.6％と高い。発症部位によっては患者が負担を感じる場合もある。予め説明し必要に応じてメディカルメイクアップなどで対応する。

本剤を用いる患者さんに必要な指導は？

①**免疫関連有害事象**：パンフレットなどを渡し，何か異常を感じればまず病院に相談するよう説明する。
②**投与時反応**：投与時に発症する可能性があるため，投与中は患者の状態に注意すると共に，投与中または後に蕁麻疹や顔面紅潮，動悸などが生じた場合はすぐに伝えるよう指導する。

より安全な薬物療法のために——チェックしましょう

☐ 継続投与の場合，何か免疫関連有害事象は発生していないか？
☐ アレルギー症状やその兆候を見逃していないか？

【武藤一考・山﨑直也】

55 ニロチニブ塩酸塩水和物 (NIL)

製品名	タシグナ®カプセル
メーカー	ノバルティス

分子標的治療薬　経口

悪心・嘔吐　軽度

どんな薬？
ATPと競合的に拮抗し，BCR-ABLチロシンキナーゼを阻害することによりBCR-ABLを発現した白血病細胞の増殖を抑制する。

これだけ注意！

①食後に服用すると血中濃度が上昇するので，食事の1時間前から食後2時間は服用を避ける。
②QT間隔延長及び心タンポナーデによる死亡，突然死が報告されているので注意！
③高ビリルビン血症，高血糖，膵炎（リパーゼ上昇），末梢動脈閉塞症，体液貯留などが起こることがあるので注意！

どのがんに使う？
慢性期または移行期の慢性骨髄性白血病

投与禁忌は？
- 本剤に過敏症の既往歴のある患者
- 妊婦または妊娠している可能性のある患者

本剤を用いた特徴的なレジメンは何？

がん腫	レジメン名／使用薬剤（略号）／用量	1コースの日程等
慢性骨髄性白血病	400mg/回，1日2回，12時間毎（食事の1時間以上前又は食後2時間以降）	連日投与

＊初発の慢性期の場合，1回投与量は300mg/回。患者の状態により適宜減量する。

どんな副作用が，いつ起こりやすい？

副作用	発生頻度(%) All Grade	発生頻度(%) Grade 3以上	発現時期
白血球減少	7.9	2.2	中央値57日（29～1,627日）
好中球減少	12.9	10.3	中央値58日（8～1,627日）
血小板減少	18.5	10.6	中央値55日（8～614日）
QT延長	1.8	0.2	中央値84日（6～164日）
高血糖	4.9	1.1	中央値360日（7～1,793日）
膵炎	1.3	0	5日～1,872日

投与管理について──ココがポイント！

①CYP3A4で代謝されるため様々な薬剤などと相互作用があるので注意。アゾール系抗真菌薬やグレープフルーツは血中濃度を上昇させることがある。フェニトイン，リファンピシンなどは血中濃度を低下させることがある。
②プロトンポンプ阻害薬は吸収を低下させることがある。
③抗不整脈薬アミオダロン，ジソピラミド，プロカインアミドなどによってQT間隔延長を悪化させることがある。
④食事の1時間前から食後2時間の服用をさける。患者の生活環境に合わせて，たとえば9時21時／11時23時と服薬時刻を決めるよう指示する。

副作用の管理とケア──ココに注意！

①骨髄抑制により好中球減少，血小板減少，貧血が現れることがある。
②心疾患又はその既往歴のある患者（心疾患が悪化するおそれがある）。
③QT間隔延長のおそれ又はその既往歴のある患者（QT間隔延長が起こるおそれがある）。
④肝機能障害のある患者（肝機能障害が悪化するおそれがある。また，肝機能障害により本剤の血中濃度が上昇するとの報告がある）。
⑤膵炎又はその既往歴のある患者（膵炎が悪化又は再発するおそれがある）。
⑥高血糖，腫瘍崩壊症候群が起こることがある。
⑦イマチニブに忍容性のない患者（同様の副作用が起こるおそれがある）。
⑧心血管イベント（冠動脈疾患，末梢血管疾患，脳血管疾患）が発症することがあるので，心血管イベントハイリスクあるいは既往のある患者には適切なモニタリングと予防を考慮すること。
⑨B型肝炎ウイルスキャリアまたは既往感染者において，B型肝炎ウイルスの再活性化が現れることがあるので，本剤投与前に肝炎ウイルス感染の有無を確認し適切に処置を行うこと。

本剤を用いる患者さんに必要な指導は？

①**骨髄抑制**：感染予防のために日常生活上の注意点を指導する。また血小板減少も起こるので転倒などにも注意が必要。
②皮疹などの皮膚障害が現れることがある（治療開始後1ヵ月間が多い）ので発現したらすぐに伝えるように指導する。
③体液貯留や間質性肺疾患が起こることもあるので，体重や呼吸困難などの症状に注意する。
④毎日確実に食間に服用するように指導する。

より安全な薬物療法のために──チェックしましょう

☐ 食間に服用しているか？
☐ 感染症や出血の兆候を見逃していないか？
☐ アレルギー症状などの兆候を見逃していないか？
☐ 妊娠している可能性はないか？

【田中淳司】

56 ネダプラチン (NDP)

| 白金製剤 | 注射 |

| 悪心・嘔吐 | 中等度 | アレルギー | 中等度 | 漏出リスク | 炎症性 |

製品名：アクプラ®静注用
メーカー：塩野義

どんな薬？

NDPは，アルコール結合を分子内に有し，生体内において加水分解され活性型アコ錯体を生成し，腫瘍細胞のDNAと結合して抗腫瘍効果を発揮する白金化合物である。

これだけ注意！

① CDDPの腎毒性は軽減できたが，骨髄抑制が強く，なかでも血小板減少が多いとされている。
② CDDP程ではないが，腎毒性もあるので，投与後1,000mL以上の輸液を行う。
③ 骨髄機能を含めた十分な臓器機能（心，肺，肝，腎）を有することを確認する。
④ 積極的に制吐薬の計画的投与を行うことが重要。
⑤ 血管外漏出に注意！

どのがんに使う？

頭頸部がん，小細胞肺がん，非小細胞肺がん，食道がん，膀胱がん，精巣（睾丸）腫瘍，卵巣がん，子宮頸がん

投与禁忌は？

- 重篤な骨髄抑制のある患者
- 重篤な腎障害のある患者
- 本剤又は他の白金を含む薬剤に対し重篤な過敏症の既往歴のある患者
- 妊婦又は妊娠している可能性のある婦人

本剤を用いた特徴的なレジメンは何？

＊臨床的な位置づけは確立していない。他施設で報告のあるレジメン例

がん腫	レジメン名／使用薬剤（略号）／用量	1コースの日程等
食道がん	NDP 90mg/m^2（day 1）＋ 5-FU 800mg/m^2（day 1～5）	1コース4週

どんな副作用が，いつ起こりやすい？

副作用	発生頻度（%）All Grade	Grade 3以上
血小板減少	56.0	28.5
白血球減少	69.8	21.1
悪心・嘔吐	74.9	18.5
食欲不振	69.6	17.5
クレアチニンクリアランス低下	25.2	5.7
BUN上昇	11.4	1.3

投与管理について――ココがポイント！

①アルミニウムと反応して沈殿物を形成し，活性が低下するので，使用にあたってアルミニウムを含む医療器具を用いないこと．
②光及び熱により分解するので，直射日光や高温を避ける．

副作用の管理とケア――ココに注意！

①悪心・嘔吐・食欲不振：催吐リスクは中等度であるが，個人差があり症状が強く出る場合もあるため状況に合わせて制吐薬の使用を検討する．摂取しやすい食事内容の検討やタイミングをみながら少量ずつ摂るようにするなど，食事摂取方法の支援が必要．
②過敏症：投与回数を重ねると過敏症の発現頻度が高まる傾向にある．投与中は患者の様子をよく観察し，皮膚掻痒感，皮膚紅潮，咳嗽，咽頭不快感，呼吸困難，悪心，腹痛，眩暈，冷汗などの症状がみられた場合は投与を中止し適切な処置を行う．
③腎機能障害：腎障害予防のため，本剤投与に引き続き1,000mL以上の補液が必要である．
④脱毛：治療開始2～3週間後より抜け始める．脱毛の程度は個人差があるが，患者背景を考慮した対処方法（ウィッグや帽子等）を情報提供する．治療終了後，時間は要すものの必ず回復してくることを伝える．

本剤を用いる患者さんに必要な指導は？

①過敏症：白金製剤は投与回数を重ねると発現頻度が高まる傾向にあることを説明し，投与中に皮膚掻痒感，皮膚紅潮，咳嗽，咽頭不快感，呼吸困難，悪心，腹痛，眩暈，冷汗などの症状がみられた場合はすぐに伝えるよう指導する．
②血管炎：点滴部位が痛い，赤く腫れてきたなどの症状がみられた場合は血管炎を起こす場合があるため，すぐに伝えるよう指導する．
③骨髄抑制：感染予防行動や日常生活上の注意点を指導する．
④腎機能障害：水分を多めに摂取し尿排泄を促進させるよう声をかけ，尿量減少や手足の浮腫，全身倦怠感など気になる症状がみられた場合は伝えるよう指導する．

より安全な薬物療法のために――チェックしましょう

- □ 白金製剤に対し過敏症の既往はないか？
- □ 何回目の投与であるか？
- □ アレルギー症状やその兆候は見られていないか？
- □ 尿量の減少や，手足の浮腫はないか？

【森田寿絵】

57 ノギテカン塩酸塩（トポテカン）(NGT, TPT)

トポイソメラーゼ阻害薬　注射

悪心・嘔吐 軽度　漏出リスク 炎症性

製品名	ハイカムチン®注射用
メーカー	日本化薬

どんな薬？

DNAと複合体を形成したⅠ型トポイソメラーゼに選択的に結合し，その構造を安定化させ，DNAらせん構造の弛緩阻害とDNAの断片化を引き起こし，細胞死を誘導する。

これだけ注意！

①重度の骨髄抑制が発現することがあるので注意！
②腎障害のある患者への投与に注意！

どのがんに使う？

小細胞肺がん，がん化学療法後に増悪した卵巣がん，小児悪性固形腫瘍，進行又は再発の子宮頸がん

投与禁忌は？

- 重篤な骨髄抑制のある患者
- 重篤な感染症を合併している患者
- 妊婦又は妊娠している可能性のある患者
- 授乳中の患者
- 本剤の成分に対し過敏症の既往歴のある患者

本剤を用いた特徴的なレジメンは何？

がん腫	レジメン名／使用薬剤（略号）／用量	1コースの日程等
小細胞肺がん	NGT 単独：1.0mg/m² 日	1コース 21日（day1～5投与）
卵巣がん	NGT 単独：1.5mg/m² 日	1コース 21日（day1～5投与）
子宮頸がん	NGT（0.75mg/m²）＋ CDDP（50mg/m²）	1コース 21日（NGTはday1～3投与）

どんな副作用が，いつ起こりやすい？

副作用	発生頻度（％） All Grade	Grade 3以上	発現時期
白血球数減少	99.0	67.6	0〜28(日)
好中球数減少	97.9	84.5	0〜28(日)
ヘモグロビン減少	90.8	51.2	0〜28(日)
血小板数減少	84.5	42.5	0〜28(日)
悪心・嘔吐	57.5	8.7	0〜10(日)
食欲不振	57.0	9.2	0〜10(日)

投与管理について──ココがポイント！

① 腎障害（クレアチニンクリアランス 20～39mL/分）患者では，NGT の血漿クリアランスの低下及び血中半減期の延長が起こる恐れがあるので，初回投与量は通常用量の半量とする。
② 腎陰イオン輸送系阻害薬（プロベネシド等）との併用で，NGT の腎クリアランスが低下し，副作用が増強する可能性がある。治療計画の段階で患者の服薬している薬剤を確認しておくことが重要である。
③ 進行又は再発の子宮頸がんにおいて CDDP と併用するケースがあるが，CDDP との併用で殺細胞作用が増強され，骨髄抑制等の副作用が増強する恐れがある。治療計画を確認し，副作用増強のリスク因子をアセスメントしておくことが重要である。

副作用の管理とケア──ココに注意！

① 骨髄抑制：骨髄抑制による重篤な副作用（発熱性好中球減少症，出血等）が起こる恐れがある。投与開始後 7～21 日は血液検査を週 2 回以上実施する等，患者の状態を十分に観察する。異常が認められた場合には，抗菌薬・G-CSF 製剤・血液製剤投与等の適切な処置を行う。なお，腎障害があると副作用が強く現れ，骨髄抑制が増強する恐れがある。腎機能検査データにも注意を払う必要がある。
② 消化管出血：血小板減少に伴って発現した消化管出血による死亡例が報告されている。血小板数をこまめに検査し，腹痛や食欲低下，下血等の自覚症状についても観察を十分に行う。出血による貧血進行を早期に発見できるようヘモグロビン値の変動にも注意する。異常が認められた場合には投与を中止し，適切な処置を行う。
③ 下痢：類薬（CPT-11）において，高度な下痢，腸管穿孔，腸閉塞が現れることが報告されている。NGT では下痢の頻度は高くないが，観察を十分に行い，異常が認められた場合には投与を中止する等，適切な処置を行う。

本剤を用いる患者さんに必要な指導は？

① 骨髄抑制：特に好中球減少は頻度，重症度とも高いため，感染予防のためのセルフケアが重要となる。好中球減少時期を説明し，具体的な感染予防行動（手洗い・含嗽，外出時や受診時のマスク着用，清潔を心がける等）の必要性を指導する。また，発熱時には速やかに受診するよう指導し，適切な処置を受けられるようサポートする。骨髄抑制の遷延によりコース開始が予定通り進まない可能性があり，患者に焦りが生じやすい。患者の思いに寄り添いつつ，安全に治療を行うことの大切さを伝えていく。

より安全な薬物療法のために──チェックしましょう

☐ 治療開始前に腎機能検査データを確認したか？
☐ 併用薬剤を確認したか？
☐ 骨髄抑制に対するセルフケア支援は万全か？

【大倉　泉】

58 パクリタキセル (PTX, TXL)

微小管阻害薬(タキサン) 注射

悪心・嘔吐	軽度	アレルギー	高頻度	漏出リスク	起壊死性
		➔ p.230		➔ p.216	

製品名	タキソール注射液
メーカー	ブリストル
主な後発品名	パクリタキセル注(注射液/点滴静注液)
メーカー	マイラン,日本化薬,ファイザー,沢井,ニプロ,ホスピーラ,サンド

どんな薬?
PTXは特異的に微小管のβ-チューブリンサブユニットに結合する。微小管に結合し安定化させ,脱重合を阻害することで,腫瘍細胞の分裂を阻害する。

これだけ注意!
① 投与中の過敏症状とアルコール不耐症状に注意!
② DTX(タキソテール®)と商品名が類似しているため注意!
③ 起壊死性なので,血管外漏出に注意!
④ 投与継続により,末梢神経障害の頻度が上昇するため注意!

どのがんに使う?
卵巣がん,肺がん,乳がん,胃がん,子宮体がん,頭頸部がん,食道がん,血管肉腫,子宮頸がん,胚細胞腫瘍(精巣腫瘍,卵巣腫瘍,性腺外腫瘍)

投与禁忌は?
- 重篤な骨髄抑制のある患者
- 感染症を合併している患者
- 本剤又はポリオキシエチレンヒマシ油含有製剤(例えばシクロスポリン注射薬等)に対し過敏症の既往歴のある患者
- 妊婦または妊娠している可能性のある婦人
- ジスルフィラム,シアナミド,カルモフール,プロカルバジン塩酸塩を投与中の患者

本薬を用いた特徴的なレジメンは何?

がん腫	レジメン名/使用薬剤(略号)/用量	1コースの日程等
乳がん	weeklyPTX (90mg/m²) + BV (10mg/kg)	1コース28日 (PTX;day 1, 8, 15 BV;day 1, 15)
肺がん	CBDCA (AUC6) + PTX (200mg/m²) + BV (15mg/kg)	1コース21日
卵巣がん	dose-denseTC PTX (80mg/m²) + CBDCA (AUC6)	1コース21日 (PTX;day 1, 8, 15 CBDCA;day 1)
胃がん	RAM (8mg/kg) + PTX (80mg/m²)	1コース28日 (PTX;day 1, 8, 15 RAM;day 1, 15)
食道がん	weeklyPTX (100mg/m²)	1コース49日 PTX;day 1, 8, 15, 22, 29, 36

どんな副作用が,いつ起こりやすい?

*B法の場合

副作用	発生頻度(%) All Grade	Grade 3以上	発現時期
白血球減少	77.9	32.4	0〜28(日)
好中球減少	75.1	31.5	0〜28(日)
末梢神経障害	76.8	5	0〜10(日)
筋肉痛	43.1	0	
関節痛	39.9	0	0〜10(日)
脱毛	92.3	—	0〜5(日)

1. 抗悪性腫瘍薬―ケアに必要なポイントは，これ

投与管理について――ココがポイント！

①PTX 投与時にポリ塩化ビニル製品（PVC）を用いると，可塑剤として製品に含まれる DEHP が溶出する危険性がある。PVC フリーの輸液セットを使用する。
②PTX は希釈によって結晶が析出する可能性がある。投与時には 0.22μm 以下のインラインフィルターを通すこと。
③PTX を希釈した薬液は，表面張力の低下で1滴の大きさが生理食塩液より小さくなり，「20滴 ≒ 1mL」の輸液セットを用いる場合，1mL あたりの滴数が 20 滴以上になる。自然滴下方式で投与する場合は，目標滴数より多めに設定する必要がある。
④PTX は溶解液にアルコールを含むので，中枢神経症状（酒酔い症状）が発現しやすい。投与前には必ずアルコール過敏の有無について問診を行う。
⑤ポリオキシエチレンヒマシ油による重篤な過敏症状の発現を防ぐため，規定の前投薬を行う。

副作用の管理とケア――ココに注意！

①**末梢神経障害**：Glove and stocking 型の感覚神経障害が特徴。DTX よりも PTX で症状が顕著な傾向がある。1回投与量と総投与量に依存して神経障害が発現するが，効果的な薬物療法が未確立のため，持続的な痛みや機能障害に至る前に減量や休薬を検討する。日常生活に不自由がある場合は申し出るよう伝えると共に，二次障害予防のための注意点を指導する。
②**脱毛**：高頻度に発現し，ボディイメージを大きく変えるため，精神的ショックが大きい。治療前から，症状の発現に備える必要がある。脱毛から回復までのサイクルや随伴症状（頭皮のかゆみや痛み），また治療が終了すれば時間は要するものの必ず回復すること，などを伝える。
③**投与時反応**：PTX はアルコールを含む製剤のため，アルコールの影響による心拍数の上昇や不快な気分，また過敏症による顔面紅潮，皮膚紅潮，気分不快等が生じることがある。アルコール不耐症状と過敏症状は類似しており，確実な問診と症状の鑑別を行う必要がある。

本剤を用いる患者さんに必要な指導は？

①**骨髄抑制**：感染予防行動や日常生活上の注意点を指導する。
②**過敏症**：PTX による過敏症発現の可能性がある。投与中は患者の状態に注意すると共に，投与中または後に蕁麻疹や顔面紅潮，動悸など生じた場合はすぐに伝えるよう指導する。
③**含有アルコールについて**：PTX はアルコール含有製剤であるため，治療当日は車の運転を控えるよう指導する。

より安全な薬物療法のために――チェックしましょう

- ☐ アルコール過敏の有無はチェックしたか？
- ☐ 来院時，自分で車を運転してこなかったか？（アルコール含有製剤のため）
- ☐ 過敏症予防の前投薬は済ませているか？
- ☐ アレルギー症状やその兆候を見逃していないか？

【三宅亜矢】

59 パゾパニブ塩酸塩

分子標的治療薬 **経口**

悪心・嘔吐 軽　度

製品名	ヴォトリエント®錠
メーカー	ノバルティス

どんな薬？

パゾパニブは，血管内皮増殖因子受容体や血小板由来増殖因子受容体およびc-KITなどの細胞増殖に関わる複数のチロシンキナーゼを阻害することで，腫瘍の増殖を抑制し抗腫瘍効果を発揮する．一部の悪性軟部腫瘍では直接的な腫瘍増殖抑制作用により抗腫瘍効果を発現する可能性も考えられる．

これだけ注意！
①高頻度に肝機能障害が発現するため注意！
②高頻度に高血圧が発現するため注意！
③食事の影響を受けるため，内服時間に注意！
④代謝酵素CYP3A4が関与するため，併用薬剤・食品等に注意！

どのがんに使う？

悪性軟部腫瘍，根治切除不能または転移性の腎細胞がん

投与禁忌は？

- 本剤に過敏症の既往のある患者
- 妊婦または妊娠している可能性のある婦人

本剤を用いた特徴的なレジメンは何？

がん腫	レジメン名／使用薬剤（略号）／用量	1コースの日程等
悪性軟部腫瘍，腎細胞がん	単剤投与：800mg/日　食事の1時間前又は食後2時間以降に経口投与	患者の状況により減量

＊肝機能検査値異常が発現した場合は，基準を考慮して休薬，減量または中止する．
・3.0×ULN≦ALT≦8.0×ULN：投与継続（Grade 1以下あるいは投与前値に回復するまで1週間毎に肝機能検査を実施）．
・ALT＞8.0×ULN：Grade 1以下あるいは投与前値に回復するまで投与を中断し，投与を再開する場合は，400mgの投与とする．再開後，肝機能検査値異常（ALT＞3.0×ULN）が再発した場合は，投与を中止する．
・ALT＞3.0×ULN，かつ総ビリルビン＞2.0×ULN（直接ビリルビン＞35％）：投与中止（Grade 1以下あるいは投与前値に回復するまで経過を観察）．

どんな副作用が，いつ起こりやすい？

＊腎細胞がん

副作用	発生頻度（%） All Grade	Grade 3以上	発現時期
肝機能障害	AST 25, ALT29	AST 7, ALT12	0　8　15　21　28（週）
高血圧	43	14	0　8　15　21　28（日）
心機能障害（駆出率減少）	2	1未満	0　8　15　21　28（日）不明
QT延長	2	1未満	0　8　15　21　28（日）不明
下痢	58	8	0　8　15　21　28（日）
疲労	49	9	0　8　15　21　28（日）

1. 抗悪性腫瘍薬―ケアに必要なポイントは，これ

投与管理について――ココがポイント！

①自己判断で量を加減・中止すると病状悪化の危険性があり，指示通り飲み続けることが重要である。
②食後に投与した場合，Cmax および AUC が上昇する。食事の影響を避けるため，用量・用法を遵守し食事の1時間以上前，または食後2時間以降で，なるべく一定の時間に内服する。
③代謝酵素 CYP3A4，一部 CYP1A2 及び 2C8 が関与するため，代謝を阻害，誘導する併用薬や食品に注意する。また，プロトンポンプ阻害薬，パクリタキセル，ラパチニブなどの併用も薬物動態に影響を及ぼす可能性があるため，治療前に確認を行う。

副作用の管理とケア――ココに注意！

①高血圧：頻度の高い副作用であり，定期的に血圧を測定し，降圧薬投与など適切な処置を行い血圧コントロールする。また，管理できない重篤な高血圧が現れた場合は休薬を検討する。
②肝機能障害：投与前から定期的に肝機能検査を実施し，倦怠感，黄疸，食欲低下等の症状発現に注意する。
③下痢，悪心：消化器症状は飲食への影響が大きく，脱水や電解質異常，QOL 低下を招く。そのため，早期からコントロールを行う。
④疲労：原因が甲状腺機能障害，電解質異常や心機能障害等の可能性もあるため，早期に異常を発見することが必要である。
⑤手足症候群：手掌や足底の感覚鈍麻・過敏，発赤，痛み，皮膚剥離，水疱など皮膚障害が発現し QOL に影響を与える。重篤な場合は減量・休薬が必要となるため，治療前に予防的な皮膚ケアを指導し発現に備える。
④毛髪変色・脱毛：ボディイメージを変えるため，精神的ショックを与える。そのため，症状について事前に情報提供しておく。

本剤を用いる患者さんに必要な指導は？

①血圧コントロール：自宅でも血圧測定を行い，血圧の値に応じて連絡，来院の指導をする。
②手足症候群：皮膚の観察とケアの方法，発現時の早期連絡，対応について指導する。
③自宅での体調管理：動脈・静脈血栓症，出血など重篤な副作用が起こる危険性がある。そのため，症状発現時は，すぐに連絡・受診することを説明する。
④内服管理：飲み忘れた場合の対応（2回分をまとめて飲まないこと）について指導する。

より安全な薬物療法のために――チェックしましょう

- ☐ 服薬アドヒアランスはどうか？
- ☐ 心機能障害のリスク因子はあるか（アントラサイクリン系抗がん薬や放射線療法の治療歴など）？
- ☐ 代謝を阻害または誘導する薬剤・食品の使用を確認したか？
- ☐ 肝機能障害はないか？

【植西佳奈】

60 パニツムマブ

分子標的治療薬　注射

製品名	ベクティビックス®点滴静注
メーカー	武田

悪心・嘔吐 最小度　アレルギー 要観察　漏出リスク 非壊死性
→p.230

どんな薬？
細胞表面に出現しているEGFRに特異的に結合することにより，細胞増殖のシグナル伝達を阻害するほか，抗体依存性細胞障害（ADCC）により抗腫瘍効果を発揮する。マウスタンパクを含まない完全ヒト型抗体薬である。

これだけ注意！
①皮膚症状が発現しやすいため，症状の予防と悪化防止に注意！
②インフュージョンリアクションの発現に注意！
③投与にあたってはインラインフィルター（0.2または0.22μm）を使用する。

どのがんに使う？
KRAS遺伝子野生型の治癒切除不能な進行・再発の結腸・直腸がん

投与禁忌は？
- パニツムマブの成分に対し重篤な過敏症の既往歴のある患者。

本剤を用いた特徴的なレジメンは何？

がん腫	レジメン名／使用薬剤（略号）／用量	1コースの日程等
結腸・直腸がん	パニツムマブ単剤（6mg/kg）	1コース14日
結腸・直腸がん	FOLFIRI＋パニツムマブ：CPT-11（180mg/m²）＋ℓ-LV（200mg/m²）＋5-FU（bolus400mg/m²，持続静注2,400mg/m²）＋パニツムマブ（6mg/kg）	1コース14日

どんな副作用が，いつ起こりやすい？

＊特定使用成績調査（全例調査）による。

副作用	発生頻度（%）All Grade	Grade 3以上	発現時期
ざ瘡様皮疹	69.5	10.5	0〜28（日）
爪囲炎	24.2	4.3	0〜4（月）
皮膚乾燥	21.7	2.1	0〜4（月）
インフュージョンリアクション	1.5	0.2	0〜4（月）
低マグネシウム血症	16.9	4.0	一定の発現傾向なし
間質性肺疾患	1.3	不明	一定の発現傾向なし

1. 抗悪性腫瘍薬―ケアに必要なポイントは，これ

投与管理について――ココがポイント！

① 半透明～白色の微粒子をわずかに認めることがある。微粒子を除去するため，投与の際には 0.2 または 0.22μm のインラインフィルターを使用する。
② 保存剤を含有していないため，希釈後は 6 時間以内に使用する。やむを得ず希釈後すぐに投与を開始しない場合は冷所保存（2～8℃）し 24 時間以内に投与を開始することが望ましい。
③ 投与の前後には生理食塩液で点滴ラインを洗浄し，パニツムマブと他の薬剤との混合を避ける。
④ 通常は 60 分以上かけて点滴静注するが，1 回投与量が 1,000mg を超える場合は，生理食塩液が約 150mL となるように希釈し，90 分以上かけて点滴静注する。

副作用の管理とケア――ココに注意！

① **皮膚症状**：類似作用薬であるセツキシマブと同様に皮膚症状の管理が重要である（セツキシマブの項参照（p.87））
② **インフュージョンリアクション**：初回投与中または投与終了後 1 時間以内に皮膚紅潮，呼吸苦，掻痒感，咳嗽，悪寒，頭痛などが発現する場合が多いが，2 回目以降にも症状が発現する場合があるため，注意が必要である。症状の早期発見に努めるとともに，発症時は速やかに対応できるよう，治療薬剤や心電図モニター，救急カートの準備などを行う。
③ **間質性肺疾患**：国内の使用成績調査では間質性肺疾患の既往・合併，男性，PS2 以上，高齢（65 歳以上）が，間質性肺疾患発現のリスク因子として報告されている。事前に十分な問診を行うとともに，聴診，定期的な胸部 X 線検査，SpO_2 の測定などを行い早期発見に努める。

本剤を用いる患者さんに必要な指導は？

① **皮膚症状**：類似作用薬であるセツキシマブと同様の指導が必要であるが（セツキシマブの項参照（p.87）），セツキシマブの毎週投与に対してパニツムマブは 2 週間毎の投与であり，外来通院治療の場合，医療者の介入が少なくなる場合が多い。自宅で症状が悪化した際の対応について説明を行うとともに，次回受診までに軟膏類が不足とならないように使用部位や量に合わせた処方が必要である。
② **インフュージョンリアクション**：発現時期，症状について説明し，異常を感じた場合は我慢せず，速やかに医療者に報告するよう指導する。
③ **間質性肺炎**：乾性咳嗽や息切れ，発熱などの自覚症状が出現した場合には医療者に報告するよう指導する。

より安全な薬物療法のために――チェックしましょう

- ☐ インラインフィルターを使用しているか？
- ☐ インフュージョンリアクションの徴候を見逃していないか？
- ☐ 皮膚症状に対して保湿剤，ステロイド外用薬，抗菌薬などの処方がされているか？
- ☐ 間質性肺疾患の危険因子について確認したか？

【松田夕香】

61 ビカルタミド

ホルモン類似薬　経口

悪心・嘔吐　最小度

製品名	カソデックス®錠/OD錠
メーカー	アストラゼネカ

主な後発品名	ビカルタミド錠80mg
メーカー	日医工，共和薬工，富士，テバ，マイラン，ファイザー，サンド ほか

どんな薬？
前立腺がん細胞におけるアンドロゲン受容体に対するアンドロゲンの結合を阻害し，抗腫瘍作用を示す．

これだけ注意！
●重篤な肝機能障害，黄疸が現れることがあるので，定期的な肝機能検査，観察を十分に行う．異常が認められた場合には，投与を中止するなど適切な処置を行う．肝障害のある患者には慎重投与が必要．

どのがんに使う？
前立腺がん

投与禁忌は？
●本剤の成分に対し過敏症の既往歴のある患者
●小児
●女性

本剤を用いた特徴的なレジメンは何？

がん腫	レジメン名／使用薬剤（略号）／用量	1コースの日程等
前立腺がん	ビカルタミド80mg/回	1日1回経口投与（連日）

どんな副作用が，どのくらい起こりやすい？

副作用	発生頻度(%) All Grade	Grade 3以上
乳房の腫脹	5.4	不明
乳房の圧痛	4.9	不明
ほ て り	2.2	不明
勃起力低下	1.1	不明
GOT上昇	4.1	不明
GPT上昇	3.8	不明

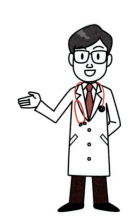

1. 抗悪性腫瘍薬―ケアに必要なポイントは，これ

投与管理について――ココがポイント！

①投与において食前食後の制限はない。
②OD錠は口腔内で崩壊するが，口腔の粘膜から吸収されることはないため，唾液又は水で飲み込むこと。

副作用の管理とケア――ココに注意！

①気になる症状があらわれたときには，医師または薬剤師にすぐに相談すること。とくに以下の症状は重篤な副作用の可能性があるため，注意すべきである。
・全身倦怠感，食欲不振，掻痒感，皮膚や眼球結膜などの黄染（劇症肝炎，肝機能障害，黄疸）
・のどの痛み，発熱，歯茎や鼻からの出血，四肢などの皮下出血（白血球減少，血小板減少）
・発熱，から咳，呼吸困難（間質性肺炎）
・急激な胸の痛みや圧迫感を感じる，冷や汗が出る，息切れがする，足がむくむ（心筋梗塞，心不全）

本剤を用いる患者さんに必要な指導は？

①上記のような副作用症状が発現した場合，使用を中止して，すぐに医師の診療を受けること。
②医師の指示なく服用を中止しないこと。

より安全な薬物療法のために――チェックしましょう

☐ 頻度は少ないが重篤な合併症として，肝機能障害などがあることを忘れない。
☐ ほてり，発汗などホットフラッシュとよばれる，いわゆる更年期障害の症状によく似た症状が現れることがある。

【丸山　覚・篠原信雄】

62 ビノレルビン酒石酸塩 (VNR)

微小管阻害薬（ビンカアルカロイド）　**注射**

製 品 名	ナベルビン®注
メーカー	協和発酵キリン

主な後発品名	ロゼウス®静注液
メーカー	日本化薬

悪心・嘔吐　最小度　　漏出リスク　起壊死性
→ p.216

どんな薬？
有糸分裂微小管の構成蛋白質チュブリンに選択的に作用し、その重合を阻害することにより抗腫瘍効果を示す。

これだけ注意！
①起壊死性なので血管外漏出に注意！
②骨髄抑制が強いので注意！

どのがんに使う？
非小細胞肺がん、手術不能又は再発乳がん

投与禁忌は？
- 骨髄機能低下の著しい患者
- 重篤な感染症を合併している患者
- 本剤及び他のピンカアルカロイド系悪性腫瘍剤の成分に対し重篤な過敏症の既往歴のある患者
- 骨髄内には投与しないこと

本剤を用いた特徴的なレジメンは何？

がん腫	レジメン名／使用薬剤（略号）／用量	1コースの日程等
非小細胞肺がん	CDDP（80mg/m²）＋ VNR（25mg/m²）	1コース21日（CDDP day 1, VNR day1, 8）
非小細胞肺がん	VNR（25mg/m²）	1コース21日（VNR day 1, 8）
乳がん	VNR（25mg/m²）＋ PER（840mg/body）＋ Tmab（8mg/kg（初回））	1コース21日（VNR day 1, 8, PER, Tmab day 1）
乳がん	VNR（25mg/m²）	1コース21日（VNR day 1, 8）

どんな副作用が、いつ起こりやすい？

副作用	発生頻度（%）All Grade	Grade 3以上	発現時期
白血球減少	91.7	63.1	0〜28日
好中球減少	89.5	74.5	0〜28日
貧血	72.5	19.9	0〜28日
静脈炎	14	不明	0〜28日
悪心	64	2	0〜28日

1．抗悪性腫瘍薬―ケアに必要なポイントは，これ

投与管理について――ココがポイント！

①VNRは起壊死性の抗がん薬であり，血管外に漏出すると注射部位に重篤な組織障害を起こすことがあるため，血管選択は慎重に行う。投与中は刺入部に疼痛や違和感がないか自覚症状を確認し，看護師はベッドサイドで発赤や腫脹がないか観察し，異常時すぐに対処できるようにすることが望ましい。自然滴下と特に末梢から投与する場合は，投与直前に血液の逆流を確認し，輸液ポンプは使用せず自然滴下で投与する。

②VNRは血管痛・静脈炎を起こしやすいため，防止目的として予め生理食塩液，5％ブドウ糖液，リンゲル液又は乳酸リンゲル液約50mLに希釈し，開始から10分以内に投与を終了する。投与終了後は速やかに補液等で薬液を十分に洗い流すことが重要。

③他の注射剤と配合した場合，VNRが析出する恐れがあるため，同時に投与しない。

④末梢投与の場合，できるだけ同一血管の連続使用を避けて血管選択を行う。投与に適切な血管が選択できない場合は，CVポートの留置を検討することも必要。

副作用の管理とケア――ココに注意！

①**骨髄抑制**：代表的な副作用で，特に好中球減少が起こりやすい。投与前の白血球数が2,000／m^{3}以上であることを確認する。治療後は7～14日頃に最も減少するため，その時期の感染予防対策を指導する。重度の異常が認められた場合は，減量・休薬を検討。

②**静脈炎（遅発性）**：投与後，数日経ってから血管炎の症状が出ることがあるため，数日間は穿刺部位の疼痛・腫脹がないか観察し，異常があれば連絡するよう指導する。

③**血管外漏出**：早期発見・早期対処が重要であるため，事前に十分説明し協力を得て早期発見に努める。漏出が疑われた場合は，すぐに投与を中止し，迅速に適切な対処を行う。ビンカアルカロイド系薬剤は冷却すると毒性が高まるため，冷罨法をしてはいけない。漏出が起こってしまった場合は患者にとって大きな精神的負担となるため，十分な説明と誠実な対応を心がけ，負担の軽減に努める。

④**便秘（麻痺性イレウス）**：予防のため十分な水分摂取と繊維質の食品摂取を指導する。特に，もともと便秘傾向のある場合は，緩下剤や下剤の使用方法についても指導する。

本剤を用いる患者さんに必要な指導は？

①**骨髄抑制**：感染予防行動や，日常生活上の注意点を指導する。38℃を超える発熱や，熱が持続する場合は連絡するよう指導する。

②**血管外漏出**：点滴中の安静と異常の申告について指導する。

③**静脈炎（遅発性）**：投与後，数日は投与部位を観察し，異常があれば連絡するよう指導する。

より安全な薬物療法のために――チェックしましょう

- ☐ VNR投与後，洗い流すための輸液の確認。
- ☐ 血管選択は適切に行われているか？
- ☐ 穿刺部位に異常はないか？

【熊井正貴・石田加奈子】

63 ビンクリスチン硫酸塩 (VCR, LCR)

微小管阻害薬（ビンカアルカロイド） 注射

製品名	オンコビン®注射用
メーカー	日本化薬

悪心・嘔吐 最小度　漏出リスク 起壊死性

→ p.216

どんな薬？
微小管の重合を阻害することで細胞分裂を抑制し腫瘍増殖を抑え，抗腫瘍効果を発揮する。

これだけ注意！

①神経毒性が特徴的であり，末梢神経障害，便秘・イレウスに注意！
②投与できる上限は1回量2mg/bodyを超えないこと。
③起壊死性薬剤なので血管外漏出に注意！

どのがんに使う？
白血病（急性白血病，慢性白血病の急性転化時を含む），悪性リンパ腫（細網肉腫，リンパ肉腫，ホジキン病）及び小児腫瘍（神経芽腫，ウィルムス腫瘍，横紋筋肉腫，睾丸胎児性癌，血管肉腫等）
（他の抗悪性腫瘍剤との併用療法）多発性骨髄腫，悪性星細胞腫，乏突起膠腫成分を有する神経膠腫，褐色細胞腫

投与禁忌は？
- 本剤の成分に対し重篤な過敏症の既往のある患者
- 脱髄性シャルコー・マリー・トゥース病の患者
- 髄腔内

本剤を用いた特徴的なレジメンは何？

がん腫	レジメン名／使用薬剤（略号）／用量	1コースの日程等
悪性リンパ腫	CHOP療法：CPA 750 mg/m² + DXR 50 mg/m² + VCR 1.4 mg/m² + PSL 100 mg/body	1コース21日

備考：VCRによる末梢神経障害や麻痺性イレウスを発症した場合は減量・中止またはVDS 2.1mg/m²／MAX3mgに変更可。

| ユーイング肉腫 | VAC療法：VCR 1.4mg/m²+DXR 75mg/m²+CPA 1,200mg/m² | 1コース21日 |
| 多発性骨髄腫 | VAD療法：DXR 9 mg/m² + DXA 40 mg + VCR 0.4mg/body（最大2mg/body）Day 1〜4　24時間持続投与 | 1コース28日 |

どんな副作用が，いつ起こりやすい？

副作用	発生頻度(%) All Grade	Grade 3以上	発現時期
便秘	不明	不明	0〜28日
しびれ感	33.2	不明	0〜28日
脱毛	21.9	不明	0〜28日
下肢深部反射減弱・消失	10.7	不明	不明
倦怠感	3.7	不明	不明
四肢疼痛	3.2	不明	不明

投与管理について──ココがポイント！

①1回投与量が2mg/bodyを超えていないか確認する（毒性は用量依存性であり，1回投与量と総投与量に相関するため1回投与量が制限されている）。
②起壊死性薬剤であり，血管外漏出予防対策として，過度の注入圧にならないように輸液ポンプを使用しない。確実な血液の逆流，自然滴下を確認し，少しでも異常があれば速やかに対処する。
③CYP3A4が代謝に関与するため，血中濃度に影響するアゾール系抗菌薬，マクロライド系抗生物質，フェニトイン等との併用に注意する。
④肝代謝であり，肝機能障害の程度により用量調整が必要となる。

副作用の管理とケア──ココに注意！

①末梢神経障害：5～50％未満で発生する。指先の痺れ感が先端から始まり，次第に上行し深部腱反射の低下が症状として現われる。効果的な薬物療法が未確立のため巧緻動作に不便が生じていないか，介助が必要なことはないか確認し，二次障害の予防に注意するよう指導。機能障害に至る前に減量等を検討する。
②便秘：特に便秘には注意が必要であり，重症化すると麻痺性イレウスの危険も伴う。投与後3～10日目がピーク。排便習慣や便秘傾向の有無について情報収集とアセスメントを行い，確実な排便コントロールを行うことが重要。
③脱毛：脱毛は治療2～3週後から始まることや，個人差の説明を行う。頭皮を清潔にし，刺激の少ないシャンプーの選択，ウィッグの紹介を行う。

本剤を用いる患者さんに必要な指導は？

①排便コントロール：便秘傾向が強い場合は緩下剤・下剤を積極的に使用し，排便を図る。
②脱毛：一時的で個人差があること。治療薬の投与が終了すれば一定の期間で回復する可能性があることを説明し，治療前から情報提供。ウィッグ等の準備を指導する。
③末梢神経障害：症状増強が患者のQOL低下につながり，治療効果が得られていても減量や中止が必要な場合もある。不安が増強する可能性もあり，患者の抱える仕事やADLに影響を与えているストレスを理解した上で相談にのり，対処していけるよう支援を行う。
④二次障害予防：「熱い物を持たない。持つ時は鍋掴みを利用する」「包丁の代わりにハサミを使用する」「滑りやすいラグマット等は敷かない」「スリッパではなく靴を履く」等，日常生活上に注意が必要な患者自身が行える方法の具体的な提示を行う。

より安全な薬物療法のために──チェックしましょう

- □ 1回投与量が2mg/body以上になっていないか？
- □ 末梢神経障害による日常生活上の障害はどの程度か確認したか？
- □ 血管外漏出の症状や観察点・注意点を患者に教育したか？
- □ 輸液ポンプは使用していないか？

【日下部　緑】

64 ビンブラスチン硫酸塩(VLB, VBL)

微小管阻害薬（ビンカアルカロイド）　注射

製品名	エクザール®注射用
メーカー	日本化薬

悪心・嘔吐 最小度　　漏出リスク 起壊死性
→ p. 216

どんな薬？
紡錘体を形成している微小管のチュブリンに結合することにより，細胞周期を分裂中期で停止させる．

これだけ注意！
①起壊死性抗がん薬のため血管外漏出に注意！
②静脈内注射にのみ使用し髄腔内には投与しない．

どのがんに使う？
悪性リンパ腫，絨毛性疾患（絨毛癌，破壊胞状奇胎，胞状奇胎），再発または難治性の胚細胞腫瘍（精巣腫瘍，卵巣腫瘍，性腺外腫瘍），ランゲルハンス細胞組織球症，尿路上皮がん

投与禁忌は？
- 本剤に対して重篤な過敏症の既往歴のある患者
- 髄腔内投与

本剤を用いた特徴的なレジメンは何？

がん腫	レジメン名／使用薬剤（略号）／用量	1コースの日程等
ホジキンリンパ腫	ABVD療法：DXR（25mg/m²）＋ BLM（10mg/m²）＋ VLB（6mg/m²）＋ DTIC（375mg/m²）day 1, 15	1コース28日
尿路上皮がん	M-VAC療法：MTX（30mg/m²）＋ VLB（3mg/m²）＋ DXR（30mg/m²）＋ CDDP（70mg/m²）（MTX day 1, 15, 22；VLB day 2, 15, 22 ；DXR ＋ CDDP day 2）	1コース28日
胚細胞腫瘍	VelP療法：CDDP（20mg/m²）＋ IFM（1.2g/m²）＋ VLB（0.11mg/m²）（CDDP と IFM は day 1〜5，VLB は day 1, 2）	1コース21日

どんな副作用が，いつ起こりやすい？

副作用	発生頻度（%） All Grade	Grade 3以上	発現時期
白血球減少	33.3	不明	0　8　15　21　28（日）
神経障害	3.7	不明	0　8　15　21　28（日）
便秘	2.3	不明	0　8　15　21　28（日）

1．抗悪性腫瘍薬―ケアに必要なポイントは，これ

投与管理について――ココがポイント！

① 起壊死性抗がん薬のため投与開始前に開通性の確認を行い，投与中は穿刺部の確認を頻回に行う。
② 保存剤が添加されていないため，調整後はすみやかに使用する。

副作用の管理とケア――ココに注目

① **骨髄抑制**：構造上類似しているビンクリスチン硫酸塩と違い，好中球減少が特徴的で用量規制因子となる。
② **神経毒性**：末梢神経障害や自律神経の障害により便秘や腹痛，イレウスが生じることがあるため，緩下剤を併用し排便の調整をはかる。また白金製剤の抗悪性腫瘍薬との併用で聴覚障害が増強する可能性がある。
③ **間質性肺炎**：類似のビンデシン硫酸塩で報告があるため，咳嗽や労作性呼吸困難が発現したときにはすぐに申し出るように伝える。マイトマイシンCとの併用で呼吸困難および気管支痙攣が発現しやすい。
④ **抗利尿ホルモン不適合分泌症候群（SIADH）**：全身倦怠感や口渇，頻尿などの症状がないか確認し，異常が認められた場合には水分摂取の制限などの対応を行う。
⑤ **併用注意**：ビンブラスチン硫酸塩は肝チトクローム P450 3A により代謝されるため，肝チトクローム P450 3A を阻害するアゾール系抗真菌薬，マクロライド系抗生物質との併用で薬剤の血中濃度が上昇し副作用が増強する。フェニトインとの併用でフェニトインの血中濃度が低下し痙攣が増悪する危険があるため，フェニトインの投与量の調節が望ましい。
⑥ 肝代謝の薬剤のため，肝障害のある患者では本剤の代謝および排泄が遅延し副作用が増強する可能性がある。

本剤を用いる患者さんに必要な指導は？

① **血管外漏出**：投与中は穿刺部位の安静の保持と漏出が疑われる症状を自覚したときはすぐに伝えるよう指導する。
② **感染予防**：継続できる予防行動をともに検討し，日常生活の注意点を指導する。
③ **便秘**：日頃からの排便状況を確認し，排便状況に応じて緩下剤を用いて調整を図る。
④ **末梢神経障害**：どのような症状が発現するかを伝え，症状が発現した際には医療者に伝えるよう指導する。

より安全な薬物療法のために――チェックしましょう

☐ 起壊死性抗がん薬のため血管外漏出の危険因子のアセスメントを行ったか？
☐ 発熱，イレウスなどの緊急受診が必要なときの連絡方法は確認したか？
☐ 末梢神経障害は日常生活に影響を及ぼしていないか？

【栗田いづみ】

65 ブスルファン (BUS)

アルキル化薬　経口/注射

悪心・嘔吐 中等度　漏出リスク 起壊死性
→ p.216

製品名	ブスルフェクス®点滴静注用, マブリン®散
メーカー	大塚（注射剤），大原（経口剤）

どんな薬？
BUSは細胞内に取り込まれた後に，アルキル化によってDNAや蛋白の間に架橋を形成し，細胞分裂を阻害する。

〈点滴静注用の場合〉
① 抗痙攣薬を確実に予防内服するよう注意！
② 投与時間，投与間隔，希釈後の投与終了時間に注意！

どのがんに使う？
注射剤：造血幹細胞移植の前治療，ユーイング肉腫ファミリー腫瘍，神経芽細胞腫における自家造血幹細胞移植の前治療
経口剤：慢性骨髄性白血病を含む慢性増殖性疾患

投与禁忌は？
- 重症感染症を合併している患者
- 本剤の成分に対し重篤な過敏症の既往歴のある患者
- 妊婦又は妊娠している可能性のある患者

本剤を用いた特徴的なレジメンは何？

がん腫	レジメン名／使用薬剤（略号）／用量	1コースの日程等
造血幹細胞移植（骨髄破壊的前処置）	ivBU + CY：BUS(iv) 3.2mg/kg/day × 4days + CPA 60mg/kg/day × 2 days	1コース 6〜7日
造血幹細胞移植（骨髄非破壊的前処置）	FLU+BU2：FLU 25〜30mg/m²/day × 5〜6days+BUS(iv) 3.2mg/kg/day × 2days	1コース 5〜6日

どんな副作用が，いつ起こりやすい？[1]

副作用	発生頻度(%) All Grade	発生頻度(%) Grade 3以上	発現時期
痙攣	10以上	不明	0〜8日
静脈閉塞性肝疾患(VOD)	7.5	不明	不明
口内炎・舌炎	82.8	13.8	
悪心	79.3	34.5	
嘔吐	65.5	10.3	
下痢・軟便	65.5	6.9	

1. 抗悪性腫瘍薬—ケアに必要なポイントは，これ

投与管理について──ココがポイント！

①ブスルフェクス®は6時間毎に1日4回投与される。BUSの含有率が低下するため，希釈調製後は8時間以内に投与を終了する。
②急速静脈内投与の有効性及び安全性が確認されていないため，希釈調製された全量が2時間で点滴静注されるよう，持続注入ポンプを用いることが望ましい。
③結晶が析出するおそれがあるため，他の注射剤との配合又は混注は行わない。
④末梢静脈に投与することにより，漏出による局所組織障害を起こすおそれがあるため，中心静脈カテーテルを留置して投与する。
⑤インラインフィルター又は点滴用セットにフィルターを装着して本剤を投与する場合は，ポリエーテルスルホン製，ポリスルホン製又はポリエステル製のフィルターのものを使用する。
⑥ポリカーボネート製の三方活栓や延長チューブ等を使用した場合，コネクター部分にひび割れが発生し，血液及び薬液漏れ，空気混入等の可能性があるので注意する。
⑦肥満患者（BMIが25以上）では投与量が過多にならないように，標準体重から投与量が換算される。

副作用の管理とケア──ココに注意！

①痙攣：BUSは髄液移行性が高く，抗痙攣薬が予防投与されていない場合は10％以上の患者で痙攣が起こるとの報告がある。そのため，抗痙攣薬の確実な予防投与が重要である。ブスルフェクス®投与後は悪心・嘔吐が発現するため，内服後に嘔吐した場合には注意が必要である。悪心・嘔吐が著しい場合には，抗痙攣薬を静脈注射で投与することを検討する。
②静脈閉塞性肝疾患（VOD）：VODは，造血幹細胞移植時の前治療の合併症として知られ，5〜53％で発生することが報告されている。VODの症状として現れる体重増加，肝腫大又は肝の圧痛，腹水，黄疸等に注意する。
③骨髄抑制：顕著に発現するため，感染予防や貧血，出血に対する注意が必要である。輸血などの支持療法も必要となる。
④脱毛：高頻度に発現し，ボディイメージの変化が大きい。また，発毛遅延が起こることがあり，治療前から頭皮ケアの指導やウィッグの準備をする必要がある。

本剤を用いる患者さんに必要な指導は？

①痙攣：抗痙攣薬を確実に内服できるよう，悪心・嘔吐を我慢しないように指導する。
②骨髄抑制：感染予防行動や日常生活の注意点を指導する。

より安全な薬物療法のために──チェックしましょう

- ☐ 抗痙攣薬を内服しているか？
- ☐ 感染兆候はないか？
- ☐ 全身臓器機能は保たれているか？

【塚越真由美】

66 フルオロウラシル (5-FU)

代謝拮抗薬　経口／注射（静注・動注）
悪心・嘔吐　軽度　漏出リスク　炎症性

製品名	5-FU注／錠
メーカー	協和キリン
主な後発品名	フルオロウラシル
メーカー	東和

どんな薬？
DNAの合成に必要な物質のウラシルの代わりに腫瘍細胞内に取り込まれ，合成を阻害し抗腫瘍効果を発揮する。またRNAの形成を阻害する機序もある。
UFT，S-1，CAPEはすべて5-FUのプロドラッグ。最終的な有効成分はすべて5-FUである。

これだけ注意！
①炎症性抗がん薬なので，血管外漏出に注意が必要！
②レジメンにより投与方法，投与経路が違うため注意！
③レジメンにより投与間隔，休薬期間が異なるため注意！

どのがんに使う？
胃がん，肝がん，結腸・直腸がん，乳がん，膵がん，子宮頸がん，子宮体がん，卵巣がん　食道がん，肺がん，頭頸部腫瘍，皮膚悪性腫瘍

投与禁忌は？
- 本剤の成分に対し重篤な過敏症の既往歴のある患者
- テガフール・ギメラシル・オテラシルカリウム配合剤投与中の患者及び投与中止後7日以内の患者

本剤を用いた特徴的なレジメンは何？

がん腫	レジメン名／使用薬剤（略号）／用量	1コースの日程等
結腸・直腸がん	mFOLFOX6療法：L-OHP 85mg/m² + ℓ-LV 200mg/m²同時併用 + 5-FU 400mg/m² (bolus) + 5-FU 2,400mg/m² (46時間持続静注)	1コース14日
結腸・直腸がん	FOLFIRI療法：CPT-11:150mg/m² + ℓ-LV 200mg/m²同時併用 + 5-FU 400mg/m² (bolus) + 5-FU 2,400mg/m² (46時間持続静注)	1コース14日

＊BV，Cmab，Pmabが，上記レジメンとの併用で使用される。

膵臓がん	FOLFIRINOX療法：L-OHP 85mg/m² + CPT-11 180mg/m² + ℓ-LV 400mg/m² + 5-FU 400mg/m² (bolus) + 5-FU 2,400mg/m² (46時間持続静注)	1コース14日
食道がん	FP療法（例）：CDDP 80mg/m² (Day 1) + 5-FU 800mg/m² 24時間持続投与 (Day 1～Day 5)	
乳がん	FEC療法：5-FU 500mg/m² + EPI 100mg/m² + CPA 500mg/m² その他，RPMI療法などがある。	1コース21日

どんな副作用が，いつ起こりやすい？
＊FOLFOX6の場合（発現時期は目安であり，患者により異なる）

副作用	発生頻度(%) All Grade	Grade 3以上	発現時期
下痢・軟便	12.3	不明	0　8　15　21　28　35(日)
白血球減少	7.9	不明	0　8　15　21　28(日)
悪心・嘔吐	8.2	不明	0　8　15　21　28(日)
口内炎	6.7	不明	0　8　15　21　28(日)
色素沈着	4.8	不明	0　8　15　21　28　35(日)

1．抗悪性腫瘍薬—ケアに必要なポイントは，これ

投与管理について——ココがポイント！

①静注の場合，急速静注と持続静注があり，レジメンによっては2つの方法を組み合わせているものもあり投与方法に注意。
②レジメンによって投与量，投与方法，投与間隔や休薬期間が違うため注意。
③S-1投与中止後7日以上経過しているか注意。
④FOLFIRINOX療法を行う場合に投与可能な好中球・血小板の数値条件がある。また血液データや副作用症状による減量基準及び減量時の投与量があり注意が必要。

副作用の管理とケア——ココに注意！

①骨髄機能抑制，激しい下痢等の重篤な副作用が起こることがあるので，定期的（特に投与初期は頻回）に血液検査，肝機能・腎機能検査を行うなど患者の状態を十分に観察する。状況に応じて減量，休薬等の適切な処置が必要となる。
②手足症候群：手掌・足蹠の色素沈着，紅斑，疼痛性発赤腫脹，知覚過敏などが発現することがある。予防的に早期から保湿などのケアを開始することが重要となる。患者の皮膚の変化を把握し症状に合わせたアドバイスを行う必要がある。
③味覚障害：フルオロウラシルは，亜鉛キレート能をもち，亜鉛の吸収を悪くし，味細胞の消失や変性をきたし味覚障害が生じることがある。食事の工夫や必要に応じて亜鉛補充などを検討する。
④急速静注では骨髄抑制が強く発現するのに対して，持続静注では下痢や粘膜刺激症状が発現するため，投与方法によって副作用症状に違いのあることを理解して管理する。
⑤フルオロウラシルの異化代謝酵素であるジヒドロピリミジンデヒドロゲナーゼ（DPD）欠損等の患者がまれに存在し，このような患者にフルオロウラシル系薬剤を投与した場合，投与初期に重篤な副作用（口内炎，下痢，血液障害，神経障害等）が発現するとの報告があり，注意して観察する。
⑥頻度は少ないが，白質脳症，高アンモニア血症，急性膵炎などの症状が発現することもあるため注意して観察する。

本剤を用いる患者さんに必要な指導は？

①骨髄抑制：感染予防行動や日常生活上の注意点を指導する。
②ほとんどの場合は他剤と併用するため，それぞれの薬剤の副作用について十分な説明とセルフモニタリングについて指導する。
③炎症性抗がん薬なので血管外漏出に注意するように説明する。

より安全な薬物療法のために——チェックしましょう

☐ 投与量，投与間隔，投与方法は間違いないか？
☐ 併用薬剤により特徴的な副作用症状があるため確認（蓄積毒性はないか？）。

【中野政子】

67 フルタミド

ホルモン類似薬	経口

悪心・嘔吐	軽 度

製品名	オダイン®錠
メーカー	日本化薬

主な後発品名	フルタミド錠
メーカー	ファイザー，日本ジェネリック，ヤクルト，小林化工，マイラン

どんな薬？
前立腺細胞におけるアンドロゲン受容体に対するアンドロゲンの結合を阻害し，抗腫瘍作用を示す。

これだけ注意！
①劇症肝炎等の重篤な肝障害による死亡例が報告されているので，定期的（少なくとも1ヵ月に1回）に肝機能検査を行うなど，患者の状態を十分に観察すること。
②異常が認められた場合には投与を中止し，適切な処置を行うこと。

どのがんに使う？
前立腺がん

投与禁忌は？
- 肝障害のある患者
- 本剤の成分に対し過敏症の既往歴のある患者

本剤を用いた特徴的なレジメンは何？

がん腫	レジメン名／使用薬剤（略号）／用量	1コースの日程等
前立腺がん	フルタミド125mg/回（本剤1錠）	1日3回，食後に経口投与（連日）

どんな副作用が，いつ起こりやすい？

副作用	発生頻度(%) All Grade	Grade 3以上	発現時期
GOT上昇	13.2	不明	0〜32(週)
GPT上昇	13.2	不明	0〜32(週)
女性型乳房	2.9	不明	0〜28(日) 不明
食欲不振	2.0	不明	0〜28(日) 不明

投与管理について──ココがポイント！

①コップ1杯程度の水またはぬるま湯で服用する。
②光と湿気を避けて室温（1～30℃）で，子供の手の届かないところに保管すること。

副作用の管理とケア──ココに注意！

①肝障害について
  ・早期発見のために，月に1回以上肝機能の定期的検査を実施する必要がある。得られた検査結果はすぐにチェックし，異常が認められた場合には速やかに対処する。
  ・定期的に問診を行い，自覚症状がある場合には必ず速やかに肝機能検査を行う。
  ・服薬指導を徹底し，患者の理解を促すことも大切。
②食欲不振，悪心・嘔吐，全身倦怠感，瘙痒，発疹，黄疸といった症状があらわれたときには，医師または薬剤師にすぐに相談すること。
③肝障害の治療としては，まず起因薬物である本剤の服用をただちに中止する。安静にし，適切な食事療法と薬物療法を行う。薬物療法としては肝庇護薬，ウルソデオキシコール酸，ステロイド療法などが使われている。

本剤を用いる患者さんに必要な指導は？

①患者に上記のような肝障害の症状を理解していただき，万一自覚症状がでた場合には本剤の服用を中止し，速やかに医師または薬剤師に相談するよう指導すること。
②その他，頻度は少ないが重篤な副作用として間質性肺炎や虚血性心疾患がある。以下の症状が現れたときには，同様に服薬中止，相談の指導が必要である。
  ・頭痛，息苦しい，発熱，から咳（間質性肺炎）
  ・急激な胸の痛みや圧迫感を感じる，冷や汗が出る，息切れがする（心筋梗塞，心不全）
③医師の指示なく服用を中止しないこと。
④本剤の成分が尿中に排泄されるため，尿の色がこはく色（半透明の黄色，黄褐色）や黄緑色になることがあるが，肝機能が低下したときにも尿の着色があるので，自身では判断せず，医師・薬剤師などにすぐに相談すること。

より安全な薬物療法のために──チェックしましょう

- ☐ 肝障害については定期検査と服薬指導による早期発見が重要。
- ☐ ワルファリンの抗凝固作用を増強するとの報告があり，併用禁忌ではないが慎重投与が必要。
- ☐ ほてり，発汗などホットフラッシュとよばれる，いわゆる更年期障害の症状によく似た症状が現れることがある。

【丸山　覚・篠原信雄】

68 フルダラビンリン酸エステル (FLU, FL, F-ara-AMP, FAMP)

代謝拮抗薬 　経口／注射

悪心・嘔吐 最小度　　漏出リスク 非壊死性

製品名	フルダラ®錠／フルダラ®静注用
メーカー	サノフィ

どんな薬?

2F-ara-A に代謝され腫瘍細胞内に取りこまれた後，2F-ara-ATP に変換され，DNA，RNA の合成を阻害するプロドラッグである[1]。
注射剤と経口剤の2剤形があり，どちらも使用可能である。造血幹細胞移植の前処置としては，点滴薬のみの適応となる。
慢性リンパ性白血病や，悪性リンパ腫ではどちらも適応であり，単剤投与されることが多い。

これだけ注意!
① 免疫抑制作用が強く，リンパ球減少が遅延するため日和見感染症に注意！
② 腎機能障害時には減量をする。
③ 間質性肺炎および自己免疫性溶血性貧血に注意！

どのがんに使う?

静注剤：貧血又は血小板減少症を伴う慢性リンパ性白血病，再発又は難治性の低悪性度 B 細胞性非ホジキンリンパ腫・マントル細胞リンパ腫，同種造血幹細胞移植の前治療
経口剤：再発又は難治性の低悪性度 B 細胞性非ホジキンリンパ腫・マントル細胞リンパ腫，貧血又は血小板減少症を伴う慢性リンパ性白血病

投与禁忌は?

- 重篤な腎障害のある患者
- ペントスタチン投与中の患者
- FLU により溶血性貧血を起こした患者
- 重篤感染症を合併している患者

本剤を用いた特徴的なレジメンは何?

がん腫	レジメン名／使用薬剤（略号）／用量	1コースの日程等
〈経口剤〉低悪性度 B 細胞性非ホジキンリンパ腫，マントル細胞リンパ腫，慢性リンパ性白血病	FLU 40mg/m²/回　1日1回5日間連投後23日間休薬	1コース28日（計6コース）
〈注射剤〉慢性リンパ性白血病，低悪性度 B 細胞性非ホジキンリンパ腫，マントル細胞リンパ腫	FLU 20mg/m²/日　5日間連日点滴静注（約30分）後，23日間休薬	1コース28日
同種造血幹細胞移植の前治療	FLU 30mg/m²/日　6日間連日点滴静注（約30分）	

どんな副作用が，いつ起こりやすい?

副作用	発生頻度(%) All Grade	発生頻度(%) Grade 3 以上
白血球減少症	83.0	23.4
好中球減少症	61.7	21.2
血小板減少	27.7	10.7
感染症	36.2	10.6
ヘモグロビン減少	38.3	4.3

1．抗悪性腫瘍薬―ケアに必要なポイントは，これ

投与管理について――ココがポイント！

①注射剤は，標準用量 20mg/m²/ 日に対して，生理食塩液で 100mL 以上に希釈して投与する。
②慢性リンパ性白血病では，一般的に FLU 単独で使用される。
③同種造血幹細胞移植の前治療として，骨髄非破壊的移植（ミニ移植）に用いられる。その場合，他の抗悪性腫瘍薬や全身放射線照射と併用される。

副作用の管理とケア――ココに注意！

①骨髄抑制とそれに伴う感染症の発症に注意する。重篤化するケースは少ないが使用が長期間にわたると副作用が強くあらわれ，遷延性に推移する場合がある。
②遅延性のリンパ球減少（特に CD4 陽性リンパ球の減少）により重症の免疫不全が増悪または発現する可能性があるため，特にカンジダ等の真菌やサイトメガロウイルス等のウイルス，ニューモシスチス・カリニ等による重症日和見感染には注意が必要である。
③腫瘍量が多い場合は腫瘍崩壊症候群があらわれることがある。高尿酸血症，高リン酸血症，低カルシウム血症，代謝性アシドーシス，高カリウム血症，血尿及び腎不全を伴うことがあるので，合併症の危険性のある患者では予防措置を講じるとともに，尿量や性状，全身状態を注意深く観察する。
④致命的な自己免疫性溶血性貧血があらわれることがあるので，急激な溶血を認めた際には，輸血（放射線照射血）や副腎皮質ホルモン剤の投与を行う。
⑤造血幹細胞移植で用いる場合，免疫抑制作用は強力だが，他の毒性は少ないため，高齢者や臓器障害を有する患者も適応となる。高齢者へのケアや臓器障害による合併症に注意する必要がある。

本剤を用いる患者さんに必要な指導は？

①この薬剤には強い免疫抑制作用があるため，慢性リンパ性白血病と非ホジキンリンパ腫などで外来治療を行う場合は，感染予防行動，日常生活における注意点，発熱などの感染兆候が発現した場合の対処方法について必ず説明する。
②頻度はまれであるが，間質性肺炎を発症することがある。発症すると重篤となる場合もあるため，呼吸困難，咳嗽などの呼吸器症状に注意する。
③自己免疫性溶血性貧血に早期対応するため，だるさ，動悸，息切れ，めまい，頭痛などの症状発現時には，受診するように説明する。
④経口剤の場合は，医師の指示通りの用法・用量で服用する。飲み忘れた場合の対処も指導する。

より安全な薬物療法のために――チェックしましょう

- ☐ 骨髄機能のデータはチェックしたか（白血球数＞1,500/μL，好中球数≧1,200/μL，血小板数≧75,000/μL が必要）？
- ☐ 腎機能障害はないか？
- ☐ 肝機能障害はないか？

【藤井恵美】

69 フルベストラント

ホルモン類似薬　注射（筋注）

悪心・嘔吐　最小度

製品名	フェソロデックス®筋注
メーカー	アストラゼネカ

どんな薬？
エストロゲン受容体へのエストラジオールの結合を競合的に阻害することで抗エストロゲン作用を示し，エストロゲン感受性乳がんに対して増殖を抑制する。

これだけ注意！
① 注射部位反応（硬結，疼痛，出血，血腫，膿瘍等）の頻度が高いので，継続して治療するには注射部位反応を最小限に抑えることが重要。
② 1回の投与で左右の臀部に1筒ずつ投与し，2筒を片側の臀部に投与しないよう注意！
③ 注射は1～2分かけて緩徐に行うことが望ましい。
④ 同一部位への反復注射は行わないよう注意！

どのがんに使う？
閉経後乳がん

投与禁忌は？
- 妊婦または妊娠している可能性のある婦人
- 授乳婦
- 本剤の成分に対し過敏症の既往のある患者

本剤を用いた特徴的なレジメンは何？

がん腫	レジメン名／使用薬剤（略号）／用量	1コースの日程等
乳がん	フルベストラント（左右の臀部に1筒ずつ）	初回，2週後，4週後，以後4週毎

どんな副作用が，どのくらい起こりやすい？

副作用	頻度（％）All Grade
注射部位疼痛	28.6
注射部位硬結	23.2
ほてり	14.3

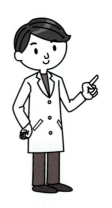

1．抗悪性腫瘍薬―ケアに必要なポイントは，これ

投与管理について――ココがポイント！

① 筋肉内投与を行う。筋肉は皮下に比べて血管に富んでいるため薬液の吸収速度が皮下注射より早く，また，多くの薬液を注入できる。
② 血管・神経の損傷を最も回避しやすいことから中殿筋への投与が第一選択として推奨されている。中殿筋の代表的な位置確認方法としては上前腸骨棘と上後腸骨棘を結ぶ線上の外前1/3の部位（クラークの点）がある。その他にもホッホシュテッターの部位や四分三分法の点などの確認方法がある。
③ 腹臥位または側臥位で投与する。腹臥位では足のつま先を内側に向けることで，中殿筋を弛緩させることができ，薬液の注入が容易になる。投与中は患者が安楽に過ごせるように体位を整え，不必要な露出は避け，プライバシーに配慮する。
④ 冷所保存の薬剤であり，冷感による刺激で疼痛が生じやすくなるため，投与前に室温程度に温めてから投与する。

副作用の管理とケア――ココに注意！

① 注射施行時の血管損傷や神経損傷を起こす危険性があるため，刺入時には薬剤注入前に必ず血液の逆流がないかを確認する。また注射施行時は患者への電撃痛や知覚麻痺・痺れがないかを確認しながら行う。
② 薬液が筋肉内までに到達せず皮下組織に注入された場合，疼痛や硬結などの皮下組織障害が出ることがあるため，体格を考慮に入れた皮下組織厚のアセスメントを行って，必要があればカテラン針の使用を検討する。
③ 投与時迷走神経反射を起こすことがあるため，投与中の気分不快等がないか声掛けしながら実施する。また過度の緊張を避けるように適宜声掛け・会話しながら投与を行う。
④ 投与終了後，患者の気分不快がないか，注射部位の出血や発赤・硬結などの有無，下肢の脱力の有無を観察する。

本剤を用いる患者さんに必要な指導は？

① 注射部位は揉まないこと，また注射部位の疼痛や発赤・腫脹がないかを観察するように指導する。
② 肺塞栓症や血栓性静脈炎が報告されているため，激しい胸の痛みや息苦しさ，足の激しい痛みや腫れなどが生じた場合には医師に伝えるように指導する。

より安全な薬物療法のために――チェックしましょう

- ☐ ホルモン受容体陽性を確認したか？
- ☐ 投与部位の中殿筋の正しい位置を触診で確認したか？
- ☐ 視診・触診を行って注射部位の皮下組織厚をアセスメントしたか？
- ☐ 投与後の気分不快や注射部位の異常がないか？

【熊井正貴・大谷美紀】

70 ブレオマイシン塩酸塩(BLM)

製品名	ブレオ®注射用
メーカー	日本化薬

抗腫瘍性抗生物質　注射（静注，筋注，動注・皮下注）

悪心・嘔吐　最小度　　アレルギー　高頻度　　漏出リスク　非壊死性

→ p.230

どんな薬？
DNA合成阻害及びDNA鎖切断作用により抗がん作用を示す。

これだけ注意！
①総投与量は300mg（力価）を超えないよう注意！
②重篤な肺症状の出現に注意！

どのがんに使う？
皮膚がん，頭頸部がん（上顎がん，舌がん，口唇がん，咽頭がん，喉頭がん，口腔がん等），肺がん（特に原発性及び転移性扁平上皮がん），食道がん，悪性リンパ腫，子宮頸がん，神経膠腫，甲状腺がん，胚細胞腫瘍（精巣腫瘍，卵巣腫瘍，性腺外腫瘍）

投与禁忌は？
- 重篤な肺機能障害，胸部レントゲン写真上びまん性の線維化病変及び著明な病変を呈する患者
- 本剤の成分及び類似化合物（ペプロマイシン）に対する過敏症の既往歴のある患者
- 重篤な腎機能障害のある患者
- 重篤な心疾患のある患者
- 胸部及びその周辺部への放射線照射を受けている患者

本剤を用いた特徴的なレジメンは何？

がん腫	レジメン名／使用薬剤（略号）／用量	1コースの日程等
胚細胞腫瘍	BEP療法：CDDP (20mg/m^2) + ETP (100mg/m^2) + BLM (30mg/Body)	1コース21日
悪性リンパ腫	ABVD療法：DXR (25mg/m^2) + BLM (10mg/m^2) + VLB (6mg/m^2) + DTIC (375mg/m^2)	1コース28日 (day 1, 15投与)

どんな副作用が，いつ起こりやすい？

副作用	発生頻度(%) All Grade	Grade 3以上	発現時期
肺症状	10.2	不明	0〜4(月)
皮膚の硬化・色素沈着	40.6	不明	0〜28(日)
発熱・悪寒	39.8	不明	0〜5(日)
脱毛	29.5	—	0〜28(日)
食欲不振・体重減少	28.7	不明	0〜10(日)
全身倦怠感	16.0	—	0〜10(日)

1．抗悪性腫瘍薬—ケアに必要なポイントは，これ

投与管理について——ココがポイント！

① 静脈内投与により血管痛を起こすことがあるので，注射濃度，注射速度に十分注意する。静脈内に投与する場合には，できるだけ緩徐に投与する。
② 筋肉内投与により注射部位の硬結をきたすことがある。同一部位への反復注射は行わない。
③ 総投与量は 300mg（力価）を超えないようにする（胚細胞腫瘍に対する BEP 療法においては 360mg 以下）。治療計画の段階で過去の治療歴，投与量を確認する。

副作用の管理とケア——ココに注意！

① **間質性肺炎・肺線維症**：BLM 投与患者の約 10％に現れる。総投与量の増加に伴い間質性肺炎・肺線維症の発現率が増加するので，総投与量の厳守が重要である。肺の疾患を有する患者の場合，総投与量 150mg（力価）以下でも発現頻度が高いので注意する。また，高齢者ほどその発現率は高く，重篤となる場合が多いので，60 歳以上の患者に投与する場合は減量し，慎重に投与する。治療中は定期的な胸部 X 線検査及び肺機能検査に加え，自覚症状や聴診上の異常がないか十分観察する。
② **発熱**：投与後 4〜5 時間あるいはさらに遅れて発現することがある。発熱と 1 回投与量との間には用量反応性があり，発熱が強い場合は投与量の減量，投与間隔の短縮，BLM 投与前後に抗ヒスタミン薬，解熱薬を投与する等，適切な処置を行う。
③ **ショック**：呼吸困難，冷汗，徐脈，血圧低下等のショック症状を起こすことがある。観察を十分に行い，異常が認められた場合には投与を中止し，適切な処置を行う。悪性リンパ腫の患者において初回と 2 回目の投与時に発現することが多いので，初回及び 2 回目の投与量を 5mg（力価）以下の量で開始し，ショック症状が起こらないことを確かめた後に通常の用量に増量する。
④ **皮膚症状**：発疹，皮膚の硬化，掻痒，色素沈着，爪の変形及び変色等をきたすことがある。強い掻痒により掻破して湿疹化することが多い。皮膚症状は日常生活にも影響するため，皮膚科医師と連携を図り，苦痛を緩和するよう支援する。

本剤を用いる患者さんに必要な指導は？

① **間質性肺炎・肺線維症**：発熱・急激に生じる乾性咳嗽・運動時（労作性）の呼吸困難等の自覚症状に注意を払うよう説明し，症状が発現した場合は速やかに受診するよう伝える。
② **皮膚症状**：治療開始とともに，スキンケア（保清・保湿・保護）に取り組むよう指導する。

より安全な薬物療法のために——チェックしましょう

- □ 総投与量が 300mg を超えていないか？
- □ 肺症状と思われる症状はないか？
- □ 皮膚症状予防に対するセルフケア支援を行ったか？

【大倉　泉】

71 プレドニゾロン (PSL)

ホルモン類似薬	経口/注射 （静注・筋注・髄注）
悪心・嘔吐 なし	漏出リスク 非壊死性

製品名	プレドニン®錠／水溶性プレドニン
メーカー	塩野義
主な後発品名	プレドニゾロン
メーカー	旭化成，ヘキサル，武田，マイラン，ニプロ，東和，陽進堂，杏林，丸石

どんな薬？
ステロイドに分類される。合成糖質副腎皮質ホルモンで，抗炎症作用，抗アレルギー作用，免疫抑制作用のほか，広範囲にわたる作用を有する。

これだけ注意！
①感染症の増悪が現れる可能性があるため観察を十分行う。
②糖尿病，消化管潰瘍，精神変調，骨粗鬆症，血栓症の発現や悪化の可能性があるため，既応歴の確認を行う。

どのがんに使う？
白血病（急性白血病，慢性骨髄性白血病の急性転化，慢性リンパ性白血病）（皮膚白血病を含む）悪性リンパ腫（リンパ肉腫症，細網肉腫症，ホジキン病，皮膚細網症，菌状息肉症）及び類似疾患（近縁疾患），好酸性肉芽種，多発性骨髄腫，乳癌の再発転移，前立腺癌（ほかの療法が無効な場合）

投与禁忌は？
● 本剤の成分に対し過敏症の既往歴のある患者

本剤を用いた特徴的なレジメンは何？

がん腫	レジメン名／使用薬剤（略号）／用量	1コースの日程等
前立腺がん	DP療法：DTX 70mg/m² + PSL 10mg/day	1コース21日
悪性リンパ腫	CHOP療法：RIT 375mg/m² + CPA 750mg/m² + DXR 50mg/m² + VCR 1.4mg/m² + PSL 100mg/body	1コース21日
白血病	ALL 202療法：VCR 1.3mg/m² + DNR 60mg/m² + CPA 1,200mg/m² + PSL	アスパラギナーゼ3,000単位/m²，day 8から3日毎，day 15から1日毎

どんな副作用が，どのくらい起こりやすい？

副作用	発生頻度(%)All Grade
満月様顔貌	4.78
白血球減少	2.00
血圧上昇	1.91
糖尿病	1.00
不眠	0.91
アクネ	0.70

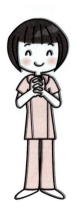

投与管理について――ココがポイント！

①主に血液疾患の治療薬として抗悪性腫瘍薬のレジメンの一部で使用される。
②投与量や投与スケジュール，漸減・中止方法等は関連学会のガイドライン等最新の情報を参考に投与することが必要。
③副腎皮質でのステロイドホルモンの分泌能が抑制されるため，長期投与後には副腎皮質の萎縮による機能低下が起こる。したがって連用後，投与を急に中止すると，時に発熱，頭痛，食欲不振，脱力感，筋肉痛，関節痛，ショックなどの離脱症状が現れることがあるので，投与を中止する場合には徐々に減量するなど慎重に行う必要がある。漸減スケジュールの確認が必要。
④内服薬の場合，治療によっては，1回内服の錠数が多い場合がある。指示量が確実に内服できているか確認し，過少・過剰内服などないように注意することが必要。

副作用の管理とケア――ココに注意！

①糖尿病の既往もしくはステロイド性糖尿病など，糖新生作用などにより血糖が上昇する可能性があるため，血糖値推移や高血糖に伴う（口渇，多尿など）の症状に注意することが必要。
②消化管潰瘍や骨粗鬆症などの発現に注意し適宜予防薬剤などの投与が検討されているか確認する。
③B型肝炎ウイルスキャリアの患者において，B型肝炎ウイルスの増殖による肝炎が現れることがある。投与中，投与後の肝機能検査値や肝炎ウイルスマーカーのモニタリングを行うなどB型肝炎ウイルス増殖の兆候や症状に注意が必要。
④長期または大量投与中の患者または投与中止後6ヵ月以内の患者では免疫機能が低下していることがあり，生ワクチンの摂取によりワクチン由来の感染を増強または持続させるおそれがあるので，生ワクチンを接種しないよう指導する。
⑤満月様顔貌，発熱，全身倦怠感，吐気，嘔吐，頭痛，腹痛，関節痛，下痢等の副作用症状があることを説明する。

本剤を用いる患者さんに必要な指導は？

①免疫抑制により感染症の増悪等に注意が必要であり，感染予防行動を確実に行うよう指導する。
②自己判断での服用中止や漸減などにより離脱症状が起こる場合がある。確実な内服を行い，医師の指示通りに内服することの重要性を説明する。
③ステロイドによる気分高揚などがみられ，夜間不眠になっていないか，生活リズムを整え夜間入眠できない場合は知らせるよう説明し，必要に応じ睡眠導入剤などの使用を相談する。

より安全な薬物療法のために――チェックしましょう

☐ 医師の指示通りの投与量か？
☐ 感染予防は行えているか？

【日下部　緑】

72 ブレンツキシマブ ベドチン

製品名	アドセトリス®点滴静注用
メーカー	武田

分子標的治療薬　**注射**

悪心・嘔吐　軽度　　アレルギー　高頻度　　漏出リスク　非壊死性

→ p.230

どんな薬？

ブレンツキシマブは抗 CD30 モノクローナル抗体に微小管阻害薬のモノメチルアウリスタチン E（MMAE）が結合した分子標的治療薬である。腫瘍表面の CD30 に結合し，細胞内へ取り込まれ，モノメチルアウリスタチン E を放出することで微小管形成を阻害し腫瘍細胞の増殖を阻害する。

これだけ注意！
① 本剤は CYP3A4 で代謝されるために，種々の薬物との相互作用に注意！
② 肝障害，腎障害を有する患者では副作用が発現し易いので注意！
③ 投与時のインフュージョンリアクションに注意！
④ 経過中の感染症発症に注意！

どのがんに使う？

再発・難治性の CD30 陽性ホジキンリンパ腫および再発・難治性の CD30 陽性未分化大細胞リンパ腫

投与禁忌は？

- 本剤の成分に対し過敏症の既往歴のある患者
- ブレオマイシンを投与中の患者（肺毒性の頻度が上昇する）

本剤を用いた特徴的なレジメンは何？

がん腫	レジメン名／使用薬剤（略号）／用量	1 コースの日程等
ホジキンリンパ腫 未分化大細胞リンパ腫	1.8mg/kg／回	3 週間毎に点滴静注

どんな副作用が，いつ起こりやすい？

副作用	発生頻度（％）All Grade	Grade 3 以上	発現時期
末梢神経障害	42	8	0〜4（月）
好中球減少	21	20	一定の発現傾向なし（0〜28 日）
感染症	17	10	一定の発現傾向なし（0〜28 日）
関節痛	12	0	一定の発現傾向なし（0〜28 日）
インフュージョンリアクション	11	不明	0〜28 日

投与管理について——ココがポイント！

①CYP3A4阻害薬（アゾール系抗真菌薬，マクロライド系抗菌薬等）を併用するとMMAEの血中濃度が上昇するため，併用薬剤には注意する。

②1バイアルに日局注射用水10.5mLを加え，泡立てないように静かに混和する（濃度5mg/mL）。必要量を抜き取り，最終濃度が0.4～1.2mg/mLとなるように日局生理食塩水又は5％ブドウ糖注射液で希釈する。静かに回転させて混和する。

③本薬剤は用事調整し，他剤と混和しないで30分以上かけて点滴静注する。

副作用の管理とケア——ココに注意！

①抗体医薬としてインフュージョンリアクションが生じることがある（海外第Ⅱ相試験で11％）。前投薬を行い，治療中に悪心，悪寒，呼吸苦，掻痒などが生じた時は，投与を中止しステロイド投与等を検討する。

②本剤は治療効果が得られている状態では，反復投与が行われる。このため，副作用については，投与初期の急性毒性を除いて発現時期が一定しない。

③MMAEによる末梢神経障害が生じることがあるが，投与前から末梢神経障害を有する例や反復投与を行う例では，しびれ，痛み，脱力などの神経症状の発現，増悪に注意し，必要に応じて下記の末梢神経障害への指導を行う。

④本剤の対象は易感染性患者であり，本剤治療中に感染症を発症することがある。細菌感染以外に帯状疱疹やニューモシスチス肺炎など感染症の形態も様々であるため，発熱以外に皮膚症状や呼吸器症状などの症状に対しては感染症も含めて鑑別を考慮する必要がある。

本剤を用いる患者さんに必要な指導は？

①末梢神経障害：しびれ，痛み，脱力感，異常感覚を感じた際には主治医に伝えてもらう。また，末梢神経障害が生じた場合には，手袋や靴下を着用して刺激を与えないようにするよう指導する。

②感染症：治療経過中には感染症の予防に心がけてもらうとともに，発熱，咳嗽や倦怠感などが生じた場合には主治医に連絡をしてもらうようにする。

③薬物相互作用：併用薬は治療効果や副作用の発生にも関連するので，他医を受診する際には必ず現在の病気，治療内容を伝えるように指導する。

より安全な薬物療法のために——チェックしましょう

- □ インフュージョンリアクション予防の前投薬は行ったか？
- □ 末梢神経障害の症状はないか？
- □ CYP3A4代謝の併用薬はないか？
- □ 最近，BLMを使用していないか？

【近藤　健】

73 ベバシズマブ (BV, Bev, Bmab)

分子標的治療薬 **注射**

先発品	アバスチン®点滴静注用
メーカー	中外

悪心・嘔吐 最小度　アレルギー 要観察　漏出リスク 非壊死性
→ p.230

どんな薬？
BVは血管の形成に関わる血管内皮細胞増殖因子（VEGF）を阻害，腫瘍による異常な血管新生を抑制し，腫瘍周辺の血管構造の異常化を防ぐことで，腫瘍の増殖を抑制する。

これだけ注意！
①創傷の治癒が遅延するため術後や外傷時は傷に注意！
②消化管穿孔を起こすことがあるので腹痛に注意！
③消化管出血，肺出血，鼻出血，腫瘍出血など出血に注意！
④脳梗塞，狭心症，心筋梗塞，肺塞栓など血栓症に注意！
⑤投与継続により，高血圧，尿蛋白が増悪することがあるため注意！

どのがんに使う？
結腸・直腸がん，非小細胞肺がん，卵巣がん，子宮頸がん，乳がん，神経膠腫

投与禁忌は？
- 本剤に対し過敏症の既往歴のある患者
- 喀血の既往のある患者

本剤を用いた特徴的なレジメンは何？

がん腫	レジメン名／使用薬剤（略号）／用量	1コースの日程等
結腸・直腸がん	mFOLFOX6（L-OHP 85mg/m², ℓ-LV 200mg/m², 5-FU 400mg/m² iv, 5-FU 2,400mg/m² civ）＋ BV（5mg/kg）	1コース14日
非小細胞肺がん	CBDCA（AUC 6）＋ PTX（200mg/m²）＋ BV（15mg/kg）	1コース21日
卵巣がん	CBDCA（AUC 6）＋ PTX（175mg/m²）＋ BV（15mg/kg）	1コース21日
神経膠腫	BV10mg/kg	1コース14日
	BV15mg/kg	1コース21日

どんな副作用が，いつ起こりやすい？

副作用	発生頻度(%) All Grade	Grade 3以上
高血圧	51.7	16.7
蛋白尿	59.2	0
創傷治癒遅延	5.0	0
消化管穿孔	0.9	0.9
出血	79.2	2.5
動脈血栓塞栓症	0.8	0.8
静脈血栓塞栓症	4.2	1.6
うっ血性心不全	1.7	0

投与管理について──ココがポイント！

①アナフィラキシーショック，インフュージョンリアクションが現れることがあるので，観察を十分に行い，過敏症状が認められた場合には投与を中止し，薬物治療等の適切な処置を行う。
②ＢＶとブドウ糖溶液を混合した場合，ＢＶの力価の減弱が生じるおそれがあるため，ブドウ糖溶液との混合を避け，ＢＶとブドウ糖溶液の同じ点滴ラインを用いた同時投与は行わない。
③ＢＶの初回投与時には90分かけて点滴静注する。初回投与の忍容性が良好であれば，2回目の投与は60分間で行っても良い。2回目の投与においても忍容性が良好であれば，それ以降の投与は30分間で投与することができる。

副作用の管理とケア──ココに注意！

①インフュージョンリアクション：初回投与時に悪寒，発熱，頭痛，発疹，咽頭不快感，呼吸困難，蕁麻疹など症状の発現がないか観察する。
②創傷治癒遅延：創傷治癒の遅延や術後出血の可能性があるため，創が完全に治癒していることを確認してから投与する必要がある。また，ＢＶ投与後に手術が予定されている場合は，最終投与から手術まで十分な期間を置く必要がある。
③高血圧：投与継続により生じる可能性があるため，投与開始時から定期的な血圧測定を指導し，自覚症状の有無も確認して血圧値の推移を観察する。
④出血：ＢＶ投与前後に抜歯などの処置が予定されていないか確認する。粘膜や腫瘍自体から出血する可能性もあるため，自宅での状況を確認する。粘膜出血に関してはどの程度の出血なのか，出血量の確認も行う。
⑤消化管穿孔：排便状況や嘔気・嘔吐の有無とあわせて腹痛の有無を確認する。痛みの程度には個人差もあり，元々腫瘍による痛みに対して鎮痛薬を使用している患者では，症状が少なからず鎮痛薬で隠れてしまう可能性があるため，特に注意が必要である。

本剤を用いる患者さんに必要な指導は？

①高血圧：自宅で毎日おおよそ同じ時間帯に安静時の血圧測定・記録の指導を行う。
②出血：鼻や歯茎等からの粘膜出血は通常は自然に，あるいは圧迫することで止まることを説明してまずは自己対処できるよう指導し，受診時には主治医に報告するよう伝える。また，粘膜出血が止まらない時，喀血や下血がみられた場合には腫瘍からの出血も疑われるため，速やかに受診するよう指導する。

より安全な薬物療法のために──チェックしましょう

- ☐ 投与ラインにブドウ糖との混合はないか？
- ☐ 手術などによる創が治癒しているか？
- ☐ 投与前後に抜歯などの処置はされていないか？
- ☐ 蛋白尿・血圧のモニタリングがされているか？

【村中徹人・小松嘉人・佐藤絵美】

74 ペメトレキセドナトリウム水和物 (PEM, MTA)

代謝拮抗薬　注射

製品名	アリムタ®注射用
メーカー	イーライリリー

悪心・嘔吐 軽度　漏出リスク 炎症性

どんな薬？
チミジル酸シンターゼ（TS），ジヒドロ葉酸レダクターゼ（DHFR），グリシンアミドリボヌクレオチドホルミルトランスフェラーゼ（GARFT）などの複数の葉酸代謝酵素を阻害することにより，DNA合成を抑制して抗腫瘍効果を示す。

これだけ注意！
① 重篤な副作用の発現を軽減するため，投与開始1週間前から葉酸とビタミンB_{12}を投与することに注意！
② PEMのクリアランスが低下するため，NSAIDs（投与前後は控える），腎毒性を有する薬剤や腎排泄型薬剤との併用に注意！

どのがんに使う？
悪性胸膜中皮腫，切除不能な進行・再発の非小細胞肺がん

投与禁忌は？
- 本剤の成分に対し重篤な過敏症の既往歴のある患者
- 高度な骨髄抑制のある患者
- 妊婦又は妊娠している可能性のある婦人

本剤を用いた特徴的なレジメンは何？

がん腫	レジメン名／使用薬剤（略号）／用量	1コースの日程等
胸膜中皮腫	CDDP（75mg/m²）+PEM（500mg/m²）4〜6コース	1コース 21日
肺がん	CDDP（75mg/m²）+PEM（500mg/m²）4コース以降，維持療法として，PEM（500mg/m²）	1コース 21日
肺がん（二次治療以降）	PEM（500mg/m²）	1コース 21日

どんな副作用が，いつ起こりやすい？
＊単独投与法の場合（海外第Ⅲ相試験）

副作用	発生頻度(%) All Grade	Grade 3以上	発現時期
白血球減少	12.1	4.2	0〜28(日)
好中球減少	10.9	5.3	0〜28(日)
ヘモグロビン減少	19.2	4.2	0〜28(日)
疲労	34.0	5.3	0〜28(日)
悪心	30.9	2.6	0〜8(日)
肺毒性	0.8		0〜4(月)

投与管理について——ココがポイント！

①葉酸とビタミン B_{12} の投与：重篤な副作用の発現を軽減するため，葉酸は治療開始7日以上前から経口投与し，最終投与日から22日目まで投与する。ビタミン B_{12} は治療開始7日前に筋肉内投与し，その後は9週ごとに1回投与する。

②主として腎から排泄される。腎障害の程度に注意が必要。非ステロイド性抗炎症薬との併用に注意する。

③生理食塩液で溶解調製する。カルシウムを含む溶液との混合で濁りや沈殿を生じるため，乳酸リンゲル液やリンゲル液等との配合を避ける。オンダンセトロンで配合変化が起こる。

④溶解後は速やかに投与する。保存する場合は冷蔵で保存し24時間以内に使用する。

⑤PEMは10分間かけて点滴静注する。

副作用の管理とケア——ココに注意！

①発疹：高頻度に起こる。その程度によって副腎皮質ホルモン薬の併用投与を考慮する。

②併用注意：非ステロイド性抗炎症薬と併用した場合，PEMの血中濃度が増加し副作用が増強する可能性がある。PEM投与の2日前から投与2日後の5日間はできるかぎり併用を控える。

③間質性肺炎：重篤な肺毒性が起こることがある。呼吸状態，咳，発熱の有無を十分に観察し，定期的に胸部X線検査を行う必要がある。

④胸水・腹水：胸水・腹水等，体腔液の本剤投与への影響は不明であるが，副作用の増強が報告されているので体腔液の排出を検討する。

本剤を用いる患者さんに必要な指導は？

①骨髄抑制：感染予防行動や日常生活上の注意点を指導する。

②併用薬：腎毒性を有する薬剤又は腎排泄型薬剤の併用で，PEMの副作用が増強する可能性がある。薬を使用する場合は医療者に相談する。

③葉酸の内服：副作用を軽減するため，葉酸0.5mg/日を確実に内服するよう指導する。

④催奇形性：生殖可能な年齢の患者に投与する場合，性腺に対する影響を考慮するため必ず医療者に相談する。

より安全な薬物療法のために——チェックしましょう

- ☐ 葉酸の処方，ビタミン B_{12} の投与は行われているか？
- ☐ 非ステロイド性抗炎症薬を内服していないか？
- ☐ 胸水・腹水の有無をチェックしたか？

【木下一郎・桑原陽子】

75 ペルツズマブ (Per)

製品名	パージェタ®点滴静注
メーカー	中外

分子標的治療薬 **注射**

悪心・嘔吐 最小度　アレルギー 要観察　漏出リスク 非炎症性
→ p.230

どんな薬？

HER2細胞外領域ドメインⅡ（HER2ダイマー形成ドメイン）に特異的に結合し，HER2シグナル伝達阻害を通じて腫瘍細胞増殖の抑制や，アポトーシスを誘導すると共にADCC（Antibody Dependent Cellular Cytotoxicity：抗体依存性細胞障害作用）活性を誘導するヒト化モノクローナル抗体である。

これだけ注意！
①必ずTmab（ハーセプチン®）と併用する。
②インフュージョンリアクションが起こることがあり注意！
③左室機能不全があらわれることがあるので心症状発現状況に注意！
④下痢の発現に注意！

どのがんに使う？

HER2陽性の手術不能又は再発乳がん

投与禁忌は？

- 本剤の成分に対し過敏症の既往歴のある患者
- 妊婦又は妊娠している可能性のある婦人

本剤を用いた特徴的なレジメンは何？

がん腫	レジメン名／使用薬剤（略号）／用量	1コースの日程等
乳がん	Per（初回840mg，2回目以降420mg）＋Tmab（初回8mg/kg，2回目以降6mg/kg）＋DTX 75mg/m²	1コース21日

＊初回投与時は840mg，2回目以降は420mgを60分投与
＊初回投与の忍容性が良ければ30分投与可能
＊前回投与から6週間未満は420mgを投与
＊前回投与から6週間以上の時には改めて840mgを投与。なお次回以降は420mgを3週間隔で投与。

どんな副作用が，いつ起こりやすい？

副作用	発生頻度（％） All Grade	Grade 3以上	発現時期
インフュージョンリアクション	8.8	不明	0〜28日
下痢	58	不明	0〜28日
爪甲異常	35.6	不明	0〜28日

1．抗悪性腫瘍薬─ケアに必要なポイントは，これ

投与管理について──ココがポイント！

①初回はインフュージョンリアクションの出現の可能性もあるため，投与量840mg，投与時間60分，2回目以降は420mgを30分投与と投与量，時間が変わるため注意する。
②必ずTmabと併用する。

副作用の管理とケア──ココに注意！

①**下痢**：下痢症状が発現する場合があり，元々の排便状況，緩下剤服用の有無などを確認しておく。下痢症状の把握には回数だけでなく性状や量も確認する。症状に合わせて食事や水分摂取の方法，止痢薬の服用方法などを指導する。
②**爪囲炎・皮膚症状**：症状に合わせてステロイド軟膏塗布などが必要になる場合もあり，投与前から継続的に観察，ケア介入していく。
③**脱毛**：本薬での脱毛は発現しないが，併用薬であるDTXでは脱毛が重度に発現する。DTX投与が終了した時点で回復のプロセスや起こり得る症状（くせ毛など髪質の変化や毛量の減少の可能性など）を伝える。

本剤を用いる患者さんに必要な指導は？

①併用薬のTmabと共にインフュージョンリアクション発現の可能性がある（特に初回投与）。投与中は患者の状態に注意すると共に悪寒や体熱感，呼吸困難などが生じた場合はすぐに伝えるよう指導する。また，そのような症状は投与後24時間注意していくよう伝える。
②**下痢**：止痢薬を内服するタイミングや内服方法を指導する。下剤などを常用している場合は排便状況によってすぐに内服を中止するよう伝える。また食事摂取方法や水分摂取を促すなど日常生活上の注意点についても伝える。
③**皮膚症状・爪囲炎**：皮膚症状や爪囲炎が発現する場合がある。事前に皮膚の保湿ケアなどを促しておく。爪の切り方やケア方法についても指導する。炊事などの際はゴム手袋などで保護すること，二枚爪予防のための爪やすりの使用やマニキュアでの補強，などを促す。DTXとの併用においてはさらに注意が必要である。

より安全な薬物療法のために──チェックしましょう

- ☐ Tmabのオーダーがあるか確認したか？
- ☐ 排便状況に変化はないか？
- ☐ 皮膚・爪甲異常はないか？

【高橋由美】

76 ベンダムスチン塩酸塩

製品名	トレアキシン®点滴静注用
メーカー	エーザイ

アルキル化薬　**注射**

悪心・嘔吐	高度	アレルギー	高頻度	漏出リスク	炎症性
	➡p. 204		➡p. 230		

どんな薬？
アルキル化作用によってDNAを損傷し，細胞分裂期崩壊を誘導して殺細胞効果を示す。

これだけ注意！
① 骨髄抑制と，それに伴う感染症や出血に注意！
② 炎症性抗がん薬との報告があるので血管外漏出に注意！
③ リンパ球が減少し日和見感染が起こることがあるので注意！

どのがんに使う？
再発又は難治性の低悪性度B細胞性非ホジキンリンパ腫，マントル細胞リンパ腫

投与禁忌は？
- 本剤に過敏症の既往歴のある患者
- 妊婦または妊娠している可能性のある患者

本剤を用いた特徴的なレジメンは何？

がん腫	レジメン名／使用薬剤（略号）／用量	1コースの日程等
B細胞性非ホジキンリンパ腫，マントル細胞リンパ腫	ベンダムスチン120mg/m² day 1, 2に1回1時間かけて点滴静注。19日間休薬。	1コース21日
B細胞性非ホジキンリンパ腫，マントル細胞リンパ腫	多剤併用療法[1] RB療法：RIT 375 mg/m² div [day 1] ＋ベンダムスチン 90 mg/m² div [day 2, 3]	1コース28日，6コース

どんな副作用が，いつ起こりやすい？

副作用	発生頻度（％） All Grade	Grade 3以上	発現時期
白血球減少	97.4	62.8	
好中球減少	89.9	72.5	
血小板減少	75.4	15.9	
リンパ球減少	98.6	97.1	
皮膚症状	56.5	2.9	一定の発現傾向なし
悪心	84.1	0	

1．抗悪性腫瘍薬─ケアに必要なポイントは，これ

投与管理について──ココがポイント！

①1 バイアルにつき注射用水を 40mL で溶解する。生理食塩水で希釈し最終投与液を 250mL に調整する。
②調整後は加水分解により急速に安定性が低下するので 3 時間以内に投与を終了すること。
③炎症性抗がん薬であるとの報告がある。調整にあたっては原則として安全キャビネット内で閉鎖式接続器具を使用して行う。

副作用の管理とケア──ココに注意！

①骨髄抑制が高頻度に起こるので感染予防や出血予防に留意する。貧血や血小板減少に対して適時輸血できるように配慮する。好中球数，血小板数によって減量の目安があるので確認する。好中球減少に対しては適時 G-CSF 製剤を投与する。特にリンパ球減少が高頻度で，免疫不全に伴う日和見感染（真菌，ウイルス等）に注意する。ST 合剤とアシクロビルの予防投与が行われることが多い。
②過敏症発現の可能性があるので投与中または後に動悸，顔面紅潮，発疹の発現に注意する。
③発疹や掻痒症などの皮膚症状は高頻度に認められる。
④二次発がんの発現にも留意する。
⑤血管外漏出により紅斑，腫脹，疼痛が現れることがあるので注意する。
⑥悪心・嘔吐が高頻度に現れるので制吐薬の予防が必要。
⑦間質性肺炎が現れることがあるので注意。
⑧腫瘍崩壊症候群が現れることがあるので注意。
⑨心房細動，心不全などの心障害が現れることがあるので注意する。
⑩肝障害や腎障害が現れることがあるので定期的に検査を行う。
⑪B 型肝炎（HBV）の再活性化が認められることがあるので注意する。

本剤を用いる患者さんに必要な指導は？

①穿刺部位に違和感や痛み等の異常を感じた場合にはすぐに伝えるように指導する。
②骨髄抑制：感染予防のために日常生活上の注意点を指導する。また血小板減少も起こるので転倒などにも注意が必要。またリンパ球が減少し日和見感染が起こることがあるので注意。
③過敏症：過敏症発現の可能性があるので投与中または後に動悸，顔面紅潮，発疹が発現したらすぐに伝えるように指導する。

より安全な薬物療法のために──チェックしましょう

☐ 血管外漏出に注意。
☐ 感染症や出血の兆候を見逃していないか？
☐ アレルギー症状などの兆候を見逃していないか？
☐ 妊娠している可能性はないか？

【田中淳司】

77 ボスチニブ水和物

分子標的治療薬 経口

悪心・嘔吐 軽度

製品名	ボシュリフ®錠
メーカー	ファイザー

どんな薬？

ボスチニブは SRC ファミリーキナーゼと ABL キナーゼを阻害する dual kinase inhibitor。キナーゼの ATP 結合部位に競合的に結合することで ABL のキナーゼ活性を阻害し，CML 細胞に作用する。

これだけ注意！

①本剤は CYP3A4 で代謝されるために，種々の薬物との相互作用に注意！
②投与初期の下痢はほぼ必発であるため，十分指導する。
③プロトンポンプ阻害薬や H_2 受容体拮抗薬などの制酸薬との併用は，本薬剤の吸収低下を引き起こすため避けること。
④心電図上 QT 延長を生じることがあるので，投与前，投与中に QTc を確認する。

どのがんに使う？

前治療薬に抵抗性又は不耐容の慢性骨髄性白血病

投与禁忌は？

- 本剤の成分に対し過敏症の既往歴のある患者
- 妊婦又は妊娠している可能性のある婦人

本剤を用いた特徴的なレジメンは何？

がん腫	レジメン名／使用薬剤（略号）／用量	1コースの日程等
慢性骨髄性白血病	ボスチニブ 500 mg/回，1日1回	連日内服

どんな副作用が，いつ起こりやすい？

副作用	発生頻度（％） All Grade	Grade 3以上	発現時期
血小板減少	30.2	15.9	0〜28(日)
好中球減少	22.2	17.5	0〜28(日)
貧血	20.6	7.9	0〜28(日)
下痢	93.7	12.7	0〜28(日)
ALT上昇	38.1	17.5	0〜28(日)
発疹	47.6	11.1	一定の発現傾向なし

投与管理について——ココがポイント！

①ボスチニブは pH5 以上では溶解度が低下し吸収も低下するため，プロトンポンプ阻害薬や H_2 受容体拮抗薬との併用は，原則避けること。
②CYP3A4 で代謝されるために，CYP3A4 阻害薬（アゾール系抗真菌薬，マクロライド系抗菌薬等）や CYP3A4 誘導薬（フェニトイン，リファンピシン等）を併用するとボスチニブの血中濃度が上昇または低下するために，併用薬剤には注意する。
③QT 延長を生じることがあるため，投与開始前には心電図に異常のないことを確認した上で，投与を開始する。投与中も QT 延長の有無を適宜，確認する。
④基本的に連日の内服が必要な薬剤であるため，アドヒアランスの維持が重要である。患者の生活形態に合わせて，アドヒアランスが維持できるように，内服のタイミングを調整する。

副作用の管理とケア——ココに注意！

①下痢：他の Abl チロシンキナーゼ阻害薬よりも高頻度で，ほぼ必発の症状として内服開始直後より発現することが多い。ロペラミドをはじめとした止痢剤が有効である。ボスチニブ投与開始に際しては，下痢の発症について説明し，止痢薬も処方しておくと良い。多くの場合，下痢は一過性である。
②骨髄抑制：発症時，慢性骨髄性白血病では正常造血が抑制されているため，Ab1 チロシンキナーゼ阻害薬により白血病細胞の造血（この場合，白血球，赤血球，血小板の全て）が抑制されると，正常造血の回復が十分でない治療導入初期には骨髄抑制が強く出る場合がある。このため導入初期には 1～2 週間毎の血液検査を要する。正常造血が回復してくると骨髄抑制は生じても軽度であることが多い。

本剤を用いる患者さんに必要な指導は？

①治療導入直後より下痢が発症すること，および，止痢薬で対応可能であることを指導する。
②種々の薬剤との薬物相互作用が知られており，治療効果や副作用の発生にも関連するので，他医を受診する際には必ず現在の病気，治療内容を伝えるように指導する。
③服薬のアドヒアランスは治療効果を得るためには非常に重要であるため，連日の服薬を確認する。また軽微であっても有害事象が発現するとアドヒアランスの低下に繋がるため，服薬に伴う症状の有無を確認する。

より安全な薬物療法のために——チェックしましょう

☐ 併用注意薬は確認したか？
☐ 投与前に QTc は確認したか？
☐ 制酸薬の併用はないか？

【近藤　健】

78 ボルテゾミブ (PS-341)

分子標的治療薬　注射（静注・皮下注）

製品名：ベルケイド®注射用
メーカー：ヤンセン

悪心・嘔吐　軽度　アレルギー　低頻度　漏出リスク　炎症性
（但し，皮下注での使用可）

どんな薬？

PS-341 は選択的かつ可逆的なプロテアソーム阻害薬である。ユビキチン／プロテアソーム系を抑制することで，腫瘍細胞で活性化している $NF\kappa B$ の抑制をはじめとした作用によりがん細胞の増殖抑制，アポトーシスの誘導を生じる。

これだけ注意！
①治療中の呼吸器症状（急性肺障害）に注意！
②投与継続により末梢神経障害が発現するため注意！
③帯状疱疹発症が多いので，発症の初期症状に注意！
④HBV 感染既往者では B 型肝炎の再活性化に注意！

どのがんに使う？

多発性骨髄腫，マントル細胞リンパ腫

投与禁忌は？

● PS-341，マンニトール又はホウ素に対して過敏症の既往歴のある患者

本剤を用いた特徴的なレジメンは何？

がん腫	レジメン名／使用薬剤（略号）／用量	1コースの日程等
多発性骨髄腫	BD 療法：PS-341 1.3mg/m² + DEX 20mg/day	1コース 21 日（PS-341 は day 1, 4, 8, 11；DEX は day 1, 2, 4, 5, 8, 9, 11, 12 に投与）
多発性骨髄腫	MPB 療法：PS-341 1.3mg/m² + Mel 9mg/m² + PSL 60mg/m²	1コース 42 日（PS-341 は 1〜4 サイクルでは day 1, 4, 8, 11, 22, 25, 29, 32；5〜9 サイクル day 1, 8, 22, 29；Mel と PSL は day 1〜4 に投与）
多発性骨髄腫	CyBorD 療法：CPA 300mg/m² + PS-341 1.3mg/m² + DEX 40mg/day	1コース 28 日（CPA は day 1, 8, 15, 22；PS-341 は day 1, 4, 8, 11；DEX は day 1〜4, 9〜12, 17〜20 に投与）
	＊初発未治療多発性骨髄腫において自家末梢血幹細胞移植の適応のある患者では MPB 療法は避けること。	
マントル細胞リンパ腫	VA-CAP 療法：PS-341 1.3mg/m² + RIT 375mg/m² + CPA 750mg/m² + DXR 50mg/m² + PSL 100mg/m²	1コース 21 日（PS-341 は day 1, 4, 8, 11；RIT, CPA, DXR は day 1；PSL は day 1〜5 に投与）

どんな副作用が，いつ起こりやすい？

副作用	発生頻度（%）All Grade	Grade 3 以上	発現時期
血小板減少	99.0	53.5	0　8　15　21　28（日）
リンパ球減少	99.0	93.9	0　8　15　21　28（日）
好中球減少	97.9	77.8	0　8　15　21　28（日）
貧血	63.6	35.4	0　1　2　3　4（月）
末梢神経障害 SC／iv	38／53	6／16	0　8　15　21　28（日）

1．抗悪性腫瘍薬—ケアに必要なポイントは，これ

投与管理について——ココがポイント！

①静注と皮下注では溶解に使用する生理食塩水の量が異なる（静注の場合は，1バイアルを日局生理食塩水 3mL で溶解，皮下注の場合は，1バイアルを日局生理食塩水 1.2mL で溶解する）。
②末梢神経障害の発現頻度は静注＞皮下注である（新規に承認されたプロテアソーム阻害薬カルフィルゾミブのほうが神経障害は少ないとされるが，薬剤の選択については適用に則り行うこと）。
③皮下注を行う場合は注射部位に炎症所見を生じるため，前回と同じ部位への投与は避けること。なお，皮下注は骨髄腫のみの適用である。
④本薬剤は用事調整すること。溶解後は 8 時間以内に使用する。

副作用の管理とケア——ココに注意！

①副作用の出現頻度，時期は，病状，前治療の有無等によっても大きく影響されるので治療開始前の患者の状態を適切に把握すること。
②本剤での治療中に急性肺障害（間質性肺炎 3.1 %，急性肺水腫 1.9 %）を生じることがあるため，息切れ，呼吸困難，咳嗽の症状に注意し，必要に応じて動脈血酸素飽和度や胸部 CT を行い，肺障害と診断した場合は適切な処置を行うこと。
③末梢神経障害は用量依存性，累積投与量依存性の傾向を示すので，投与前，投与中の神経障害の症状（しびれ，疼痛，感覚鈍麻，脱力，筋力低下，立ちくらみ，排尿障害など）を適切に評価すること。
④感染症については，細菌，真菌，ウイルス感染の報告があり，発症時期も様々である。帯状疱疹の発症が多いとされており，アシクロビルの予防投与の有益性が示されている。
⑤B 型肝炎再活性化：B 型肝炎ウイルス感染または既往患者では経過中に増悪や再活性化が生じることがあるため，定期的なモニタリングと再活性化時には適切な対応が必要である。

本剤を用いる患者さんに必要な指導は？

①感染症：治療経過中には感染症の予防に心がけてもらうとともに，発熱，咳嗽や倦怠感などが生じた場合には主治医に連絡をしてもらうようにする。
②肺障害：急性肺障害が生じることがあるため，治療経過中に呼吸苦，咳嗽などの症状が現れたら速やかに連絡をするように指導する。
③経過中に帯状疱疹の発症頻度が高いため，アシクロビルの予防投与を考慮する，または，発症初期の症状を十分に説明し，疑われる症状が発現した際には速やかに連絡してもらうよう指導する。

より安全な薬物療法のために——チェックしましょう

☐ B 型肝炎の感染状況は確認したか？
☐ 末梢神経障害の症状はないか？

【近藤　健】

79 ミトキサントロン塩酸塩 (MIT, MXT, MXN)

| 抗腫瘍性抗生物質 | 注射 |

製品名	ノバントロン®注
メーカー	あすか，武田，日本製薬

悪心・嘔吐 軽度　　漏出リスク 起壊死性
→ p.216

どんな薬？

心毒性の軽減と累積投与量の増加を目的に開発された薬剤。アントラキノン骨格を有する合成抗がん薬で，DNA鎖と架橋を形成し，腫瘍細胞の核酸合成を阻害する。また，トポイソメラーゼⅡによるDNA切断作用を阻害することが確認されている。

これだけ注意！
①起壊死性なので血管外漏出に注意！
②総投与量に応じて重篤な心障害を起こすことがあるので，投与量や自覚症状に注意！

どのがんに使う？

急性白血病（慢性骨髄性白血病の急性転化を含む），悪性リンパ腫，乳がん，肝細胞がん

投与禁忌は？

- 心機能異常またはその既往歴のある患者
- MITの成分に対し重篤な過敏症のある患者

本剤を用いた特徴的なレジメンは何？

がん腫	レジメン名／使用薬剤（略号）／用量	1コースの日程等
急性白血病	1日1回2〜5mg/m² 5日間	3〜4週毎
悪性リンパ腫，乳がん	1日1回2〜4mg/m² 5日間	3〜4週毎
	1回8〜14mg/m²	3〜4週毎
肝細胞がん	1日1回6〜12mg/m²	3〜4週毎

どんな副作用が，いつ起こりやすい？

副作用	発生頻度(%) All Grade	Grade 3以上	発現時期
白血球減少	54.52	不明	0〜28(日)
うっ血性心不全	0.34	不明	総投与量100mg/m²以上で発現

投与管理について——ココがポイント！

①静脈内投与により血管痛，静脈炎，血栓を起こす恐れがあるので，注射速度に注意する（必要量を生理食塩液または5％ブドウ糖液20mL以上に希釈し，3分間以上かけてゆっくり静脈内投与する）。
②β-ラクタム系抗生物質と配合すると沈殿を生じる場合があるので，混注を避ける。またヘパリンと結合することが報告されているので，混注を避ける。
③MITの投与により皮膚や尿が一過性（投与後約24時間）に青色となることがあるため，予め患者へ説明する。

副作用の管理とケア——ココに注意！

①心毒性：アントラサイクリン系薬剤を使用していない場合では，MIT総投与量が160mg/m^2，アントラサイクリン系薬剤を使用している場合では，MIT総投与量が100mg/m^{2}を超える場合に，重篤な心障害を起こす恐れがある。また，アントラサイクリン系薬剤を使用している場合には，投与量にかかわらず心筋障害を起こすことがあるので，3～4コース毎に心機能検査を実施することが望ましい。
②脱毛：治療開始後，2週目以降から発現する。脱毛は生命にかかわる副作用ではないが，ボディイメージの変容から精神的苦痛を伴う症状である。MITでは高頻度に起こるとされていることから，予めウィッグや頭皮を保護するためのキャップを準備しておくことを説明する。

本剤を用いる患者さんに必要な指導は？

①血管外漏出：薬剤が血管外に漏れると，炎症が進行するにしたがって水泡形成や皮膚が壊死する場合がある。薬剤投与中に注射部位の発赤，疼痛や違和感，灼熱感などを自覚したら，すぐに医療者へ報告するよう指導する。
②骨髄抑制：骨髄抑制が起こる時期，感染予防行動（手洗い・うがい，身体を清潔にする必要性）や，病院連絡が必要な症状（緊急性の有無）について指導する。
③心毒性：MITの投与により心筋障害や重篤な心障害を起こす可能性があることを説明し，息切れ・動悸・胸痛などを自覚した場合は医療者へ報告するよう指導する。

より安全な薬物療法のために——チェックしましょう

☐ 総投与量を確認したか？
☐ 心機能検査の異常はみられていないか？

【三浦仁美】

80 メトトレキサート (MTX)

代謝拮抗薬 | 経口／注射（静注・髄注・筋注）

製品名	メソトレキセート®錠／注射用／点滴静注液
メーカー	ファイザー
主な後発品名	メトトレキサートカプセル／錠
メーカー	サンド, 東和, 沢井, テバ, 田辺三菱, あゆみ

悪心・嘔吐 中等度≧250mg/m² 軽度50〜250mg/m² 最小度≦50mg/m²
漏出リスク 非壊死性

どんな薬？
細胞の核酸合成に必要な活性葉酸を作り出すジヒドロ葉酸還元酵素（DHFR）の働きを抑制し，DNA合成を阻害する。高用量投与では受動的拡散によってMTXが細胞内に取り込まれ抗腫瘍効果を発揮し，脳血液関門も薬剤が浸透するため中枢神経腫瘍にも用いられる。

これだけ注意！
①MTXの投与量や投与経路により副作用の発現は異なるため注意！
②高用量投与時にはMTX・ホリナートカルシウム（LV：ロイコボリン®）救援療法が行われる。尿が酸性側に傾くとMTXの結晶が尿細管に沈着し腎機能障害を起こすため尿のアルカリ化と十分な水分の補給が行われているか注意！

どのがんに使う？
肉腫，急性白血病，悪性リンパ腫，絨毛性疾患，乳がん，胃がん，尿路上皮がん

投与禁忌は？
- 本剤の成分に対して重篤な過敏症の既往歴のある患者
- 肝障害のある患者
- 腎障害のある患者
- 胸水，腹水等のある患者

本剤を用いた特徴的なレジメンは何？

がん腫	レジメン名／使用薬剤（略号）／用量	1コースの日程等
肉腫	MTX・LV救援療法：MTX 100〜300mg/kg/回 週1回約6時間かけて点滴静注＋LV*¹	1〜4週間間隔
急性白血病，悪性リンパ腫	MTX・LV救援療法：MTX 30〜100mg/kg/回 週1回約6時間かけて点滴静注	1〜4週間間隔
乳がん	CMF療法：CPA 100mg/m² + MTX 40mg/m² + 5-FU 600mg/m²	1コース28日
胃がん	MTX-5-FU交代療法：MTX 100mg/m² + 5-FU 600mg/m² + LV*²	毎週
尿路上皮がん	M-VAC療法：MTX 30mg/m² + VLB 3mg/m² + DXR 30mg/m² + CDDP 70mg/m²	1コース28日

*¹ LVの用法・用量：MTX投与終了3時間後よりLV 15mgを3時間毎に9回静注。以降6時間毎に8回静注又は筋注（適宜増減あり）。
*² LVの用法・用量：MTX投与終了24時間後よりLV 15mgを6時間毎に2〜6回静注，筋注又は経口投与（適宜増減あり）。

どんな副作用が，いつ起こりやすい？

副作用	発生頻度(%) All Grade	発生頻度(%) Grade 3以上	発現時期*
骨髄抑制	不明	不明	0〜28(日)
粘膜炎	不明	不明	0〜28(日)

*明確な報告はない

1. 抗悪性腫瘍薬―ケアに必要なポイントは，これ

投与管理について――ココがポイント！

①MTXの血中濃度を経時的に測定し，血中濃度が24時間値で1×10^{-5}モル濃度，48時間値で1×10^{-6}モル濃度，72時間値で1×10^{-7}モル濃度以上のときは重篤な副作用が出現する恐れがあるため，LVの増量投与やLV救援投与の延長などを行う。MTX投与48時間後の血中濃度は副作用のモニターの観点から重要な指標となる。

②尿をアルカリに保つため，炭酸水素ナトリウム（メイロン®）をMTX投与前日からMTX・LV救援投与終了後まで継続投与する。同時にアセタゾラミド（ダイアモックス®）の投与と，十分な水分の補給を行いMTXの尿への排泄を促す。

副作用の管理とケア――ココに注意！

①粘膜炎（口内炎・下痢）：大量投与時には口内炎や下痢のリスクが高くなる。症状が現れた場合適切な処置を行い，MTXの血中濃度が高い時には大量LV救援療法を行う。

②肝機能障害：B型C型肝炎ウイルスキャリア，肝炎ウイルス感染の有無を確認し，投与期間中および投与終了後は継続して肝炎ウイルスマーカーのモニタリングを行い再活性化に注意する。

③腎機能障害：尿が酸性に傾くとMTXの結晶が尿細管に沈着するおそれがあるため，尿のPhは7.0以上に維持し，尿量を経時的に測定する。

④間質性肺炎：投与後に発熱や咳嗽，呼吸困難の発現に注意する。

⑤併用注意：非ステロイド性抗炎症薬，スルフォンアミド系薬剤（テトラサイクリン，クロラムフェニコール，フェニトイン，バルビツール誘導体），ペニシリン，シプロフロキサシン，ST合剤，プロトンポンプ阻害薬は副作用の増強，ポルフィマーナトリウムは光線過敏症を起こす恐れがある。

本剤を用いる患者さんに必要な指導は？

①口内炎：口腔内ケアの習慣を把握し，継続したケアの方法を話し合う。症状発現時は対症療法を行い症状の観察とケアの評価を行う。

②下痢：水分摂取状況の確認や食事の変更を行い，肛門周囲の皮膚の保護と清潔の保持について指導する。

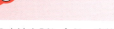

より安全な薬物療法のために――チェックしましょう

- ☐ 併用注意の薬剤を使用していないか？
- ☐ 必要に応じて炭酸水素ナトリウム（メイロン®）が投与されているか？
- ☐ 尿を酸性化する利尿剤（フロセミド，エタクリン酸，チアジド系）を避け，アセタゾラミド（ダイアモックス®）が選択されているか？
- ☐ LVの投与時間，MTXの血中濃度の採血時間を確認したか？

【栗田いづみ】

81 メドロキシプロゲステロン酢酸エステル(MPA)

ホルモン類似薬 **経口**

悪心・嘔吐 最小度

製品名	ヒスロン®H錠
メーカー	協和発酵キリン
主な後発品名	プロゲストン
メーカー	富士製薬

どんな薬？

MPAの作用機序は十分に解明されていないが，がん細胞への直接的な抗腫瘍効果[1]や血管新生抑制作用[1]，エストロゲンの産生抑制がある。副次的作用として，食欲増進，骨転移による疼痛軽減や悪液質改善作用などがある。

これだけ注意！
①重篤な動・静脈血栓症に注意！
②血栓症を起こす可能性の高い患者には注意！
③ホルモン薬（黄体ホルモン，卵胞ホルモン，副腎皮質ホルモン等）を服薬している患者は，血栓症を起こす可能性が高まるので併用禁忌！

どのがんに使う？

乳がん，子宮体がん（粘膜がん）

投与禁忌は？

- 血栓症を起こす可能性が高い患者（例えば，手術後1週間以内の患者，脳梗塞などの血栓性疾患またはその既往歴がある患者，動脈硬化症の患者，心臓弁膜症などの心疾患のある患者，ホルモン薬服薬中の患者）
- 妊婦または妊娠している可能性のある婦人
- 本薬の成分に対し過敏症の既往歴のある患者
- 診断未確定の性器出血，尿路出血，乳房病変の患者
- 重篤な肝障害のある患者
- 高カルシウム血症の患者

本剤を用いた特徴的なレジメンは何？

がん腫	レジメン名／使用薬剤（略号）／用量	1コースの日程等
乳がん	MPA 200〜400mg／回	1日3回
子宮体がん（粘膜がん）	高用量黄体ホルモン療法：MPA 200mg／回	1日2〜3回

どんな副作用が，どのくらい起こりやすい？

副作用	発生頻度(%)All Grade
体重増加	13.0
満月様顔貌	6.19
子宮出血	5.53
浮腫	1.54
血栓症	1.37

投与管理について──ココがポイント！

①患者のアドヒアランスを高める支援をする。医療者は，患者教育のための資材の準備，セルフケア支援，治療中の副作用モニタリングなど支援体制を整備することが重要である。
②乳がんの場合，進行・再発の患者に用いられる。現れている身体症状は病状によるものか，本薬の副作用によるものかをアセスメントして，適切な対応が必要である。
③子宮がんの場合，若年で発見され，妊孕性温存療法を希望する場合で，病態が子宮内膜に限局していると考えられる子宮内膜異型増殖症・類内膜腺癌（G1相当）には黄体ホルモン療法が推奨される（grade C1）[2]。血栓症予防のため低用量のアスピリン（81mg/日）を併用する[2,3]ので，服薬指導が大切になる。
④本薬を長期間服薬すると副腎皮質ホルモン様作用が現れることがあるので，観察を十分に行う。

副作用の管理とケア──ココに注意！

①**血栓症**：がんが病勢進行した場合，血栓形成傾向が亢進しているので，血栓症には常に留意する。高血圧症，糖尿病，高脂血症，肥満症などの既往がある患者は，慎重に投与する。血栓症の症状を患者に説明し，症状を感じればすぐに病院を受診するように指導する。
②**体重増加**：副作用の発症頻度は13.0％とされている。MPAの副次的作用である食欲増進のため，体重が増加する。患者の全身状態をアセスメントの上，医師と相談し，適度な運動をすすめる。また，食事内容を把握し，食事へのアドバイスをする。ただし，病状によっては患者の"食べる楽しみ"を尊重する支援も大事になる。
③**満月様顔貌**：ムーンフェイスとも呼ばれる。ボディイメージの変容は，精神面だけでなく，患者の生活全般に影響する。症状軽減には，薬剤の減量あるいは中止しかない。看護師は，患者の体験を理解し，寄り添う支援が大切である。また，治療を継続するかを含めた意思決定支援をする。

本剤を用いる患者さんに必要な指導は？

①**血栓症**：脳梗塞，心筋梗塞，肺塞栓症などが現れるので，自己の身体を観察し，変化を見逃さないこと，何らかの症状が現れる場合は服薬を中止し，病院を受診するよう指導する。
②**服薬方法について**：PTP包装の場合，PTPシートから取り出して服薬するように指導する。
③**妊孕性温存療法について**：治療開始前には，十分なインフォームドコンセントが大切になる。

より安全な薬物療法のために──チェックしましょう

- □ 血栓症のリスクアセスメントは行ったか？
- □ ホルモン剤を服薬していないか？
- □ 治療の目的と服薬方法は理解しているか？
- □ 受診が必要な症状について理解しているか？

【井関千裕】

82 モガムリズマブ

分子標的治療薬 **注射**

製品名	ポテリジオ®点滴静注
メーカー	協和発酵キリン

悪心・嘔吐 軽度　アレルギー 高頻度　漏出リスク 非壊死性
→ p.230

どんな薬？

モガムリズマブは抗 CCR4 モノクローナル抗体である。腫瘍表面のケモカイン受容体である CCR4 に結合し，抗体依存性障害活性（ADCC）により抗腫瘍効果を示す。本剤は抗体が保有する糖鎖中のフコースを低下させ，ADCC 活性を 100 倍以上高める技術（ポテリシェント）が用いられており，商品名の由来となっている。

これだけ注意！
①投与中のインフュージョンリアクションに注意する。
②治療経過中に発症する重症皮膚障害に注意！
③治療経過中，終了後に発症する種々の感染症，免疫異常に注意！
④HBV 感染既往者では B 型肝炎の再活性化に注意！

どのがんに使う？

CCR4 陽性の成人 T 細胞白血病リンパ腫，再発又は難治性の CCR4 陽性の末梢性 T 細胞リンパ腫，再発又は難治性の皮膚 T 細胞性リンパ腫

投与禁忌は？

● 本剤の成分に対し過敏症の既往歴のある患者

本剤を用いた特徴的なレジメンは何？

がん腫	レジメン名／使用薬剤（略号）／用量	1 コースの日程等
CCR4 陽性の成人 T 細胞白血病リンパ腫	mLSG15（VCAP/AMP/VECP）療法＋モガムリズマブ 1mg/kg　2 週間隔で計 8 回	1 サイクル 28 日
再発又は難治性 CCR4 陽性の成人 T 細胞白血病リンパ腫　末梢性 T 細胞リンパ腫　皮膚 T 細胞性リンパ腫	モガムリズマブ　1mg/kg	1 週間隔で計 8 回

どんな副作用が，いつ起こりやすい？

副作用	発生頻度（%）All Grade	Grade 3 以上	発現時期
リンパ球減少	88.8	71.3	0–28(日)
インフュージョンリアクション	58.8	5.0	0–28(日)
好中球減少	47.5	18.8	0–28(日)
血小板減少	46.3	7.5	0–28(日)
発疹	23.8	6.3	0–28(日)

1．抗悪性腫瘍薬—ケアに必要なポイントは，これ

投与管理について——ココがポイント！

①本薬剤は用事調整すること。
②バイアルは震盪，激しく撹拌しないで，必要量を注射筒で抜き取り，日局生理食塩水 200〜250mL に添加する。
③他剤と混注せずに，2 時間かけて点滴静注する。

副作用の管理とケア——ココに注意！

①インフュージョンリアクション：他の抗体医薬と同様にインフュージョンリアクションが生じることがある（単独投与国内第Ⅱ相試験で 58.8％）。前投薬を行い，治療中にはバイタルサインの観察，自他覚症状等について十分な観察を行う。
②重症皮膚障害：投与中に中毒性表皮壊死融解症 Toxic Epidermal Necrolysis（頻度不明），皮膚粘膜眼症候群 Stevens-Johnson 症候群（単独投与国内第Ⅱ相試験で 1.3％）をはじめとした重症皮膚障害が発現する場合がある。多くは 4 サイクル投与後より発現する。皮膚障害発現時には早期段階より適切な診断，治療が必要となるため，皮疹発現時には速やかに申し出るように伝える。
③感染症については，細菌，真菌，ウイルス感染の報告があり，発症時期も様々である。感染症の形態も様々であるため，治療期間中及び治療終了後については，患者の状態を十分に観察する必要がある。
④B 型肝炎再活性化：B 型肝炎ウイルス感染または既往患者では経過中に増悪や再活性化が生じることがあるため，定期的なモニタリングと再活性化時には適切な対応が必要である。
⑤自己免疫疾患の発症，増悪をもたらすことがあるので，慎重にフォローする。

本剤を用いる患者さんに必要な指導は？

①感染症：治療経過中には感染症の予防に心がけてもらうとともに，発熱，咳嗽や倦怠感などが生じた場合には主治医に連絡をしてもらうようにする。
②皮膚障害：本薬剤で生じる皮膚障害は重症皮膚障害に進展する可能性があるため，治療経過中に発疹が発現した際には，速やかに連絡をするように指導する。

より安全な薬物療法のために——チェックしましょう

☐ B 型肝炎の感染状況は確認したか？
☐ インフュージョンリアクション予防の前投薬は行ったか？
☐ 皮疹の出現はないか？

【近藤　健】

83 ラパチニブトシル酸塩水和物

分子標的治療薬 `経口`

悪心・嘔吐 軽度

製品名	タイケルブ®錠
メーカー	ノバルティス

どんな薬？

ラパチニブトシル酸塩水和物は EGFR 及び HER2 チロシン自己リン酸化を選択的かつ可逆的に阻害することにより，その結果としてアポトーシスを誘導し，腫瘍細胞の増殖を抑制する。

これだけ注意！
① 皮膚症状や爪囲炎が高頻度に発現するので皮膚ケア重視！
② 下痢の発現に注意！
③ 間質性肺炎の症状（息切れ，咳嗽など）に注意！

どのがんに使う？

HER2 過剰発現が確認された手術不能又は再発乳がん

投与禁忌は？

- 本剤の成分に対し過敏症の既往歴のある患者
- 妊婦又は妊娠している可能性のある婦人

本剤を用いた特徴的なレジメンは何？

がん腫	レジメン名／使用薬剤（略号）／用量	1コースの日程等
乳がん	ラパチニブ（1,250mg／日　1日1回連日投与）＋ CAPE（2,000mg/m²／日　1日2回 14日間投与／7日間休薬）	1コース 21日
乳がん	ラパチニブ 1,500mg／日　1日1回連日投与＋アロマターゼ阻害薬	

どんな副作用が，いつ起こりやすい？

＊国内第Ⅰ相試験 EGF100020 及び国内第Ⅱ相試験 EGF100642 より

副作用	発生頻度（%）All Grade	Grade 3 以上	発現時期
発疹	55	0	0〜28（日）
皮膚乾燥	30	0	0〜28（日）
爪の障害	14	0	0〜28（日）
下痢	73	0	0〜28（日）

投与管理について──ココがポイント！

① 食後に内服するとラパチニブの Cmax（最高血中濃度）と AUC（血中濃度－時間曲線下面積）が上昇するため，内服は食事の前後1時間以内は避ける。
② ラパチニブと併用される CAPE は1日2回の朝夕食後30分以内に服用するため，内服時間に注意する。

副作用の管理とケア──ココに注意！

① **下痢**：下痢症状が発現する場合があり，元々の排便状況，緩下剤服用の有無などを確認しておく。下痢症状の把握には回数だけでなく性状や量も確認する。
② **皮膚障害**：皮膚障害は併用薬の CAPE 特有の手足症候群とラパチニブ特有の皮疹に大別される。ラパチニブの皮疹は EGFR-TKI 特有の皮膚症状を示す。皮膚の予防からケア介入し，症状発現時には症状に合わせてステロイド軟膏のランクアップやテトラサイクリン系の抗菌薬の内服薬の併用などを考慮する。
③ **間質性肺炎**：間質性肺炎の可能性もあり，息切れや呼吸困難などの症状があればすぐに受診を促す。

本剤を用いる患者さんに必要な指導は？

① **下痢**：症状に合わせて食事や水分摂取の方法，止痢薬の服用方法などを指導する。下痢対策には ASCO のガイドラインに則ったロペラミドの内服が推奨されるが，本邦で承認されている用法・用量とは異なるため医療者間で統一した指導ができるようにしておくと良い。
② **皮膚障害**：内服時から皮膚障害の予防的ケアを行ってもらう。保湿ケアの励行や紫外線などの刺激からの回避を必ず指導する。また爪障害が発現する場合もあり，爪のケア（マニキュアでの補強，爪のスクエアカッティング方法の説明など），症状に合わせてテーピング方法などを指導する。

より安全な薬物療法のために──チェックしましょう

☐ 内服時間・内服方法は間違っていないか？
☐ 消化器症状はないか？
☐ 皮膚症状を見逃していないか？

【高橋由美】

84 ラムシルマブ (RAM)

製品名	サイラムザ®注射液
メーカー	イーライリリー

分子標的治療薬 注射

悪心・嘔吐 最小度 ／ アレルギー 要観察 → p.230 ／ 漏出リスク 非壊死性

どんな薬

血管内皮増殖因子受容体2（VEGFR-2）に対するヒト型抗VEGFR-2モノクローナル抗体。VEGF-A, VEGF-C及びVEGF-DのVEGFR-2への結合を阻害することにより、VEGFR-2の活性化を阻害する。これにより、内皮細胞の増殖、遊走及び生存を阻害し、腫瘍血管新生を阻害することにより抗腫瘍作用を及ぼすと考えられる。

これだけ注意！

① 臨床試験において，動脈血栓塞栓症，静脈血栓塞栓症，インフュージョンリアクション，消化管穿孔，出血，好中球減少症，高血圧症等の重大な副作用の発現が認められている。患者選択，投与方法等について注意して投与する。
② 創傷治癒遅延があるので，外科手術前後の投与の際には十分な間隔を開ける。

どのがんに使う？ [1〜3]

治癒切除不能な進行・再発の胃がん
治癒切除不能な進行・再発の結腸・直腸がん
切除不能な進行・再発の非小細胞肺がん

投与禁忌は？

- 本剤に対し過敏症の既往歴のある患者
- 妊婦または妊娠している可能性のある婦人

本剤を用いた特徴的なレジメンは何？

がん腫	レジメン名／使用薬剤（略号）／用量	1コースの日程等
胃がん [1]	RAM 8mg/kg　day 1, 15 + PTX 80mg/m² 　day 1,8,15（day 22は休薬）	1コース 28日（単剤も可）
結腸・直腸がん [2]	RAM 8mg/kg 　day 1, 15　+ FOLFIRI療法 day 1, 15	1コース 28日
非小細胞肺がん [3]	RAM 10mg/kg 　day 1 + DTX 60mg/m2 day 1	1コース 21日

どんな副作用が，いつ起こりやすい？

副作用	発生頻度(%) All Grade	Grade 3以上	発現時期
動脈血栓塞栓症	1.7	1.2	0〜120(日)
静脈血栓塞栓症	3.8	1.3	0〜120(日)
インフュージョンリアクション	0.4	0	0〜120(日) 因果関係不明
消化管穿孔	0.8	0.8	0〜120(日)
好中球減少	3.8	0.8	0〜120(日) データなし
高血圧	16.1	7.6	0〜300(日)
蛋白尿	3.0	0.4	0〜120(日)

投与管理について──ココがポイント！

①RAMを溶解するときは，生理食塩水を使用しブドウ糖との配合を避ける。また，全量250mLとして投与する。
②RAMを溶解した時に生じた不溶性物質が体内へ取り込まれるのを避けるため，蛋白透過性のフィルター（0.2又は0.22μm）を使用する。またPTXと併用する場合はそれぞれ別のフィルターを使用する。
③他の薬剤との配合変化を避けるため同じルートを使用せず，投与終了後は生理食塩水をフラッシュする。
④インフュージョンリアクション予防のため，抗ヒスタミン薬が投与されていることを確認する。
⑤重篤な副作用を避けるため，投与前に心筋梗塞などの動脈血栓塞栓症，コントロール不良な高血圧症，出血性素因のある既往歴についての問診を行う。

副作用の管理とケア──ココに注意！

①**高血圧**：定期的に血圧測定を行い，高血圧を発症した際は，降圧薬による治療を行う。また，患者に頭痛や肩こり，のぼせなどの随伴症状がないか観察し，症状を緩和するケアについて指導する。
②**出血**：鼻出血や消化管出血の可能性について患者に十分説明する。多量に出血すると，出血性ショックに至る場合があるため，患者をよく観察する。持続する出血，又は短時間でも出血量によっては貧血・低血圧の要因となるため，出血源を特定し適切な処置を行う。
③**動静脈血栓塞栓症**：心筋梗塞や脳梗塞などの可能性について患者に十分説明する。重篤な症状が発現するため，患者を十分観察し，適切な処置を行う。
④**蛋白尿**：定期的に1日尿蛋白量又は尿中の蛋白／クレアチニン比を測定する。1日尿蛋白量2g以上の場合は，休薬又は投与を中止する。

本剤を用いる患者さんに必要な指導は？

①**高血圧**：定期的な血圧測定と日常生活上の注意点を指導する。
②**出血**：出血時の対応と受診行動について指導する。また抜歯や手術を受ける際は申し出るように指導する。
③重篤な動脈血栓塞栓症や出血など緊急時の連絡方法について指導する。

より安全な薬物療法のために──チェックしましょう

☐ 血圧はコントロールできているか？
☐ 定期的な尿検査は行っているか？

【小松嘉人・椎名智暁】

85 リツキシマブ (RIT)

分子標的治療薬 | **注射**

製品名	リツキサン®注
メーカー	中外

悪心・嘔吐 **最小度** | アレルギー **高頻度** | 漏出リスク **非壊死性**

→ p.230

どんな薬？

抗CD20モノクローナル抗体であるRITは，Bリンパ球表面に発現するCD20抗原に特異的に結合した後，補体依存性細胞傷害作用（CDC）及び抗体依存性細胞介在性細胞傷害作用（ADCC）により効果を発現する。

これだけ注意！

① インフュージョンリアクション（IR）に注意！
② 初回投与と2回目以降投与時の投与速度に違いがあるため注意！
③ 注入速度による症状発現時には直ちに投与を中止し適切な対応を行う。
④ B型肝炎ウイルスの再活性化の徴候や症状発現に注意しモニタリングする。
⑤ 皮膚粘膜眼症候群，中毒性表皮壊死融解症等の特徴的な副作用があるため，これらの症状発現時には直ちに適切な対処を行う。

どのがんに使う？

CD20陽性のB細胞性非ホジキンリンパ腫，免疫抑制状態下のCD20陽性のB細胞性リンパ増殖性疾患

投与禁忌は？

- 本剤の成分またはマウスタンパク質由来製品に対する重篤な過敏症又はアナフィラキシー反応の既往のある患者

本剤を用いた特徴的なレジメンは何？

がん腫	レジメン名／使用薬剤（略号）／用量	1コースの日程等
悪性リンパ腫 （CD20陽性NHL）	R-CHOP：RIT 375mg/m² + CPA 750mg/m² + DXR 50mg/m² + VCR 1.4mg/m² + PSL 100mg/body	1コース 21日
	単独投与：RIT 375mg/m²	1週間毎　最大投与回数8回
	維持療法：RIT 375mg/m²	8週間毎　最大投与回数12回

どんな副作用が，いつ起こりやすい？

副作用	発生頻度（%） All Grade	発生頻度（%） Grade 3以上	発現時期
発　　熱	64.3	不明	
白血球減少	47.8	不明	
好中球減少	45.9	不明	
悪　　感	34.4	不明	
掻　　痒	21.7	不明	
頭　　痛	21.0	不明	

投与管理について──ココがポイント！

① IR軽減のため，投与30分前に抗ヒスタミン薬，解熱鎮痛薬の前投与を行う。
② 初回投与：最初30分は50mg/h→30分毎50mL/hずつ上げて最大400mg/hまで速度を上げることができる。
　2回目以降：初回投与時に発現した副作用が軽微であった場合，100mg/hより開始。その後30分毎に100mg/hずつあげて最大400mg/hまで挙げることができる。
③ 注入速度を上げる際にIRが発現しやすいため注意する。
④ 必ず輸液ポンプを使用し注入速度を守ること。
⑤ 初回投与又は投与後24時間以内にIRが約90％の患者に報告されている。異常が認められた場合適切な処置を行い，症状回復まで十分観察を行う。
⑥ 投与再開時には症状が完全に消失した後，中止時の半分以下の注入速度で投与開始する。
⑦ IRの危険因子としては腫瘍量が多い（2,500/μL以上等）患者，脾腫を伴う患者，心機能・肺機能障害を有する患者があげられるため特に注意。

副作用の管理とケア──ココに注意！

① インフュージョンリアクション：症状は初回投与時に通常軽微～中等度で現れる場合が多いことを念頭に，十分観察を行う（RITによるIRは末梢血液中にあるB細胞が障害される際に産生放出されるサイトカインが原因と推測されている）。
② 腫瘍崩壊症候群：（血液中に大量の腫瘍細胞があり（2,500/μg以上）急激に腫瘍が縮小した場合）初回投与後12～24時間以内に発現することがある。急性腎不全，高カリウム血症，低カルシウム血症，高尿酸血症等に注意が必要。
③ B型肝炎ウイルス（HBV）による劇症肝炎，肝炎の憎悪の予防のためHBs抗原，HBs抗体，HBc抗体，HBV-DNA量等の検査データを確認する。投与期間中及び治療終了後は，HBV再活性化の徴候や症状発現に注意する。抗ウイルス薬内服中の患者は継続内服を確認する。

本剤を用いる患者さんに必要な指導は？

① 発熱，悪寒，悪心，頭痛，発疹，咳，血管浮腫等がIR症状であることを説明し，症状時には速やかに報告するよう指導する。
② 初回投与後の急激な体重増加，尿量低下，動悸やテタニー症状等がみられる場合は速やかに報告するよう指導する。
③ Bリンパ球の低下に伴う感染リスクについて説明し，適切な感染予防行動について指導する。

より安全な薬物療法のために──チェックしましょう

- ☐ IR予防の前投薬は終了しているか？
- ☐ 輸液ポンプを使用し，適切な投与スピードで投与しているか？
- ☐ IRを疑う時は直ちに投与の中止または注入速度の緩和を。適切な処置の準備は万全か？

【日下部　緑】

86 リポソーマルドキソルビシン（ドキソルビシン塩酸塩リポソーム）(DOX)

製品名	ドキシル®注
メーカー	ヤンセン

抗腫瘍性抗生物質 **注射**

悪心・嘔吐 軽度　アレルギー 要観察 → p.230　漏出リスク 起壊死性 → p.216

どんな薬？

本剤の有効成分であるドキソルビシン塩酸塩（DXR）は，細胞の2本鎖 DNA を架橋することによって DNA 合成と RNA 合成反応を阻害し，さらにトポイソメラーゼⅡ阻害作用により DNA 鎖を切断することによって抗腫瘍作用を示す（リポソーム製剤とすることで，DXR の腫瘍組織内滞留時間を延長，腫瘍組織内濃度を高めて有効性を向上させ，さらに血中の遊離 DXR 濃度を抑えることで，副作用を軽減することを目的としている）。

これだけ注意！
①滴下速度が 1mg/ 分の速度での投与が必要。
②急速投与によりインフュージョンリアクション（IR）の発現リスクが高くなるため投与速度に注意！
③起壊死性薬剤であり，血管外漏出に注意！

どのがんに使う？

がん化学療法後に増悪した卵巣がん

投与禁忌は？

- 従来の DXR 製剤又は本剤の成分に対して過敏症の既往歴のある患者

本剤を用いた特徴的なレジメンは何？

がん腫	レジメン名／使用薬剤（略号）／用量	1コースの日程等
卵巣がん	DOX 50mg/m²/回	1コース 21 日（2～3週間休薬）

どんな副作用が，いつ起こりやすい？

副作用	発生頻度（％） All Grade	Grade 3 以上	発現時期[1]
白血球減少	93.2	59.5	0–28(日)
好中球減少	93.2	67.6	0–28(日)
ヘモグロビン減少	85.1	17.6	0–28(日)
手足症候群	78.4	16.2	0–28(日)
口内炎	77.0	8.1	0–28(日)
悪心	60.8	2.7	0–28(日)

1．抗悪性腫瘍薬—ケアに必要なポイントは，これ

投与管理について——ココがポイント！

①1mg/分を超えないように投与速度を調整する（急速投与によりIRが現れることがあるため）。
②インラインフィルターは使用しないこと，（リポソーム製剤であり，粒径が大きくフィルターが詰まるため）また，投与ラインの急速なフラッシュは避けること。
③アントラサイクリン系薬剤であり，心機能異常を起こしやすい。投与前に心エコーでの左室駆出率（LVEF）等心機能評価を行う。
④DXRに換算して総投与量が500mg/m^{2}を超えると心不全のリスクが増強する。前治療も含めアントラサイクリン系薬剤の総投与量を確認し限界量を超えないよう注意する。
⑤起壊死性薬剤であることを踏まえ，確実な血管アセスメント，血管外漏出予防策を行う。場合によっては中心静脈からの投与経路への変更を医師と調整する。
⑥Grade 2以上の手足症候群，口内炎，骨髄抑制，肝機能障害等用量調整基準にしたがい減量及び休薬，中止を行う。減量した場合には症状改善後も減量前の投与量に戻さないこととなっており，症状観察と共に投与量に注意する。

副作用の管理とケア——ココに注意！

①DXRの総投与量が500mg/m^{2}を超えると，心筋障害によるうっ血性心不全を発症する危険性がある。縦隔に放射線療法を受けた場合又はCPAなどの心毒性のある薬剤を併用している場合，400mg/m^{2}を超えると心筋障害が発症する可能性がある。治療回数増加時には胸部症状の有無の確認を行う。
②手足症候群の多くは3コースまでに出現する。手足の感覚異常や発赤等が現れた場合は医療者に報告するよう説明。点滴中に局所の冷却を行うことで症状の重篤度の軽減及び発現率の低下が認められたとの報告もあるため，可能であれば手足の冷却を行う。

本剤を用いる患者さんに必要な指導は？

①発熱，悪寒，悪心，頭痛，発疹，咳，血管浮腫等がIR症状であることを説明し，症状時には速やかに報告するよう指導する。
②手足症候群予防のために，治療前より手足や皮膚に摩擦や圧力がかからないよう説明。保湿剤を使用し皮膚の保護を行い，冬は特に皮膚の保湿につとめ，夏は発汗に注意するように指導。
③口内炎予防のため，治療開始時より口腔内の清潔を保ち，乾燥傾向の時は保湿を行うよう指導。

より安全な薬物療法のために——チェックしましょう

- ☐ 投与速度は1mg/分を超えていないか？
- ☐ インラインフィルターは使用していないか？
- ☐ 投与開始前にDXR総投与量を考慮し，心機能評価は行っているか？
- ☐ 手足症候群対策の指導は行ったか？

【日下部　緑】

87 リュープロレリン酢酸塩

ホルモン類似薬　**注射**（皮下注）

悪心・嘔吐　最小度

製品名	リュープリン®注射用／リュープリン®注射用キット
メーカー	武田

主な後発品名	リュープロレリン酢塩酸
メーカー	あすか，ニプロ

どんな薬？

リュープロレリン酢酸塩は，脳の下垂体LH-RH（性腺刺激ホルモン放出ホルモン）受容体を継続的に刺激することにより，性腺刺激ホルモンの分泌を低下させる。その結果，男性の場合は精巣からのテストステロン，女性の場合は卵巣からのエストロゲンの分泌が低下し，前立腺がん，閉経前乳がんに対する抗腫瘍効果を発揮する。

これだけ注意！

①リュープロレリン酢酸塩の注射用徐放性製剤には，22.5mg，11.25mg，3.75mg，1.88mg がある。がん治療に使用されるのは，22.5mg，11.25mg，3.75mg の3種類で，それぞれ投与間隔が異なるため注意！
②粘膜下筋腫のある患者には出血などの症状を増悪させるリスクがあるため，慎重に投与を検討する必要があり注意！
③閉経後乳がん患者や閉経前であってもホルモン受容体が陰性の患者には適応がないため注意！
④脊髄圧迫や尿路閉塞による腎障害のある患者には異常感覚，疼痛，尿閉などの発症や症状増悪の可能性があり注意！

どのがんに使う？

前立腺がん，閉経前乳がん

投与禁忌は？

- 本剤の成分又はLH-RH作動薬に対し過敏症の既往歴のある患者
- 妊婦又は妊娠している可能性のある婦人，授乳中の婦人

本薬を用いた特徴的なレジメンは何？

がん腫	レジメン名／使用薬剤（略号）／用量	1コースの日程等
前立腺がん	リュープロレリン 3.75mg	4週（28日）毎
	リュープロレリン 11.25mg	12週（3ヵ月）毎
	リュープロレリン 22.5mg	24週（6ヵ月）毎
閉経前乳がん	リュープロレリン 3.75mg	4週（28日）毎
	リュープロレリン 11.25mg	12〜13週（3ヵ月）毎
	リュープロレリン 22.5mg	24週（6ヵ月）毎

どんな副作用が，どのくらい起こりやすい？

前立腺がん（All Grade）

副作用	頻度（％）	副作用	頻度（％）
注射部位硬結	0.07〜0.43	注射部位硬結	29.6
肝機能障害	6.19	糖尿病	6.2
赤血球障害	1.58	ほてり	5.36
泌尿器系障害	1.44	血中トリグリセリド増加	3.7
ほてり	1.37	体重増加　血中コレステロール増加	1.2〜2.5
白血球・網内系障害	1.22		
女性化乳房	0.58		
性欲減退	0.5		
自律神経障害	0.43		

閉経前乳がん（All Grade）

副作用	頻度（％）	副作用	頻度（％）
注射部位硬結	0.26〜1.02	注射部位硬結	14.5〜43.4
		熱感	8.93	ほてり	50.6
		頭痛	5.36	生殖器・乳房障害	19.3
		肝機能障害	3.32〜4.59	白血球減少	18.1
		嘔気	2.81	関節痛	16.9
		関節硬直	2.81	体重増加	14.5
		ほてり	2.04	頭痛	13.3
		浮動性めまい	2.04	多汗症	10.8
		生殖器・乳房障害	2.04		
		白血球減少症	1.79		
		多汗	1.53		

投与管理について——ココがポイント！

①投与部位は，上腕部，腹部，臀部とし，同一部位の反復投与を避ける。
②懸濁溶液全量を粉末部に移動させて，泡立てないように注意して懸濁する。懸濁液の粒子が沈降している場合は泡立てないよう再懸濁させてから皮下注射を実施する。

副作用の管理とケア——ココに注意！

①**ほてり，多汗症**：テストステロンやエストロゲンが減少すると，気温に関係なくホットフラッシュを発生することがある。ホットフラッシュに対して，食事は香辛料，香味野菜，酸味の強い味付けなどは避け，衣服は通気性の良い下着を着用する工夫を促す。

②**骨性疼痛，関節痛，骨塩量低下**：投与初期には一過性にテストステロンやエストロゲンの上昇を認める。この時期に骨性疼痛が発症することがあり，症状にあわせた鎮痛薬投与を検討する。テストステロンやエストロゲンの分泌が抑制されると，骨塩量の低下が起こる。骨塩量の低下を防いで，骨粗鬆症を予防する目的で，カルシウム摂取とその吸収を促進させるビタミンD摂取を促す。

③**生殖器，泌尿器の障害**：前立腺がん患者は，テストステロン分泌の低下に伴い，排尿障害，BUN値上昇，クレアチニンクレアランス値上昇，蛋白尿，勃起障害，乳房圧痛，乳房腫脹などを発症することがある。
閉経前乳がん患者は，エストロゲン分泌の低下に伴い，膣や性器からの出血，分泌物の変化，乳房圧痛などを発症することがある。
患者が相談しやすい環境を整え，症状の観察と把握を行い，対処療法の検討を行う。

本剤を用いる患者さんに必要な指導は？

①妊娠の可能性のある婦人は，ホルモン剤以外の避妊法を用いるように指導する。
②注射をした部位は揉まないように伝える。
③他の医療機関を受診する場合や薬剤を購入する場合は，リュープロレリン酢酸塩注射用徐放性製剤による治療を行っていることを伝えるよう指導する。

より安全な薬物療法のために——チェックしましょう

☐ 選択した注射部位は，同一部位の反復投与，血管の損傷を避けているか？
☐ アレルギーの徴候を見逃していないか？

【小野智恵美】

88 レゴラフェニブ水和物

分子標的治療薬 経口

悪心・嘔吐 軽度～最小度

製品名	スチバーガ®
メーカー	バイエル

どんな薬？
多くの増殖因子を阻害するマルチキナーゼ阻害薬である。血管新生に関わるキナーゼ（VEGFR1，VEGFR2，VEGFR3，TIE2），腫瘍微小環境に関わるキナーゼ（PDGFRβ，FGFR），および腫瘍形成に関わるキナーゼ（KIT，RET，RAF-1，BRAF）を阻害することで，がん細胞の増殖を抑制する。

これだけ注意！
①体内の薬物濃度が低下するため，空腹時や高脂肪食後の投与は避ける。
②多彩な有害事象が発現するため注意！
③重篤な肝機能障害が発現する可能性があるため注意！

どのがんに使う？
治癒切除不能な進行・再発の結腸・直腸がん，がん化学療法後に増悪した消化管間質腫瘍

投与禁忌は？
- 本剤の成分に対し過敏症の既往歴のある患者
- 妊婦または妊娠している可能性のある女性

本剤を用いた特徴的なレジメンは何？

がん腫	レジメン名／使用薬剤（略号）／用量	1コースの日程等
結腸・直腸がん，消化管間質腫瘍	レゴラフェニブ　160mg/日　食後　day 1～21	1コース 28 日　3 週連日投与,1 週休薬

どんな副作用が，いつ起こりやすい？
＊切除不能な大腸がんに対する国際共同第Ⅲ相試験 CORRECT

副作用	発生頻度（%）All Grade	Grade 3 以上	発現時期
手足症候群	44.6	16.6	0　8　15　21　28(日)
高血圧	27.8	7.2	0　8　15　21　28(日)
肝機能異常	1.2	0.6	0　8　15　21　28(日)
血小板減少	12.6	2.6	0　8　15　21　28(日)
疲労	47	9	0　8　15　21　28(日)
下痢	33.8	7	0　8　15　21　28(日)

1．抗悪性腫瘍薬—ケアに必要なポイントは，これ

投与管理について──ココがポイント！

①食後投与と比較して未変化体のCmax及びAUCの低下が認められることから，空腹時投与を避ける。
②高脂肪食摂取後に投与した場合，低脂肪摂取後の投与と比較して活性代謝物のCmax及びAUCの低下が認められることから，高脂肪食後の投与を避ける。
③原則的には160mgから投与を開始し，副作用が現れた場合は，症状，重症度に応じて，減量，休薬または中止を考慮する。
④重度の肝機能障害のある患者には投与を推奨できず，高齢者，高血圧症，脳転移，血栓塞栓症またはその既往歴のある患者には慎重投与である。
⑤グレープフルーツ（ジュース）はCYP3A4阻害作用を有する。また，セイヨウオトギリソウ含有食品は，CYP3A4誘導作用を有するため，摂取を控える。
⑥CYP3A4代謝に影響を与える薬剤使用を確認し，問題のある薬剤の変更を考慮する。

副作用の管理とケア──ココに注意！

①手足症候群：症状の発現や重症化を避けるために，投与開始前から予防的ケアを開始する。症状が発現してから急激に悪化することがあるため，モニタリングが重要である。症状に応じ早めに休薬・減量を考慮する。
②高血圧：治療開始前に，ベースラインの血圧を確認する。高血圧症の場合，早期に降圧薬が開始となることがある。
③下痢：脱水，腎機能，電解質の異常の有無を確認する。水分補給をし，止痢薬を検討する。
④肝機能障害：頻度は少ないが重篤な副作用である。最初の2コースは1回／週の採血にてフォローする。

本剤を用いる患者さんに必要な指導は？

①手足症候群：手足の状態を一緒に観察し，症状に合わせた外用薬の使用方法を説明する。また，手足に負荷をかけない行動や靴の選択，除圧のアドバイスを行う。
②高血圧：毎日決まった時間に測定し，記録するよう指導する。血圧が急に上昇（最高血圧が180mmHg以上または最低血圧が120mmHg以上），あるいは頭痛，ふらつきがみられた場合は，すみやかに医療機関に連絡するよう伝える。
③その他注意すべき副作用（肝機能障害，出血，間質性肺炎，消化管穿孔，血栓塞栓症，中毒性表皮壊死融解症）の症状について説明し，夜間や休日を含めた緊急連絡先を伝える。

より安全な薬物療法のために──チェックしましょう

- ☐ 空腹時と高脂肪食後を避けて内服しているか？
- ☐ 手足に負担をかけないように工夫できているか？
- ☐ 手足の観察とスキンケアが実施・継続できているか？
- ☐ 定期的に血圧測定が実施できているか？

【三宅亜矢】

89 レトロゾール（LET）

ホルモン類似薬　経口

悪心・嘔吐 最小度

製品名	フェマーラ®錠
メーカー	ノバルティス
主な後発品名	レトロゾール錠
メーカー	日医工，協和薬工，東和，テバ，ファイザー，ニプロ他

どんな薬？

乳がん細胞の増殖とエストロゲンは密接な関係があるが，LETは，アロマターゼを阻害することでエストロゲンの生成を抑制し，乳がん細胞の増殖を制御し閉経後の女性の乳がんを治療する。

これだけ注意！

①ホルモン受容体が陽性の患者が対象となるので注意！
②閉経後の患者が対象となるので注意！

どのがんに使う？

・乳がん（閉経後）
  ＊閉経とは，卵巣機能の衰退または消失によって起こる永久的な閉止と定義され[1]年齢が60歳以上か45歳以上で過去1年以上月経がない場合，あるいは両側の卵巣を摘出している場合のことをいう。閉経しているかどうか明確でない場合は，エストラジオール（E2）と卵胞刺激ホルモン（FSH）を測定して判断する。

投与禁忌は？

●重度の肝機能，腎機能障害

本剤を用いた特徴的なレジメンは何？[2]

がん腫	レジメン名／使用薬剤（略号）／用量
乳がん（閉経後）	アロマターゼ阻害薬5年間／LET／1日1回（2.5mg）
	抗エストロゲン薬2〜3年間→アロマターゼ阻害薬2〜3年間（計5年間）／LET／1日1回（2.5mg）
	抗エストロゲン薬5年間→アロマターゼ阻害薬　順次追加投与／LET／1日1回（2.5mg）

どんな副作用が，どのくらい起こりやすい？

副作用	発生頻度（%）All Grade
ほ て り	6.6
頭　　痛	3.1
関　節　痛	2.8
コレステロール増加	8.7
ALT（GPT）増加	7.9
ＡＬＰ増加	7.3

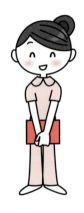

194

投与管理について──ココがポイント！

①閉経前患者には使用しないため，月経状況を確認する。
②肝機能・腎機能障害の有無について血液検査の異常値がないか確認する。

副作用の管理とケア──ココに注意！

①**ほてり**：顔や身体が熱くなったり，部分的または全身的に発汗しやすくなったりする。すでに更年期症状がある場合には，症状が増悪することがある。香辛料を多量に使った食事や温かい飲料などは，発汗作用が高まるため状況に応じて控える。また，吸汗性や通気性のよい素材の選択や，室温調整を心がけるなどセルフケアが行えるよう説明する。
②**関節痛**：一般的には手指に出現することが多いが，膝，腰，肩，脛の関節にもみられる。なかでも「手のこわばり」は朝に現れやすく，日常生活に影響を及ぼす原因になることがある。内服開始後1年以内の発現が比較的多いが，服用期間を通して生じることもある。関節痛が持続する場合は，治療の妨げにならないよう適切な対処法（鎮痛薬の使用など）を検討し，治療が継続できるよう支援する。
③**骨量減少**：エストロゲンの合成が抑制されることにより，骨粗鬆症や骨折などが起こりやすくなる。抗エストロゲン薬の5年投与と比較すると，アロマターゼ阻害薬の5年投与や抗エストロゲン薬を2～3年投与してからアロマターゼ阻害薬に切り換えた場合では，骨折率は概ね1.5倍程度になり[3]，骨代謝に悪影響を及ぼすことが示唆されているため，治療中は骨密度を定期的に観察する。

本剤を用いる患者さんに必要な指導は？

①LETを含むアロマターゼ阻害薬は，骨量を減少させる場合もある。日頃から骨形成に重要なカルシウムを多く含む食事（乳製品や大豆，小魚）やビタミンD（魚類，きのこ類），ビタミンK（納豆，緑色野菜）をバランスよく摂取するよう促す。また，適度な運動によりカルシウムが骨に蓄積されるため，歩く（1日に6,000歩程度を目安に）ことを指導する。
②薬を服用し忘れた場合は，気がついた時点で可能な限り早く服用する。ただし，次の服用時間が迫っている場合には1回分をとばし，通常の服用時間に1回分のみ服用する。決して2回分を一度に服用しないよう指導する。
③個人差はあるが，嗜眠，傾眠や注意力の散漫などが現れる可能性があるため，自動車の運転や機械を操作するときは注意が必要であることを指導する。

より安全な薬物療法のために──チェックしましょう

☐ 閉経が確認できているか？
☐ 肝機能・腎機能障害はないか？

【大椛裕美】

90 レナリドミド水和物 (LEN)

サリドマイド関連薬　経口

悪心・嘔吐　軽度

製品名	レブラミド®カプセル
メーカー	セルジーン

どんな薬？

造血器腫瘍細胞増殖抑制作用やサイトカイン産生調節作用，血管新生阻害作用などをもつと考えられているが，詳細な機序は十分には解明されていない。最近，セレブロンと結合して基質のユビキチン依存性分解を調整することが関与すると報告されている。サリドマイドとはこの基質特異性の違いによって作用と副作用が異なるものと推測される。

これだけ注意！

①本剤はヒトにおいて催奇形性を有する可能性があるため，妊婦又は妊娠している可能性のある女性患者には決して投与しないこと。
②深部静脈血栓症及び肺塞栓症の発現が報告されているので，観察を十分に行いながら慎重に投与すること。

どのがんに使う？

多発性骨髄腫，5番染色体長腕部欠失を伴う骨髄異形成症候群

投与禁忌は？

- 妊婦または妊娠している可能性のある患者
- 適正管理手順を遵守できない患者
- 本剤に過敏症の既往歴のある患者

本剤を用いた特徴的なレジメンは何？

がん腫	レジメン名／使用薬剤（略号）／用量	1コースの日程等
多発性骨髄腫*	LEN 25mg/日　day 1～21 連続経口投与後 7 日間休薬	1 サイクル 28 日
多発性骨髄腫**	VRD 療法[1]：ボルテゾミブ 1.3 mg/m² [day1, 4, 8, 11]+LEN 25 mg/day p.o. [day1~14]+ デキサメタゾン 40 mg/day [day1, 8, 15]	

*デキサメタゾンと併用。患者の状態により適宜減量。
**血栓症予防のためバイアスピリン®（100）1T/日内服，感染予防のためバルトレックス®（500）1T/日＋バクタ®1T/日 or ペンタミジン®吸入 /3-4 週毎などを併用することが多い。

骨髄異形成症候群	LEN 10mg/日　day 1～21 連続経口投与後 7 日間休薬	1 サイクル 28 日

*患者の状態により適宜減量。

どんな副作用が，いつ起こりやすい？

副作用	発生頻度(%) All Grade	Grade 3 以上	発現時期
好中球減少	26.4	6.0	Grade 3 以上の23％が 4 週以内
血小板減少	15.2	6.5	Grade 3 以上の34％が 4 週以内
皮膚反応	19.7	6.9	49％が 4 週以内
静脈血栓症	10.6	6.6	発現時期に特定の傾向はない
末梢性ニューロパチー	21.0	2.9	発現時期に特定の傾向はない
腎不全	4.3	1.5	49％が 4 週以内

1. 抗悪性腫瘍薬―ケアに必要なポイントは，これ

投与管理について——ココがポイント！

① 本剤は精液中へ移行することから，投与終了4週間後まで性交渉を行う場合は極めて有効な避妊法の実施を徹底（男性患者は必ずコンドームを着用）させ，避妊を遵守していることを十分に確認すること。
② 本剤の使用については，適正管理手順（RevMate）が定められているので本手順を遵守すること。遵守できない患者には投与しないこと。
③ 妊娠する可能性のある女性患者に本剤を投与する場合は，本剤投与開始4週間前及び本剤投与開始3日前から投与開始直前までに妊娠検査を実施し，妊娠していないことを確認後に投与を開始すること。また，本剤の治療中は4週間を超えない間隔で，本剤の投与終了の際は本剤投与終了時及び本剤投与終了4週間後に妊娠検査を実施すること。
④ 本剤投与開始から投与中止4週間後までは，献血，精子・精液の提供をさせないこと。
⑤ 疲労，めまい，傾眠，霧視，錯乱が報告されているので，本剤投与中の患者には自動車の運転等危険を伴う機械の操作を避けるよう注意すること。
⑥ 高脂肪食摂取前後をさけて服用すること。

副作用の管理とケア——ココに注意！

① 腎機能障害のある患者（副作用が強くあらわれたり，腎機能障害が悪化することがある）。
② 深部静脈血栓症のリスクを有する患者（本剤により症状が発現，増悪することがある）。
③ 骨髄抑制のある患者（重篤な好中球減少症及び血小板減少症が発現することがある）。
④ 高齢者では副作用が強く出ることがある。
⑤ サリドマイドによる重篤な過敏症の既往歴のある患者。
⑥ 二次発がんが7.6％という報告もあるので注意が必要。

本剤を用いる患者さんに必要な指導は？

① **骨髄抑制**：感染予防のために日常生活上の注意点を指導する。また血小板減少も起こるので転倒などにも注意が必要。
② 皮疹などの皮膚障害が出現したらすぐに伝えるように指導する。
③ 適正管理手順（RevMate）が定められているので本手順を必ず遵守するように指導すること。遵守できない患者には本剤を投与しないこと。

より安全な薬物療法のために——チェックしましょう

- ☐ 妊娠している可能性はないか？
- ☐ 避妊を適切に行っているか？
- ☐ 安全管理手順（RevMate）を遵守しているか？
- ☐ 来院時，自分で車を運転してこなかったか？
- ☐ アレルギー症状などの兆候を見逃していないか？

【田中淳司】

91 レボホリナートカルシウム（ℓ-LV）

活性型葉酸製剤　**注射**

悪心・嘔吐 最小度　　漏出リスク 非壊死性

製品名	アイソボリン®点滴静注用
メーカー	ファイザー
主な後発品名	レボホリナートカルシウム
メーカー	サンド，マイラン，大原，沢井

どんな薬？

抗がん薬ではないが，5-FU と併用することで，5-FU の DNA 合成阻害作用を増強し抗腫瘍効果を高める薬剤（体内で 5-FU の代謝活性物質と一緒にチミジル酸合成酵素（TS）と強固な複合体を形成し，フルオロウラシルの抗腫瘍効果を増強する）。

これだけ注意！
① 調製後は 24 時間以内に使用。
② レボホリナート自体は，活性型葉酸製剤のため毒性はほとんどない。使用にあたっては，レジメンを理解し併用薬剤の注意事項や副作用を十分理解した上で，投与管理すること。
③ レジメンにより，投与量，投与方法が違うので注意が必要。

どのがんに使う？

胃がん（手術不能又は再発），結腸・直腸がん，治癒切除不能な膵がん

投与禁忌は？

- 重篤な骨髄抑制のある患者
- 下痢のある患者
- 重篤な感染症を合併している患者
- 多量の腹水，胸水のある患者
- 重篤な心疾患又はその既往歴のある患者
- 全身状態が悪化している患者
- 本剤の成分又はフルオロウラシルに対し重篤な過敏症の既往歴のある患者
- テガフール・ギメラシル・オテラシルカリウム配合剤投与中の患者及び投与中止後 7 日以内の患者

本剤を用いた特徴的なレジメンは何？

がん腫	レジメン名／使用薬剤（略号）／用量	1 コースの日程等
胃がん	RPMI 療法：5-FU 600mg/m² + ℓ-LV 200mg/m²	1 コース 56 日（6 投 2 休）
結腸・直腸がん	mFOLFOX6 療法：L-OHP 85mg/m² + ℓ-LV 200mg/m² 同時併用＋5-FU 400mg/m²（bolus）＋5-FU 2,400mg/m²（46 時間持続静注）	1 コース 14 日
結腸・直腸がん	FOLFIRI 療法：CPT-11 150mg/m² + ℓ-LV 200mg/m² 同時併用＋5-FU 400mg/m²（bolus）＋5-FU 2,400mg/m²（46 時間持続静注）	1 コース 14 日
膵臓がん	FOLFIRINOX 療法：L-OHP 85mg/m² + CPT-11 180mg/m² + ℓ-LV 400mg/m² + 5-FU 400mg/m²（bolus）＋5-FU 2,400mg/m²（46 時間持続静注）	1 コース 14 日

どんな副作用が，いつ起こりやすい？

＊ FOLFOX6 の場合（発現時期は目安であり，患者により異なる）

副作用	発生頻度（%） All Grade	Grade 3 以上	発現時期
骨髄抑制	21.7	不明	0 〜 28（日）
下痢	18.9	不明	0 〜 28（日）
悪心・嘔吐	10.2	不明	0 〜 28（日）

投与管理について──ココがポイント！

①S-1投与中止後,7日以上の間隔を空ける。
②レジメンによって投与方法が違うので注意する。
　ⓐレボホリナート・フルオロウラシル療法：ℓ-LVの点滴静注開始1時間後に5-FUを3分以内で緩徐に点滴静注する。1週間ごとに6回繰り返した後,2週間休薬する。これを1コースとする。
　ⓑレボホリナート・フルオロウラシル持続静注併用療法：ℓ-LVを2時間で点滴静注し終了直後に5-FUを点滴静注する。終了後5-FUを46時間かけて持続静注する。

副作用の管理とケア──ココに注意！

①ℓ-LVと併用して使用する薬剤の副作用に注意する。
②防腐剤を含有していないので,調製にあたっては細菌汚染に十分注意し,調製後は24時間以内に使用する。

本剤を用いる患者さんに必要な指導は？

①ℓ-LV自体には副作用症状はほとんどないため,併用する薬剤から起こりうる副作用症状や対応策を指導する。

より安全な薬物療法のために──チェックしましょう

　　□ 投与量・投与間隔は,患者のがん腫やレジメンどおりか？

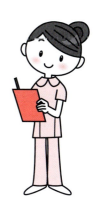

【中野政子】

92 レンバチニブメシル酸塩

分子標的治療薬 　経口

悪心・嘔吐 軽度

製品名	レンビマ®カプセル
メーカー	エーザイ

どんな薬？

血管内皮増殖因子受容体（VEGFR1, 2, 3），線維芽細胞増殖因子受容体（FGFR1, 2, 3, 4），血小板由来増殖因子受容体（PDGFR）α，幹細胞因子受容体（KIT），Rearranged During Transfection がん原遺伝子（RET）等の受容体チロシンキナーゼを阻害することで，抗腫瘍効果を発揮する。

これだけ注意！

① 高血圧，蛋白尿，下痢，手足症候群，食欲不振，血小板減少の発現に注意！
② 血圧の自己測定を勧め，気になる症状が現れたら早めに受診するよう指導する。
③ 副作用に対する支持療法はしっかり行われているか。
④ 必要に応じて適切にレンバチニブを減量・休薬し，用量調節ができているか。

どのがんに使う？

甲状腺がん

投与禁忌は？

● 妊婦または妊娠している可能性のある婦人

本剤を用いた特徴的なレジメンは何？

がん腫	レジメン名／使用薬剤（略号）／用量	1コースの日程等
甲状腺がん	レンバチニブ 24mg／回　1日1回	連日内服

どんな副作用が，いつ起こりやすい？

副作用	発生頻度（％） All Grade	Grade 3 以上	発現時期
高血圧	67.8	41.8	0〜28（日）
蛋白尿	32.6	10.7	0〜28（日）
下痢	60.9	8.8	0〜28（日）
手足症候群	31.8	3.4	0〜28（日）
食欲不振	51.7	6.5	0〜28（日）
疲労	39.8	4.6	0〜28（日）

投与管理について——ココがポイント！

① 高血圧，蛋白尿，下痢，手足症候群，食欲不振，倦怠感などの副作用が高頻度に発現し，これらの副作用が重篤化してしまうと長期にわたる休薬を要することがある．QOL を低下させずに長期間投与を継続するためには，適切な副作用マネジメントを行うことが重要である．
② 副作用を重篤化させないために，副作用を早期に把握して対処する．気になる症状が現れたら早めに受診するよう指導し，治療開始初期は外来診療を週1回程度として慎重に観察する．
③ 副作用に対して支持療法を行い，症状の程度により減量や休薬を考慮する．1～3段階の減量が必要になることが多く 24mg から 20mg，14mg，10mg，8mg，4mg と段階的に減量する．

副作用の管理とケア——ココに注意！

① **高血圧**：治療開始後，かなり早い時期から血圧が上昇しやすい．治療開始前から高血圧があると悪化しやすく，血圧をコントロールしてから治療を開始する．降圧薬は，蛋白尿の発現も考慮してアンジオテンシンⅡ受容体拮抗薬，あるいは早めの降圧効果を期待して Ca 拮抗薬がよく使用される．降圧効果が不十分であればこれらを併用したり，利尿薬を追加したりするが，コントロール不良の場合には循環器専門医に相談する．
② **蛋白尿**：治療開始初期から定期的に尿検査を行う．蛋白尿2＋以上が持続する場合や腎機能障害，下腿浮腫が認められる場合には，減量や休薬を考慮する．
③ **下痢**：発現時にいつでも内服できるようロペラミドを処方しておく．重篤化することもあるため，受診時に症状をよく確認しておく．
④ **手足症候群**：手足の物理的刺激を受ける部位に生じやすいため，仕事で手をよく使う患者や長く歩く患者などでは特に注意が必要である．きつい靴をはかない，熱い風呂は控えるなど日常生活における注意点を指導し，尿素配合薬の予防投与を行うことが有用である．症状が発現した場合には，重篤化してしまうと回復までに時間を要するため，早期に保湿剤やステロイド軟膏にて治療を開始する．また，症状に応じて減量・休薬し，皮膚科専門医に相談する．
⑤ **その他**：血小板減少が発現することがあり，定期的な採血検査が必要．また，創傷治癒が遅延する可能性があり，抜歯や外科的処置を受ける場合には短期間の休薬を考慮する．

本剤を用いる患者さんに必要な指導は？

① 毎日，血圧を自己測定し，血圧上昇時は医師や医療スタッフに報告するよう指導する．
② 手足症候群予防のため，手足の負担・刺激を減らし，保湿剤使用などのスキンケアを指導する．
③ 気になる症状が現れたら，悪化する前に早めに受診するよう指導する．
④ 含量の異なる2種類のカプセル剤（4mg，10mg）があり，飲み間違いのないよう指導する．

より安全な薬物療法のために——チェックしましょう

- ☐ 毎日の血圧測定，血圧コントロールはできているか？
- ☐ 下痢，手足症候群，下腿浮腫，出血斑などの症状は現れていないか？
- ☐ 定期的な採血，尿検査を行っているか？

【清水　康】

2

がん薬物療法を受ける患者へのケア

―― 副作用を未然に，軽度に抑える ――

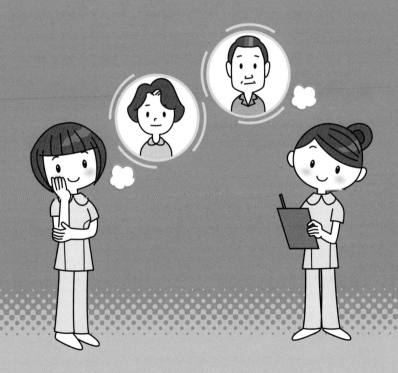

2. がん薬物療法を受ける患者へのケア—副作用を未然に，軽度に抑える

1）副作用別・支持療法と発生時の処置
① 悪心・嘔吐

1. 悪心・嘔吐とは

悪心は嘔吐が起こりそうな不快感であり，嘔吐は胃の内容物が吐き出される状態である。悪心・嘔吐は，患者にとって苦痛の強い副作用であるが，制吐薬の進歩や制吐薬適正使用ガイドラインの発行により制吐療法の標準化が進み，予防できる症状へと変化している。

2. 悪心・嘔吐の発症機序

悪心・嘔吐は，延髄網様体の迷走神経背側核近傍にある嘔吐中枢（vomiting center：VC）が刺激を受けて発症するとされている。

抗がん薬により悪心・嘔吐が発症するメカニズムは，①抗がん薬が第4脳室の化学療法受容体誘発帯（chemoreceptor trigger zone：CTZ）を直接刺激して VC へ伝達する経路，②消化管に存在する腸クロム親和性細胞からのセロトニン分泌等により CTZ を刺激する経路，③サブスタンス P がニューロキニン1（NK$_1$）受容体と結合して CTZ および VC を刺激する経路，④不安や緊張などの精神的な要因によって大脳皮質から直接 VC を刺激する経路がある。

3. 悪心・嘔吐の分類

発現時期によって主に3つに分類される。
①急　性：抗がん薬投与24時間以内。CTZ や消化管が伝達経路であり，5-HT$_3$ 受容体拮抗薬に感受性が高い。
②遅発性：抗がん薬投与24時間以降。サブスタンス P が関与し，NK$_1$ 受容体拮抗薬に感受性が高い。CDDP では投与2〜3日後に症状が強くなり，1週間続く場合がある。
③予期性：抗がん薬投与前。過去の抗がん薬投与時に経験した心因性反応である。抗不安薬が有効とされる。

4. 支持療法[1]

悪心・嘔吐の発現頻度は抗がん薬の種類によって異なり，催吐性リスクに応じて制吐薬を選択することが重要である。

ここではリスクに合わせて推奨される予防的な制吐療法を示す。急性症状の治療薬は1日目の

抗がん剤治療前、遅発性症状の治療薬は 2 日目以降に使用する。

① **高度催吐性リスク（催吐頻度＞90％）**
 ・急性（day 1）：アプレピタント（またはホスアプレピタント）＋ 5-HT₃ 受容体拮抗薬＋デキサメタゾン。
 ・遅発性（day 2 以降）：アプレピタント（day 2, 3）＋デキサメタゾン（day 2〜4 or 5）
  ※ day 1 にホスアプレピタントを使用した場合は day 2 以降のアプレピタント不要。

② **中等度催吐性リスク（催吐頻度 30〜90％）**
 ・急性（day 1）：5-HT₃ 受容体拮抗薬＋デキサメタゾン。
 ・遅発性（day 2 以降）：デキサメタゾン（day 2〜3 or 4）。
 ◎但し、カルボプラチン、イホスファミド、イリノテカン、メトトレキサート等の使用時にはアプレピタントの使用が推奨される。
 ・急性（day 1）：アプレピタント（またはホスアプレピタント）＋ 5-HT₃ 受容体拮抗薬＋デキサメタゾン。
 ・遅発性（day 2 以降）：アプレピタント（day 2, 3）±デキサメタゾン。
  ※ day1 にホスアプレピタントを使用した場合は day 2 以降のアプレピタント不要。

③ **軽度催吐性リスク（催吐頻度 10〜30％）**
 ・急性（day 1）：デキサメタゾンまたはプロクロルペラジンまたはメトクロプラミド。

④ **最少度催吐性リスク（催吐頻度＜10％）**
 ・予防的な制吐療法は通常推奨されない。

5．悪心・嘔吐のケア

① 初回治療時に悪心・嘔吐が強く発現すると、今後の治療で予測性悪心・嘔吐が発現する可能性が高くなるため、初回治療から推奨される制吐薬を使用し、症状を起こさないことが重要である。予測性悪心・嘔吐が発現した場合は、抗不安薬の使用を医師と相談する。

② 適切な催吐薬の使用により悪心・嘔吐を予防できること、症状発現時には、制吐薬により症状を軽減できることを事前に説明する。

③ 悪心・嘔吐は、患者の状態（抗がん薬以外の治療、疾患進行に伴うイレウスや高 Ca 血症）や患者要因（悪心・嘔吐の経験、女性、抗がん薬への不安、強い妊娠悪阻経験など）が関連するため、総合的にアセスメントする必要がある。

④ 胃内に食物が停滞していると悪心を誘発するため、治療前は脂質の多い食事は避け、満腹にならない程度に摂取するよう説明する。

【長谷川真里】

2．がん薬物療法を受ける患者へのケア—副作用を未然に，軽度に抑える

② 1）副作用別・支持療法と発生時の処置
下　痢

1．下痢の分類

がん化学療法による下痢は，その発現時期と発生機序から2つに分けられる。

①**早発性下痢**：抗がん薬投与後早期に発現。コリン作動性が腸管の副交感神経を刺激し，腸管の蠕動運動が亢進して発生する。疝痛や鼻汁，流涙，流涎等のコリン症状を伴うことが多い。その場合は抗コリン薬を使用する。

②**遅発性下痢**：抗がん薬投与24時間以降に発現。抗がん薬やその代謝産物が，腸管粘膜に直接作用し粘膜障害を起こす。それにより，腸管の水分吸収阻害，腸管内細菌叢からの防御機能の低下等を起こし下痢が発生する。

2．下痢の原因となる主な抗がん薬

殺細胞性抗がん薬	イリノテカン，フルオロウラシル，テガフール・ウラシル，トリフルリジン・チピラシル，ドセタキセル，パクリタキセル，テガフール・ギメラシル・オテラシウムカリウム，カペシタビン，ドキソルビシン　等
分子標的治療薬	エルロチニブ，ゲフィチニブ，アファチニブ，イマチニブ，ソラフェニブ，スニチニブ，ラパチニブ，レゴラフェニブ，セツキシマブ，パニツムマブ，ペルツズマブ　等

＊イリノテカンは，コリン作動性による早発性と，イリノテカンの代謝物質であるSN38が腸肝循環を行う際に腸管粘膜を障害する遅発性の，両者の下痢をもたらす。
＊分子標的治療薬は不明な点が多いが，例として抗EGFR抗体薬は消化管粘膜のEGFRへの作用により分泌性下痢をもたらす。VEGFR阻害薬も消化管粘膜を直接障害すると考えられている。

3．下痢のアセスメント

ブリストルスケールを用いた便性状の評価や，CTCAEを用いて下痢の重症度を評価する。抗がん薬以外による影響や下痢による心身への影響・危険性をアセスメントし，個々に合ったケアを提供する。

①原疾患と病状，患者背景，治療方法（抗がん薬の投与量や投与回数）による影響
②通常の排便パターン，抗がん薬投与後の便の性状や量の変化の有無
③下痢に伴う症状（腹痛，腹部膨満感，悪心・嘔吐，食欲低下，便秘，腸蠕動の亢進等）の有無
④脱水症状（発熱，口渇，体重減少，皮膚乾燥等）・電解質異常の有無と程度

等

4．看護ケアのポイント

①薬物療法：発生機序や発生時期により抗コリン薬や緩下薬・整腸薬・止痢薬を使い分ける。

　例：

　　ⓐアヘンアルカロイド製剤（ロペラミド塩酸塩，コデインリン酸塩水和物）：抗分泌作用の他，腸管の運動抑制により腸内容通過の遅延を起こし，水分や電解質吸収が増加する。

　　ⓑ抗コリン薬（ロートエキス，ブチルスコポラミン）：コリン作動性の下痢に有効。

　　ⓒ収斂薬（タンニン酸アルブミン，ビスマス製剤）：腸粘膜表面で分泌液等と結合し不溶性の沈殿物で粘膜を保護し，炎症の消退，粘膜の刺激を緩和する。

　　ⓓ吸着剤（天然ケイ酸アルミニウム等）：有害物質，微生物，過剰の水分，ガス，粘膜などを吸着して排除する。

　　ⓔ乳酸菌製剤（ラクトミン，ビフィズス菌）：腸内で糖を分解して乳酸を発生させてpHを下げ，有害菌の侵入・増殖を抑制する。

　　ⓕ抗菌薬（ベルベリン塩化物水和物）：腸内細菌，防腐発酵の抑制，腸蠕動抑制作用を持つ。

　イリノテカン（CPT-11）による下痢は，CPT-11の代謝産物が腸管内に長く留まることで下痢を悪化させる可能性があるため，便秘にならないように注意が必要。半夏瀉心湯（CPT-11の活性代謝物生成に関与するβグルクロニダーゼ阻害作用を持つ）の予防投与も推奨されている。

②**食事療法**：牛乳，乳製品，香辛料を含む食品，アルコール，カフェインを含む食品・飲料，果汁飲料などを避けるほか，冷たいものを控える等。

③**水分や経口補水液等の摂取**：電解質の是正と脱水を予防する。重症の場合には輸液管理が必要。

④**下痢による肛門のトラブル（肛門部痛，出血，感染等）の対処**：肛門周囲の清潔を保持する。頻回な排便による皮膚障害（発赤やびらん等）や感染を予防するために肛門周囲の清潔を保つ。

⑤**心身の安静の保持**：ストレスによる自律神経の刺激は，下痢を悪化させる恐れがある。

⑥**腹部の温罨法の実施**：腹部を保温すると，腸管活動の亢進が抑制され，腹痛の緩和や消化・吸収を促進する。

　患者の苦痛を最小限に抑えるためには，治療後の排便状況を自らモニタリングし，主体的に排便コントロールやセルフケアができるようにすること，受診行動につなげられるようにすることが大切である。

【二社谷美紀】

2．がん薬物療法を受ける患者へのケア―副作用を未然に，軽度に抑える

1）副作用別・支持療法と発生時の処置

③ 便　秘

1．便秘とは

便秘は，排便回数や量が減少した状態である。個人差があり主観的な側面があるため定義が難しいが，最も一般的な定義は「排便回数の減少」である。

2．便秘の発生機序

便秘は，①機能性，②薬剤性，③器質性，④様々な全身疾患や状況に伴うもの，の4つに分類される。

このうち，がん薬物治療に関連してまず問題となるものは，抗がん薬，オピオイドなどの鎮痛薬，制吐薬，抗精神病薬などを原因とする②である。抗がん薬の中でも便秘を引き起こしやすいのはビンカアルカロイド系薬剤で，特にVCRでは発現頻度が高い。また，タキサン系薬剤のPTXでも便秘が起こりやすい。いずれも自律神経の障害によって便秘を発現させると考えられている。

一方，④の機序による便秘もがん患者ではしばしばみられる。これは全身状態の悪化，食事の不規則性，食事摂取量の低下，運動不足，長期臥床，脱水，がん性腹膜炎，心因的要因などによる。

3．便秘のケア

・排便習慣は，生活様式や食事により個人差がある。そのため，治療前から排便習慣（回数，性状，量）や，便秘をもたらす原因の有無を評価しておく必要がある。
・治療開始後は，排便状況，腹部の張り，残便感の有無を観察し，毎日排便があるように下剤の種類，量を調整する。
・腸管に通過障害を有する患者（大腸がん，泌尿器・婦人科がんの腸管浸潤など）は，便秘を避け，イレウスの初期症状に注意して観察する。

4．便秘時の対処

下剤には，「水分を吸収させて便をやわらかくし，腸の内容物を膨大させて排便を促すもの」と，「腸粘膜を刺激し，腸の蠕動運動を促進するもの」がある。そのため，便秘の原因や便の性

状に合わせた下剤を内服することが大切である。また，生活習慣を見直し，規則正しい生活を心掛けることも，便秘の予防や解消に繋がる。

①硬便の場合

・1日1.5〜2Lの水分摂取，10〜20gの食物繊維摂取を促す。ただし，イレウスの場合は禁忌である。
・便を軟らかくし排便を促す浸透圧性緩下剤（酸化マグネシウム）を使用する。

②腸蠕動が低下している場合

・大腸の粘膜を刺激し，腸の蠕動運動を促す下剤（センノシド，ピコスルファート）を使用する。
・便意はあるが排便に至らない時や腹圧をかけられない時は，直腸を刺激して排便を促す坐薬や浣腸を使用する。
・抗がん薬や制吐薬，オピオイドによる便秘時には，下剤を継続的に併用する。

③生活習慣が乱れている場合

・適度な運動により腸の蠕動運動を促し，また排便に必要な腹筋が低下しないようにする。
・ストレスにより自律神経が乱れ，腸蠕動が低下するため，ストレスを溜めないように良質な睡眠や規則正しい生活を意識する。
・入院中は環境の変化や他者への配慮から排便を我慢する可能性があるが，便意を我慢すると神経が麻痺し便意を感じにくくなるため，規則的な排便習慣を意識する。

【長谷川真里】

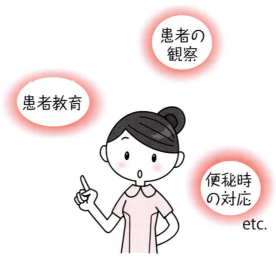

2．がん薬物療法を受ける患者へのケア—副作用を未然に，軽度に抑える

④ 1）副作用別・支持療法と発生時の処置
発　　熱

1．発生機序

抗がん薬投与後の発熱の原因には次のことが考えられる。
①**抗がん薬の副作用による発熱**：一部の抗がん薬で，投与直後〜数日の間に起こる。
②**白血球・好中球減少による発熱**：抗がん薬投与により，骨髄中での血球産生が障害され，末梢血中の血球が減少する。血液中の白血球・好中球（貪食，殺菌作用）が減少すると易感染状態となり，感染症による発熱をきたすことがある。NSAIDs やステロイド使用中は発熱をきたさない可能性があるため注意する。

2．好中球について

好中球は白血球の 50〜60％を占める。その寿命は 7〜12 時間と短いため，一般的に治療後 7〜14 日で最も減少し，21 日頃回復する。その期間や程度は，薬剤の種類や量，組み合わせ，投与スケジュールによって異なる。抗がん薬投与によって好中球減少が起こると，皮膚・粘膜のバリアが障害されるため，口腔・消化管・鼻腔粘膜，肛門，陰部，カテーテル類挿入部などから細菌が侵入し，感染症の発症リスクが高くなる[1]。

1,000／μL 以下の好中球減少時は感染症を起こしやすい。特に 500／μL 以下になると重度の感染症が起こりやすく，100／μL 以下になると真菌感染のような致命的な感染症（敗血症）となる場合がある。

3．原因となる抗がん薬

ほとんどの抗がん薬と一部の分子標的治療薬で起こる[1]。

4．アセスメント

化学療法前には，抗がん薬の種類・投与量・投与スケジュール，過去の治療歴，患者の全身状態（年齢，PS，血液データ，腫瘍の骨髄浸潤，肝・腎機能障害，栄養状態，血液疾患などのリスクファクターの有無），血球減少を起こす他の薬剤の併用，放射線治療の併用，前回までの血液データの推移，炎症や感染の有無，セルフケア能力，家族の支援体制についてアセスメントを行う。化学療法中・後は，採血結果の推移に注目し，患者が今どの状況にいるのかを把握する。

そして、感染兆候など患者の全身状態、患者のセルフケアについてアセスメントを行う[2]。

5. 治　　療

　G-CSF 投与により、好中球を増やし好中球機能を高め、骨髄抑制の時期を短縮することができる。

　好中球減少時の細菌感染症は致死率が高いため、発熱性好中球減少症[注]のときは、血液培養採取後遅滞なく抗菌薬を投与する。

6. ケ　　ア[2,3]

①**感染兆候の観察と早期対応を行う**
- 好中球が低くなる時期を予測し、感染の誘因と感染しやすい部位の観察を行う（特にカテーテル挿入部位の発赤、疼痛などを観察する）。

②**感染防止のケアを行う**
- 含嗽、手洗い、マスクといったセルフケア行動の継続を促す。
- 医療者が感染源とならないように標準予防策を徹底する。

③**患者・家族へのセルフケア支援を行う**
- 感染しやすくなる理由と時期の説明をする。
- 患者自身の好中球減少のパターンや推移を確認し、最も注意が必要な時期を説明する。
- 感染経路と徴候の観察を指導する：体温測定、感染しやすい部位と具体的な症状と観察の方法、症状発現時の対応について説明する。
- 感染予防行動の指導を行う：手洗い・含嗽・口腔ケアのタイミングや口内炎発現時の対応について、治療前から指導する。シャワーや入浴など全身の清潔を保持し、着衣、下着も常に清潔なものを身に着けることを指導する。他者からの感染を防ぐために、外出時はマスクを着用し、人ごみを避ける。また、風邪や感染症に罹患している人、子供などの面会は控えることを説明する。
- 食生活指導を行う：好中球が 500/μL 以下に減少した時には、生ものを控えたり、新鮮なものを摂取するよう注意を促す。

【植西佳奈】

注）発熱性好中球減少症（FN）とは、好中球数 500/uL 未満、または 1,000/uL 未満で、48 時間以内に 500/uL 未満になることが予測される状態で、かつ腋窩温 37.5℃以上（口腔内温 38.0℃以上）の発熱が生じた場合をいう（日本臨床腫瘍学会：FN 診療ガイドラインより）。

2．がん薬物療法を受ける患者へのケア―副作用を未然に，軽度に抑える

⑤ 1）副作用別・支持療法と発生時の処置
出　　血

1．発生機序

　抗がん薬投与により，骨髄中の血球産生が障害され，末梢血中の血球が減少する。血液中の血小板（止血作用）が減少すると出血をきたす。また，がん患者では凝固系因子の異常を併発していることがあるため注意が必要である。

2．血小板について

　血小板の寿命は7～8日であり，一般的に抗がん薬投与後7日目から減少し，14～21日目で最低値となる。時期や期間は薬剤によって異なる。血小板が5～10万/μLになると出血傾向が現れ，1万/μL以下になると頭蓋内出血や気道内出血，消化管出血など重篤な出血をきたす危険性がある。

3．原因となる抗がん薬

　ほとんど全ての抗がん薬と一部の分子標的治療薬で起こる。特に，カルボプラチン，シスプラチン，ダウノルビシン，ドセタキセル，ドキソルビシン，ゲムシタビン，マイトマイシンC，ボルテゾミブ，パクリタキセル，フルダラビンなどの抗がん薬が血小板減少を起こしやすい[1]。

4．アセスメント

　化学療法前には，抗がん薬の種類・投与量・投与スケジュール，過去の治療歴，患者の全身状態（年齢，PS，血液データ，腫瘍の骨髄浸潤，肝・腎機能障害，栄養状態，血液疾患などのリスクファクターの有無），血小板減少を起こす他の薬剤の併用，凝固能低下の有無，抗凝固薬の併用，放射線治療の併用，前回までの血液データの推移，セルフケア能力，家族の支援体制についてアセスメントを行う。

　化学療法中・後は，採血結果の推移に注目し，患者が今どの状況にいるのかを把握する。そして，出血傾向など患者の全身状態，患者のセルフケアについてアセスメントを行う[2]。

5．治　　療

　原則，血小板1～2万/μLを目安に血小板輸血を行う。

6. ケア

①出血症状の観察と早期対応を行う
・血小板が低くなる時期を予測し,出血しやすい部位と出血傾向の有無を観察する。3〜5万/μLになると粘膜・皮下出血,3万/μL以下になると消化管出血や血尿,喀血,眼底出血などの臓器内出血,1万/μL以下になると脳内出血のリスクが高くなるため注意する。
・出血時は局所を圧迫して止血を確認する。出血傾向が強い場合は,採血や留置針など,針を抜いたあと10〜30分長めに圧迫止血する。

②出血の予防を行う
・精神的,身体的安静を図る。
・採血時の駆血,血圧測定のマンシェットによる圧迫など医療行為による圧迫を最小限にする。

③患者・家族へセルフケアの指導を行う
・血小板減少により起こりうることを説明する。
・出血しやすい部位と症状の観察,症状発現時の対応を指導する。
・患者自身の血小板値の推移を確認し,最も注意が必要な時期を説明する。
・転倒,外傷,打撲に注意することを確認する。
・歯ブラシは柔らかい毛のものを使い,歯磨きはやさしく行うよう指導する。
・肛門・腸管からの出血予防のために,便通を整え,排便時に力まないよう指導する。また,整腸剤,下剤,止痢剤等で排便のコントロールを行う。
・皮膚や粘膜を強く擦らない,衣類の圧迫(ゴムやベルト)を避けること,髭そりは電気シェーバーを使用すること等,出血しやすい行動や工夫点を説明する。
・出血がとまらない時は医療者へ連絡することを指導する。

【植西佳奈】

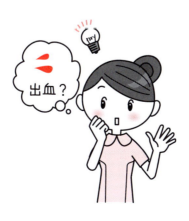

2．がん薬物療法を受ける患者へのケア—副作用を未然に，軽度に抑える

⑥ 1）副作用別・支持療法と発生時の処置
貧　　血

1．発生機序

抗がん薬投与により，骨髄中の血球産生が障害され，末梢血中の血球が減少する。血液中の赤血球・ヘモグロビン（酸素運搬に関与）が減少すると貧血症状が現れる。

2．赤血球・ヘモグロビンについて

赤血球の寿命は 120 日と長い。そのため，治療後 2 週目以降から緩やかに長時間経過してから発現する。ヘモグロビンが 8g／dL 未満になると組織への酸素運搬能力が低下し，心拍数や呼吸回数の増加，動悸，息切れなどの症状が発現し，7g／dL 未満となると脳や末梢神経細胞への酸素供給が低下し耳鳴り，めまい，頭痛，思考力低下が現れる。

3．原因となる抗がん薬

ほとんどの抗がん薬と一部の分子標的治療薬で起こる。特に，白金系抗がん薬や白金製剤ベースのレジメン，シクロホスファミド・メトトレキサート・フルオロウラシルを含む多剤併用療法，高用量のメトトレキサート，イホスファミドなどが赤血球減少をきたしやすい[1]。

4．アセスメント

化学療法前には，抗がん薬の種類・投与量・投与スケジュール，過去の治療歴，患者の全身状態（年齢，PS，血液データ，腫瘍の骨髄浸潤，肝・腎機能障害，栄養状態，血液疾患などのリスクファクターの有無），血球減少を起こす他の薬剤の併用，放射線治療の併用，前回までの血液データの推移，セルフケア能力，家族の支援体制についてアセスメントを行う。化学療法中・後は，採血結果の推移に注目し，患者が今どの状況にいるのかを把握する。そして，貧血症状など患者の全身状態，患者のセルフケアについてアセスメントを行う[2]。

5．治　　療

原則 Hb ＞ 7g／dL を目安に赤血球輸血を行う。

2．がん薬物療法を受ける患者へのケア―副作用を未然に，軽度に抑える

6．ケ ア

①検査結果の推移を把握し，貧血症状の観察を行う
- 貧血の程度，自覚症状とあわせて，血圧，脈拍，SpO_2 を観察する。
- 急激な Hb の低下は出血など他の原因を疑い，観察を行う（血小板低下を伴っている場合は特に注意する）。

②貧血症状の予防を行う
- 体動による体力の消耗が著明となるため，休息と活動のバランスを図り，エネルギーを消耗しない生活の工夫を行う。また，ADL の援助を行う。
- 転倒など，事故を予防するため環境整備する。
- 栄養状態を良好に保つ。食欲不振や悪心を伴っている場合もあり，摂取しやすいものや栄養補助食品を利用し，バランスのとれた食事を工夫する。
- 四肢冷感をきたしやすいため，室温調節や衣類や寝具での保温に留意する。

③患者・家族へセルフケア支援を行う
- 患者自身の Hb の推移と発現する症状，転倒などの事故の危険性について指導する。
- めまいやふらつきがある時は安静に過ごし，動く時は一呼吸おき，ゆっくりと動きだすよう指導する。
- 睡眠や休息を十分とるよう説明する。
- 貧血症状が強い場合や，体動が困難な場合は，家族や周囲の協力を得るよう指導する。

【植西佳奈】

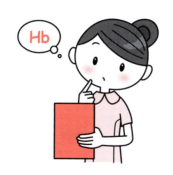

2．がん薬物療法を受ける患者へのケア―副作用を未然に，軽度に抑える

⑦ 1）副作用別・支持療法と発生時の処置
血管外漏出

1．血管外漏出とは

投与中の抗悪性腫瘍薬が血管外へ浸潤，あるいは血管外へ漏出し，薬剤が血管から周囲の軟部組織に染み出ること。これによって周囲の軟部組織に障害を起こし，発赤，腫脹，疼痛，灼熱感，びらん，水疱形成，潰瘍化，壊死等の何らかの自覚的他覚的な一連の症状を起こすこと。
抗悪性腫瘍薬の血管外漏出時の組織障害の程度により下記の3つに分類される。

①起壊死性薬剤：vesicant drug（ビシカント　ドラッグ）
・少量の漏出でも皮膚壊死や潰瘍形成を起こしうる。疼痛を伴い，後遺症が残ることがある。

②炎症性薬剤：irritant drug（イリタント　ドラッグ）
・局所の発赤・腫脹などを起こすが，潰瘍を形成することはほとんどない。ただし，大量に漏出すると強い炎症や疼痛を起こしうる。

③非壊死性薬剤：non- vesicant drug（ノンビシカント　ドラッグ）
・多少漏出しても，炎症を生じにくい。皮下注射や筋肉内投与が可能なものもある。

2．血管外漏出を予防するために！

①血管アセスメントを確実に行い適切な点滴部位を選択する：太くて弾力があり，まっすぐな血管を選択する。できれば前腕中間部の皮静脈を選択する。
・避けた方が良い部位：30分以内に穿刺した血管／肘関節窩／腋窩リンパ節生検や放射線照射を行っている患側上肢／蛇行している血管／下肢静脈／利き手側／神経や動脈に隣接した部位
・血管選択困難な場合，あらかじめ採血部位を手背等末梢側から行い選択肢を広げる。

②血管外漏出の予防，早期発見のための患者指導を行う：自覚症状を確認し，血管外漏出予防には患者の協力が不可欠であることを説明する。
・留意すること
◎投与する抗がん薬の血管外漏出の危険性
◎穿刺部周囲の安静の必要性
◎血管外漏出を疑う具体的な症状について（発赤・疼痛・腫脹・熱感等）
◎医療者への報告のタイミング

◎血管外漏出時の自宅での観察法とケアの方法

③確実な観察を行う：早期発見・早期対応が血管外漏出の予防，悪化を防ぐ。

・留意すること

◎輸液ラインの確認（速度の低下，滴下不良，血液逆流の減少・消失・自然滴下消失）

◎刺入部の観察（刺入部の発赤・腫脹）

◎自覚症状の観察（痛み・違和感・ピリピリ感等）

④確実な投与管理を行う：とくに起壊死性薬剤の場合は確実な投与管理・観察が必要。

・留意すること

◎血液の逆流・自然滴下を確認しながら投与

◎起壊死性薬剤は輸液ポンプを使用しないほうが良い

◎定期的に穿刺部周囲を観察・自覚症状の有無を確認する

◎投与後確実な生食フラッシュと確実な止血を行う

3．血管外漏出発生時の処置

①点滴を止め，針先の位置を確認する。

②薬液はフラッシュせず，針内の薬液をできるだけ吸引してから抜針する。

③アントラサイクリン系薬剤の血管外漏出が起こった場合は，デクスラゾキサンを6時間以内に投与開始するかを検討する。

④可能であれば皮膚科や形成外科等の専門医にコンサルトを行い，処置内容を相談する。

⑤血管外漏出後の皮膚症状は，数時間〜数日後に紅斑・疼痛などが発現し，徐々に増強することも多いので，継続した観察の必要性を患者に説明する。

《参考》起壊死性薬剤漏出時の処置　　　　　　　　　　　　　　　（北海道大学病院マニュアルより抜粋）

①漏出部位の冷却または，患肢の挙上
・アントラサイクリン系薬剤は，漏出後48時間の患肢挙上・安静・冷却が推奨されている。
・ビンカアルカロイド系薬剤やエトポシドでは温めたほうが良いとされている。

②ステロイド薬局注（できれば1時間以内に）
・ヒドロコルチゾン（100〜200mg）かベタメタゾン（4〜8mg）
・1〜2％塩酸プロカインまたは塩酸リドカイン適量
・生理食塩水を適当量

　　総量4〜8mLとして患部よりやや広い範囲に1cm間隔で周囲より中心に向けて皮下注射する。

③ステロイド外用薬の塗布
・ステロイド薬局注翌日より1週間を目途に，外用薬を塗布する。

【日下部　緑】

2．がん薬物療法を受ける患者へのケア―副作用を未然に，軽度に抑える

1）副作用別・支持療法と発生時の処置
⑧ 倦怠感

1．倦怠感とは

倦怠感とは，疲れやすさや全身の衰弱感だけでなく，精神的疲労感を含む日常生活を妨げる苦痛である。発生機序は明らかにされていないが，がん薬物療法を受ける患者の多くが感じる症状であり，治療回数を重ねるごとに症状が蓄積されやすい。

2．アセスメント

①体験の評価

主観的感覚のため，まず患者の体験を理解することが重要である。体がだるい・きつい，疲れやすい，疲れがとれない，寝ていることが増えた，外出や人と会うのが億劫であるなど身体や生活への影響，やる気が起こらない，注意力や集中力が途切れやすいなどの精神への影響を把握する。また，薬物投与後の倦怠感のパターン，増強因子，緩和因子を確認する。客観的な評価ツールとして CTCAE[1] のほか CFS[2] や日本語版 BFI[3] がある。

②リスク因子

以下の要因をアセスメントし，原因となる可能性がある要因について治療やケアを行う。

	具体的な副作用
身体的要因	悪心・嘔吐，下痢，便秘，脱水，電解質異常，貧血，発熱，感染症，低酸素，肝機能障害，腎機能障害，低栄養，体重減少，耐糖能異常，疼痛など
精神的要因	不眠，不安，抑うつ気分など
その他の要因	眠気や過鎮静が出現する薬物の使用

3．倦怠感のケア

①予防的ケア
・治療開始前に，倦怠感が発現する可能性を伝え，事前に症状発現時のケアを説明する。
・医師などに症状を理解してもらうために，症状日誌をつけることを提案する。

②出現時のケア
・活動と休息のバランスをとることが大切である。患者と 1 日の活動量や内容を振り返り，エネルギー消耗を少なくするような工夫やスケジュールを話し合う。一方，過度な安静も体力低下

2．がん薬物療法を受ける患者へのケア―副作用を未然に，軽度に抑える

による倦怠感の原因となる。適度な活動や運動も取り入れるよう助言する。
・食思不振や嘔吐，下痢などで食べられないと低栄養や脱水を起こしやすくなり，倦怠感を起こす原因となる。栄養価が高いものをとるように心がけ，十分な水分摂取を行うよう説明する。
・疲労回復には十分な睡眠をとることが重要である。不眠が続くようであれば薬物療法を検討する。
・入浴や足浴，マッサージ，音楽などを通してリラックスした時間を作ること，調子の良い時には散歩や買い物などの活動や楽しい会話をするなど気分転換を提案する。

【石岡明子】

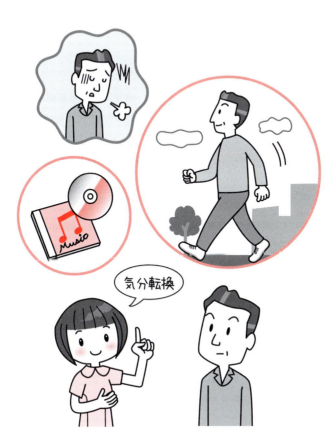

2．がん薬物療法を受ける患者へのケア─副作用を未然に，軽度に抑える

⑨ 1）副作用別・支持療法と発生時の処置
食欲不振・味覚障害

🔴 1．食欲不振とは

　食欲不振とは，食欲が起こらないか，極端に少ない状態であり，症状が持続すると栄養状態の低下から体重減少，低蛋白血症，貧血などをきたす。食べることは大きな快楽のひとつであり，患者の QOL や精神面に大きな影響を及ぼす。

🔴 2．食欲不振の発生機序

　食欲不振は，原病や抗がん薬の副作用による消化管の機能低下やストレスにより起こる。ストレスが持続すると血糖値を高めるホルモンが分泌され，視床下部に存在する満腹中枢が刺激され，食欲不振を引き起こす。

🔴 3．原因となる病状や治療

　食欲不振は，抗がん薬の副作用である悪心・嘔吐，味覚障害，粘膜障害，便秘や下痢，倦怠感，ストレスなど様々な症状が原因となる。また，消化器がんでは術後補助化学療法が行われることが多く，消化管機能が低下した状態で化学療法を行うと消化器症状の副作用が強く発現し，食欲不振に繋がる。さらに，進行がんでは消化管への腫瘍浸潤や腹水貯留，悪液質も影響する。

🔴 4．食欲不振のケア

　食欲不振の原因が悪心・嘔吐や粘膜障害，便秘や下痢の場合は，積極的に薬剤対処を行い，症状緩和に努める。食欲不振の時期には，食事量や栄養価には拘らず，食べたい物を食べることが大切であるが，可能な範囲で消化の良い物や，高蛋白，高エネルギーの物を勧める。また，患者の栄養状態に応じて栄養補助食品も利用し，患者が食べたいタイミングで摂取できるよう，ご家族の支援も得られるように関わる。

🔴 5．味覚障害とは

　味覚障害は，味覚の感度が低下または消失したことにより，食べ物の味や食感が本来と異なって感じる状態である。抗がん薬治療を受ける患者の半数以上に生じる。

6. 味覚障害の発症機序

①味覚障害は，味を感じる味蕾や，味細胞から中枢に向かう脳神経が障害されると発生する。また，唾液は味の成分を溶解して味蕾へ運搬する働きをしているため，唾液減少により味覚障害が発症する。

②薬剤性の味覚障害の原因は，薬剤の直接作用による味蕾の破壊，末梢神経障害，亜鉛欠乏症である。5-FU は亜鉛キレート作用をもち，亜鉛の吸収を阻害する。

③薬剤だけではなく，腫瘍浸潤，口腔内病変，肝臓・腎機能低下，放射線療法の併用，免疫力低下に基づく口腔内感染症，心因性，喫煙，加齢なども味覚障害の原因となる。

7. 原因となる薬剤

ビンカアルカロイド系，白金製剤，アントラサイクリン系，タキサン系，代謝拮抗薬，アルキル化薬，分子標的治療薬。

8. 味覚障害のケア

味覚障害時は味付けの工夫が必要であり，金属味がある場合は，塩味を控えめにして味をはっきりさせ，甘味を強く感じる場合は，酸味でアクセントをつけ，苦く感じる場合は，汁物で舌の上を早く通過させる。いずれの方法も患者に試してもらい，患者に合った方法を見つけることが大切である。また，口腔ケアは口腔内を清潔に保ち，さらに味覚障害時も爽快感による味覚の変化に期待できるため，予防と対処において有効である。

【長谷川真里】

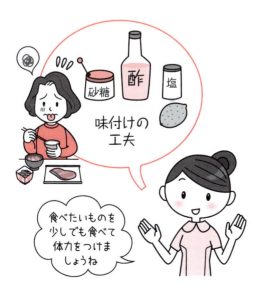

2．がん薬物療法を受ける患者へのケア―副作用を未然に，軽度に抑える

1）副作用別・支持療法と発生時の処置
⑩ 末梢神経障害

1．原因薬剤と発生機序

メカニズムの詳しい詳細は明らかにはなっていない。

①ビンカアルカロイド系製剤，タキサン系製剤（パクリタキセル，ドセタキセル，ビンクリスチン，ビンデシン，ビンブラスチン）：がん細胞内の微小管に作用するが，神経細胞の微小管にも同時にダメージを与え，神経障害を引き起こすと考えられている。

②プラチナ製剤（シスプラチン，オキサリプラチン）：神経細胞に直接ダメージを与え，神経細胞の軸索に障害を起こすと考えられている。オキサリプラチンの急性症状は，神経細胞の細胞膜にて oxalate と Ca がキレートを形成し，Na チャネル流入を阻害することが原因と考えられている。

③ボルテゾミブ：後根神経節細胞における薬剤の蓄積による代謝障害，ミトコンドリアを介した Ca^{++} ホメオスターシスの機能障害が考えられる。

2．種　類

①**感覚障害**：知覚鈍麻，異常感覚，感覚過敏などの症状が発現。手袋や靴下を履いている部分の感覚障害は glove & stocking 型と呼ばれる。手足のピリピリ感や痛み，冷たい感じ，感覚がなくなる感じなどが発現。

②**運動障害**：腱反射の低下や消失，脱力感などの症状。手足の力が入らない，物を落とす，歩行時につまづく，椅子から立ち上がりにくいなどの症状が発現。

③**自律神経系**：便秘，排尿障害，発汗異常，起立性低血圧など

3．ケア・患者指導のポイント

①薬剤の減量，休薬が最も効果的な治療法であるため，症状を早期発見し対処することが重要。重篤化すると不可逆性になる場合もあり注意が必要であるため，症状を我慢しないように伝える。

②主観的症状が中心であり，また多様な症状が発現するため，症状に気づかない患者もいる。そのため，症状をイメージできるように，具体的に日常生活に即した内容で伝える。

③症状アセスメントが重要となる。症状の発現と程度を確認し，日常生活や仕事での影響を具体

的に把握した上で，患者の個別性に合わせた指導を実施する。

④症状の悪化や薬剤の休薬・中止により精神的に不安定になることも考えられる。患者の思いを確認しながら支援を行う。

⑤二次障害について説明し予防策について指導する。

　ⓐ転倒：ヒールや締め付けの強い靴を避ける。周囲の環境を整えることなどを指導。

　ⓑ熱傷：熱湯に触らない，熱いものを取り扱うときは慎重に行うなど落下予防を図る。

　ⓒ外傷：包丁・刃物等による切り傷や深爪に注意。症状の程度によって他者の協力を得る。

⑥末梢循環の改善目的で，手指の運動や温罨法などを行う。

⑦オキサリプラチンの場合，急性症状は寒冷刺激により誘発され，手足・口唇周囲の刺すようなしびれ，喉が締め付けられる等の症状が発現する。そのため投与5日〜7日までは寒冷刺激を避ける工夫について指導する。

【中野政子】

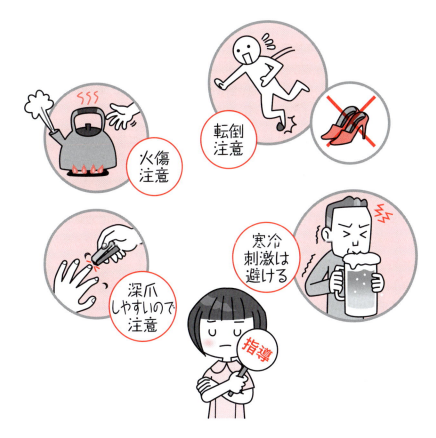

2．がん薬物療法を受ける患者へのケア―副作用を未然に，軽度に抑える

⑪ 1）副作用別・支持療法と発生時の処置
皮疹・色素沈着

🔴 1．発生機序と原因薬剤

①**皮疹**：主に EGFR 阻害薬使用によるざ瘡様皮疹，脂漏性皮膚炎がある。EGFR 阻害薬の使用により，活性型 EGFR が減少することで角化異常が起こり，皮膚が障害される。原因薬剤は，セツキシマブ，パニツムマブ，ゲフィチニブ，エルロチニブなど。

②**色素沈着**：抗がん薬によって表皮基底層にあるメラノサイトが刺激を受け，メラニン産生が亢進することで生じると考えられている。原因薬剤は，フルオロウラシル，ブレオマイシン，ドキソルビシン，シクロホスファミド，ブスルファンなど。

🔴 2．症状の特徴，発現時期

①**ざ瘡様皮疹**：頭部，顔面，前胸部，背部などの毛孔に一致した無菌性の丘疹，膿疱で治療開始後1週から2週後に発現することが多い。

②**脂漏性皮膚炎**：脂漏の多い顔面（鼻周囲や額など）や頭皮，前胸部，背部などにできやすく，光沢のある紅斑。発現時期はざ瘡様皮疹と同様。

③**色素沈着**：全身性もしくは限局性に，皮膚の黒ずみやしみが生じる。皮膚，口腔粘膜，舌，爪床が黒く変色する。治療開始後2週～3週以降に発現し始めることが多い。

🔴 3．ケア（予防対策）

①ケアの基本は，清潔・保湿・外的刺激からの保護となる。治療開始前に皮膚の状態や患者の社会背景，日常生活状況やセルフケア能力のアセスメントを行い，その上で患者の個別性を考慮した具体的な指導を行う。

②皮膚を清潔に保つ，入浴やシャワーの際には熱い湯を避け，低刺激の石鹸などを使用する。洗顔は泡だてて優しく洗浄し，タオルは刺激の少ないものを使用する，などの指導を行う。

③皮膚の保湿が基本となる。皮疹の場合は状況に合わせて，ステロイド軟膏を使用する。顔面，体幹で使用するステロイド軟膏の種類も違うため，軟膏ケアについての指導を行う。また，ざ瘡様皮疹の場合には，抗菌薬（ミノサイクリン）の内服を行うこともある。

④刺激の少ない化粧品の使用を勧めたり，髭剃りは剃刀ではなく電気カミソリを使用するなど，皮膚の刺激を避けるように指導する。

⑤締め付けの強い衣類や靴下は避ける。靴も柔軟性のあるものを使用するように勧める。
⑥EGFR阻害薬による皮疹は，症状が強いほど抗腫瘍効果があるといわれており，症状を上手くコントロールしながら，いかに治療を継続できるかがポイントとなる。そのため，精神的な支援をしながら，セルフケアに関する指導を継続する。
⑦直射日光を避ける等，日焼け防止対策についても説明する。特に，色素沈着は日光を浴びることで悪化するため，注意が必要である。

【中野政子】

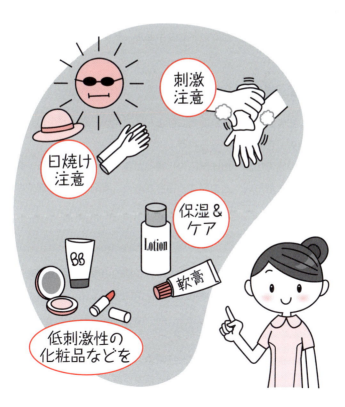

2．がん薬物療法を受ける患者へのケア—副作用を未然に，軽度に抑える

⑫ 1）副作用別・支持療法と発生時の処置
手足症候群（Hand-foot syndrome）

　CTCAE v 4.0 では手掌・足底発赤知覚不全症候群が相当する。
　抗がん薬治療後数週間後に，手掌や足底にチクチク感・ピリピリ感などの知覚過敏症状や発赤，紅斑，腫脹が現れ，重篤化すると疼痛や糜爛，水疱を伴い，歩行障害，物がつかめないなど日常生活を遂行できなくなることもある。直接的に生命を脅かすものではないが，重篤化すると患者のQOLを低下させ，治療継続が困難となる場合もある。

1．発生機序

　表皮の基底細胞の増殖能が阻害されることや，エクリン汗腺からの薬剤の分泌などが原因として考えられているが，明確ではない。

2．原因薬剤

　フッ化ピリミジン系薬剤，シタラビン，ドセタキセル，ドキソルビシン，レゴラフェニブ，ソラフェニブ，スニチニブなど。

3．症状の特徴，頻度

①**殺細胞性抗がん薬**：知覚過敏症状から次第にびまん性の発赤・紅斑が生じ，進行すると皮膚表面の光沢や指紋の消失，色素沈着がみられる。
②**分子標的治療薬**：限局性で加重・加圧部に角化傾向が強く出る特徴がある。発赤，過角化，知覚の異常，疼痛が生じ水疱形成へと進展する場合がある。薬剤の休薬で速やかに症状が改善する特徴がある。

4．発現頻度

①フッ化ピリミジン系薬剤やレゴラフェニブなどの分子標的治療薬で頻度が高い。
② 5-FU ではボーラスよりも持続点滴の頻度が高いと言われている。

5．ケアのポイント

①治療開始前に皮膚の状態や患者の社会背景，日常生活状況やセルフケア能力のアセスメントを行い，その上で患者の個別性を考慮した具体的な指導を行う。

②予防的に皮膚の保湿（ヘパリン類似物質・尿素含有軟膏）を開始することが重要。角化がみられる場合は尿素含有軟膏が望ましいが，痛みが発現する場合は刺激になるので，他剤を選択する。
③皮膚を清潔に保つ，入浴やシャワーの際には熱い湯を避け，低刺激の石鹸などの使用を指導する。
④過度の圧力や摩擦など物理的刺激で悪化するため，緩めの靴下や柔軟性のある靴を勧める，長時間の歩行などを避けるように指導する。
⑤直射日光を避け，帽子，日傘，上着の着用で工夫することを勧める。
⑥治療開始後は，受診毎に皮膚状態の観察，自覚症状の有無を確認し，皮膚の状況をCTCAE v 4.0で評価する。Grade 2以上で原因薬剤の休薬や中止の検討となる。
⑦症状発現時は，皮膚の状況に合わせた軟膏の使用方法（ステロイド軟膏など）や日常生活上の工夫点や対処方法について指導する。患者の継続できる方法を一緒に考える。

【中野政子】

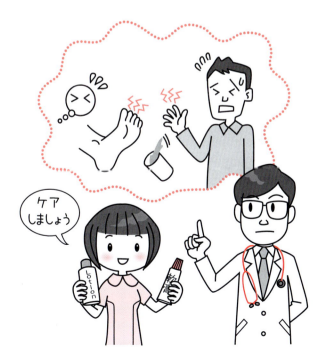

2．がん薬物療法を受ける患者へのケア―副作用を未然に，軽度に抑える

1）副作用別・支持療法と発生時の処置
⑬ 口腔粘膜炎

1．口腔粘膜炎とは

　口腔粘膜炎は口腔粘膜の炎症であり，症状が強いと QOL の低下や，治療の中断・延期の要因となる。
　がん化学療法による口腔粘膜炎の発症には，以下の機序がある。
①抗がん薬が口腔粘膜へ直接作用することで，DNA 損傷を引き起こし，口腔粘膜炎が発現する。また唾液中にフリーラジカル（活性酸素）が生じることで，口腔粘膜の炎症や破壊を引き起こし，口腔粘膜炎が発現する（直接作用）。
②抗がん薬による骨髄抑制により，口腔内常在菌や真菌などによる感染から口腔粘膜に炎症が起こる（間接作用）。

2．症状の発現時期，特徴

　抗がん薬投与後，数日〜10 日頃から発症しやすい。間接作用による場合は，骨髄抑制時期 7〜14 日頃に発症しやすい。
　症状として，口腔粘膜の紅斑，疼痛，出血，腫脹，潰瘍形成などがある。これらにより，口腔内の乾燥，味覚の変化，飲食がしみる，飲み込みにくいなど日常生活に影響を及ぼす。
　好発部位として，下口唇，舌辺縁部，頬粘膜など，柔らかな可動粘膜に発現しやすい。

3．原因となる薬剤

　フルオロウラシル，メトトレキサート，ドキソルビシン，エピルビシン，パクリタキセル，ドセタキセル，エベロリムス等

4．ケア（予防対策）

　がん化学療法による口腔粘膜炎は，口腔ケアで予防することは困難であるが，ケアを行うことで発症時期を遅らせたり，症状を軽くしたりすることが可能である。
①口腔内の清潔保持。1 日 3 回（朝食後，昼食後，就寝前）歯ブラシを用いるブラッシングを行う。歯ブラシは，毛が柔らかくヘッドが小さいものを選択することで，粘膜になるべく触れず，歯牙のみを磨くことができる。

②口腔内保湿を行うことで，口腔粘膜症状が軽減することがある。含嗽は，市販の保湿液，または水や生理食塩水などを使用し，1日6～8回行う。
③クライオテラピーを施行し，口腔粘膜炎を予防することができる。口腔粘膜への血流を低下させることで，口腔粘膜への薬剤の到達量を減少させる。
④治療開始前に歯科受診を行い，口腔内の状態を確認，義歯調整など専門的な治療を受けることが望ましい。

5．発生時の対応

　口腔粘膜炎が発生すると，経口摂取や発話に影響を及ぼすだけでなく，痛みのため患者のQOLは低下する。粘膜の保護を図り疼痛緩和に努めることが重要である。
①口腔ケア（清潔保持，保湿）は継続して行い，症状に応じ薬剤を用いて含嗽を行う。
②疼痛がある場合は，局所麻酔薬やNSAIDsなどを使用する。
③栄養状態や闘病意欲を低下させないよう，食事の工夫を行う。

【三宅亜矢】

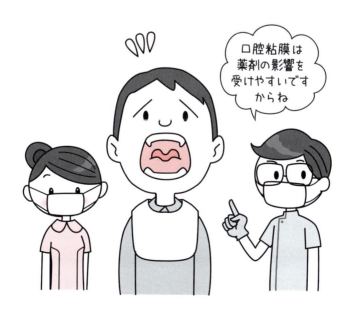

2．がん薬物療法を受ける患者へのケア―副作用を未然に，軽度に抑える

  1）副作用別・支持療法と発生時の処置
⑭ 投与時反応（アレルギー反応・アナフィラキシー，インフュージョンリアクション）

 1．アレルギー反応・アナフィラキシーとは

　アレルギー反応とは，免疫学的機序による過敏反応である。薬剤やその代謝物を有害な異物と認識し，体を防御するために攻撃し・排除しようとする反応である。様々な症状を引き起こすが，特に反応が激しく即時型の反応をアナフィラキシーといい，末梢循環不全による危険な状態をアナフィラキシーショックという。

①アレルギー反応が起こりやすい薬剤

ドセタキセル，パクリタキセル，カルボプラチン，シスプラチン，オキサリプラチン，シタラビン，ブレオマイシン，L-アスパラギナーゼ等

②症状の特徴，発現時期，頻度
・原因薬剤の静脈注射投与後，30分以内に起こることが多い。
・アレルギー反応は，薬剤毎に症状の発現時期に特徴があり，投与回数を重ねるごとに重症化していく。アナフィラキシーの場合，原則再投与は不可である。
・代表的な前駆症状は，掻痒感，顔面紅潮，咳，呼吸困難感，咽頭違和感，動悸，冷汗，悪心，口唇や末梢の痺れ，脱力感，便意，腹痛などがある。

③アセスメント，予防的ケア
・使用する薬剤のリスク（アレルギー発現頻度や特徴など）を理解し，前投薬の投与法が確立されている薬剤は，決まった時間に投与する。
・患者側のリスク要因（過去の使用薬剤と投与回数，薬物アレルギー，食物アレルギー，喘息，アトピー等）を確認する。
・症状発現時に，迅速に対応できるようマニュアルを整備し，薬品や物品をあらかじめ準備しておく。
・症状の早期発見に努め，あらかじめ患者に起こりうる症状について説明し，異常を感じたら我慢せずに医療者に報告するよう指導する。

 2．インフュージョンリアクションとは

　主に分子標的治療薬の投与中または投与開始後24時間以内に発現する，注射に伴う薬物有害

２．がん薬物療法を受ける患者へのケア―副作用を未然に，軽度に抑える

反応の総称である。

①インフュージョンリアクションが起こりやすい薬剤

リツキシマブ，セツキシマブ，トラスツズマブ，アレムツズマブ，モガムリズマブ，テムシロリムス等

②症状の特徴，発現時期，頻度

・モノクローナル抗体のなかでも，キメラ抗体（例：リツキシマブ，セツキシマブ）やヒト化抗体（例：トラスツズマブ）では多いとされ，ヒト抗体（例：パニツムマブ）では少ない傾向がある。

・投与から24時間以内に発現するが，特に30分〜2時間以内の発現が多い。

・投与回数を重ねると徐々に軽快するため投与の継続は可能である。また1時間あたりの投与量を減らして行う場合がある。

・代表的な症状として，発熱，悪寒，頭痛，悪心，皮膚掻痒感，発疹，咳嗽などがある。

③アセスメント，予防的ケア

・前投薬の投与法が確立されている薬剤は，規定の指示にしたがい決まった時間に投与する。一般的には30分前に，副腎皮質ステロイド，解熱鎮痛薬，抗ヒスタミン薬が投与される。

・投与速度の規定がある薬剤では，輸液ポンプ等を使用し推奨されている投与速度を遵守する。

・症状発現時に，迅速に対応できるようマニュアルを整備し，薬品や物品をあらかじめ準備しておく。

・症状の早期発見・対処のために，患者に起こりうる症状や時期について説明し，異常を感じたら我慢せずに医療者へ報告するよう指導する。外来治療の場合，帰宅後に症状が発現する場合もあるため，緊急時の連絡先を伝える。

🔴 3．アレルギー反応，インフュージョンリアクション発生時の対応

①ただちに薬剤を中止し，バイタルサインを測定して患者の全身状態を観察する。必要に応じ，心電図モニターを装着，酸素投与を行う。

②原因薬剤をすべて吸引し，状況に応じ副腎ステロイド薬，抗ヒスタミン薬，解熱鎮痛薬の投与を行う。

③アナフィラキシーの場合は，ただちに医師に連絡し，救急カートの準備と応援要請を行い迅速に対応する。

④症状の発現により，治療を継続することへの不安や，今後の治療や予後に不安を抱くことがあるため，精神的な支援を行う。

【三宅亜矢】

2．がん薬物療法を受ける患者へのケア—副作用を未然に，軽度に抑える

1）副作用別・支持療法と発生時の処置
⑮ 脱　毛

 1．抗がん薬と脱毛のメカニズム

①抗がん薬は，分裂が活発な細胞に強く影響する。
②毛母細胞は，細胞分裂が非常に活発なため，抗がん薬の影響を受けやすく，その結果脱毛が起こる。
③抗がん薬が，毛球にある毛乳頭から毛母細胞への細胞分裂に作用して影響を及ぼすと，発毛を抑制し脱毛を起こす。
④毛髪は，成長期・退行期・休止期という3つのサイクルを繰り返して成長する（毛周期）。成長期とは毛母細胞の細胞分裂が活発な時期のことであるが，毛髪の場合，そのサイクルの80～90％が成長期にあたることから，体毛の中で最も影響を受けやすい。
⑤毛母細胞は，抗がん薬により障害を受けても消失することはない。そのため，脱毛は一過性・可逆的なものといわれている。
⑥毛髪は抗がん薬の投与終了後約1～2ヵ月で再生が始まり，約3ヵ月～半年程で生えそろい，約2年で元の髪に戻る。
⑦脱毛後に生えてきた髪質は以前どおりのものと違い，カールしたり縮れる場合がある。
　脱毛は毛髪だけでなく，体毛・眉毛・まつ毛・陰毛などでも起こる場合がある。

 2．脱毛中のケア

①抜け毛は粘着ローラーなどを使用すると処理しやすい。
②バンダナや帽子等を使用すると脱毛時に髪の散らばりを少なくし，外見の変化もカバーできる。
③毛の柔らかいブラシを使用し絡みを防ぐ。
④ドライヤーの温度はできるだけ低めとし，髪への負担を少なくする。
⑤シャンプーは刺激の少ない弱酸性のものを選択する。
⑥頭皮を傷つけないよう爪は短くし，爪をたてずに指の腹で洗う。
⑦シャンプーが地肌に残らないように，よく洗い流す。
⑧洗髪する時のお湯はぬるま湯にする。
⑨パーマやカラーリングは頭皮への刺激が強いものはできるだけ行わないほうがよいが，刺激が

少なく皮疹等もなければ医師と相談する。

⑩毛髪以外にも，顔の印象としてまつ毛や眉毛の脱毛は目立ちやすい。眉毛には眉ペンシル，まつ毛にはつけまつ毛やアイラインを入れる。男性に対しては，女性用化粧品を購入しなくとも絵画画材として使用できるペンシルなどでも代用できることを紹介する。

⑪必要に応じ医療用かつら（ウィッグ）などの紹介を行う。メーカーによりメンテナンスの有無やオーダーメイド・既製品・レンタル・価格の違い，毛質（人毛・ミックス毛・人工毛）など様々である。購入時の注意点や希望に合った物を使用できるような情報提供を行う。

 3．脱毛への対応のポイント！

①精神的ダメージが大きく，ボディイメージの変容に関わる副作用のため，脱毛についての情報提供，対処方法等を適切に説明する必要がある。

②場合によっては治療選択変更に関わる副作用であるため，社会的役割や，価値観に合わせて患者自身が治療選択でき，納得して治療に臨めるように支援することが大切。

③脱毛のショックを少しでも和らげられるよう，治療前にあらかじめ短くカットすること，治療後いつ頃から始まり，その後生え始めてから生えそろうまで，元の毛髪に戻るまでの具体的な時期等を伝え，治療後の生活イメージを構築できるように支援することが必要。

④脱毛に対する思いに対して，「時期が経てば戻る」という説明だけでなく，辛い気持ちによりそい，闘病意欲を損なわないように共感的な対応を行うことも精神的なケアにつながる。

【日下部　緑】

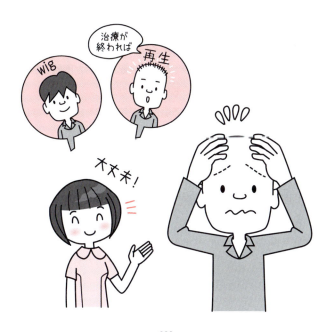

2．がん薬物療法を受ける患者へのケア—副作用を未然に，軽度に抑える

1）副作用別・支持療法と発生時の処置
⑯ 性機能障害

1．性機能障害の原因と症状

　抗がん薬は卵巣に直接作用し，卵巣機能障害を起こす。治療内容や薬の投与量にもよるが，月経異常・無月経・早期閉経による更年期障害・不妊・腟粘膜の乾燥・腟狭窄等などが起こりやすくなる。LH-RH アゴニスト製剤は，卵巣でエストロゲンを作ることを促す下垂体の働きを抑える作用があり，治療中は月経が止まる。

　精巣は抗がん薬による影響を受けやすく，抗がん薬の量に応じて，精巣の萎縮，無精子症，精子減少症が生じる。LH-RH アゴニスト製剤は，精巣からのテストステロンを抑制するため，勃起障害，性欲低下，睾丸萎縮などの副作用がある。

2．患者教育

①**性交痛（女性）**：市販されている潤滑ゼリーの使用を推奨する。
②**更年期様症状（女性）**：のぼせや急な発汗，動悸や疲労及びイライラ感等の症状が起こる。治療後，卵巣機能の回復に伴って症状は改善することを伝える。回復しない場合はホルモン補充療法が検討される場合がある。
③**性欲の低下・勃起障害（男性）**：テストステロンの量が正常でも，さまざまなストレスにより性欲が低下する場合がある。勃起しにくかったり，勃起の維持が困難となることがあるので，心身の回復を待ちパートナーにも理解してもらうことが大切。
④**粘膜障害を起こしやすい薬剤を使用している場合**：粘膜障害を起こしやすい時期（治療終了後10日間から2週間）は性生活を避ける。
⑤**骨髄抑制の時期**：感染予防のためにコンドームを使用すること。女性は，性交前後のシャワーや性交直後の排尿などを心がける。潤滑ゼリー等を用い腟粘膜に傷をつくらないよう注意する。男女とも血小板低下時は少しの刺激で粘膜から出血する場合があり，性生活を避けるようにする。
⑥**避妊について**：薬剤の卵子への影響，精液への影響を考え，化学療法開始から治療が終わるまでコンドームで避妊する。
⑦**パートナーと一緒に考える**：コミュニケーションが一番大切であり，具体的に体の変化をパートナーに伝え，焦らず心地よいと思える性生活をみつける。

3. 子どもが欲しいと望む患者の準備

①卵子保存

　治療前から卵巣機能の状態を調べ，準備を整える必要がある。妊娠可能年齢（おおよそ 40 歳まで）の女性は，主に卵子の凍結保存をすることが可能である。その方法には，受精卵凍結保存，未受精卵凍結保存，卵巣組織凍結保存がある。

②精子保存

　治療前から精巣機能の状態を調べ，準備を整える必要がある。精子は精子凍結法で保存することが可能。がん治療を開始すると精液中に抗がん薬が移行し，催奇形性の問題が起こる可能性があるため，治療開始前に採取する。

【石岡明子】

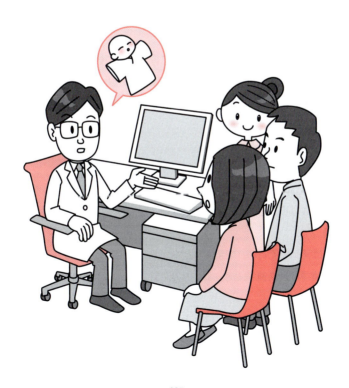

2. がん薬物療法を受ける患者へのケア―副作用を未然に，軽度に抑える

2) 抗がん薬の曝露―あわてないで，確実な処置を

　抗がん薬は抗腫瘍効果の一方で，正常な細胞にも影響を及ぼす薬剤であり，抗がん薬曝露対策への関心が高まっている。医療従事者の職業性曝露はもちろん，患者・家族の曝露予防も重要である。抗がん薬はハザーダス・ドラッグ（HD：Hazardous Drugs）に位置づけられ，その取り扱いに関しては，各種ガイドライン（がん薬物療法における曝露対策合同ガイドライン[1]，看護師のための抗がん薬取り扱いマニュアル[2] 等）に示されている。

 1．ハザーダス・ドラッグ：HDとは

　NIOSH（National Institure for Occupational Safety and Health：米国労働安全衛生研究所）は，人または動物に対して「発がん性」「催奇形性または他の発生毒性」「生殖毒性」「低用量での臓器毒性」「遺伝毒性」「危険薬剤に類似した構造または毒性」のうち1つ以上に該当するものを，HDと定義している[1,3]。

 2．医療現場における抗がん薬曝露

　医療現場での曝露は，抗がん薬の調製，投与，こぼれた時の処理，廃棄物の処理等にて発生しやすい。曝露の経路は，①吸入（気化あるいはエアロゾル化した薬剤の吸い込み），②経皮（薬剤が粘膜や皮膚に接触），③経口（薬剤で汚染した手指での飲食や喫煙等），④誤針（薬剤を含む注射針で皮膚を誤針）である。

 3．曝露対策の実際

　抗がん薬における曝露の機会は多岐にわたる。このとき重要となるのは，抗がん薬を外に出さないこと，汚染時は取り扱いに注意し拡大させないこと，適切な個人防護具の着用である。
①作業環境の整備
　抗がん薬の調整は薬剤部で行い，安全キャビネットを使用する。抗がん薬の調製・準備においては，内部の高い清浄機能を維持でき，100％の空気が屋外に放出されるクラスⅡタイプB2が推奨されている。
　安全キャビネットを使用できない場合は，人通りの少ない場所の作業台に薬剤不透過性で吸水性のあるシートを敷き，作業を行う。

②閉鎖式薬物移送デバイス（Closed System Drug Transfer Devise：CSTD）

抗がん薬を調整・投与する際に，汚染物質の混入を防止するだけでなく，液状・エアロゾル化した薬剤が外に漏出することを防止する構造をもっている。現在各メーカーから多数発売されており，調製・投与・廃棄まで一連の流れで使用するものや，現在使用している輸液セットに追加して投与管理するものがある。自施設の特徴や投与管理をもとに，安全性や使いやすさを考慮して選択することが望ましい。

③個人防護具（Personal Protective Equipment：PPE）

PPE は，HD の曝露を防御する上で基本となる。PPE は曝露のリスクに応じ適切なものを選択し，正しい着脱や廃棄が重要である。適切な PPE の選択と使い方について下記に示す。

- **手袋**：抗がん薬耐性試験済み，または米国材料試験協会（ASTM）の基準に準拠したもの。素材はニトリル製，ネオプレン製，ポリウレタン製，ラテックス製で，パウダーフリーのものを使用する。交換のタイミングは，行為ごと，破損や汚染時，その他原則 30 分毎には交換する。
- **ガウン**：糸くずが出ず，不透過性，低浸透性のもので，後ろ開きで前が閉じてある長袖のものを使用する。交換のタイミングは，汚染や破損時，行為終了時である。一度脱いだガウンを吊るして再度着用することは，汚染を拡大する危険があるため行わない。
- **マスク**：調製時は N 95 マスクを使用する。投与時は適切な手技を前提にサージカルマスクを使用することもある。
- **保護メガネ**：抗がん薬が飛散する可能性がある場合は，広い範囲を防御するフェイスシールドを使用する。
- **その他**（靴カバー，ヘアキャップ）：低浸透性のものを使用する。

④抗がん薬に曝露した時の対応

抗がん薬を取り扱う際は，曝露予防が大前提であるが，万が一曝露した際には，直ちに適切に対処し，曝露による影響を最小限にする必要がある。曝露した際の対応を下記に示す。

- **皮膚に付着した時**：ただちに流水と石鹸で洗い流す。ゆっくりと皮膚に吸収される薬剤もあるため，大量に付着した場合は，皮膚科もしくは形成外科を受診する。
- **目に入った場合**：ただちに流水か生理食塩水で 15 分以上すすぐ。大量に付着した場合は，眼科を受診する。
- **誤針した場合**：流水下で血液を絞り出し，血管外漏出に応じて処置を行う。起壊死性の抗がん薬の場合は，状況に応じ皮膚科もしくは形成外科を受診する。

⑤スピル発生時の対応

スピル発生時はすぐに対応できるようスピルキットを準備し，速やかに対応する。可能な限り

汚染を拡散させないことが重要である。あわてず適切に処理を行うためには，常日頃から想定した訓練が必要である。スピル発生の対応を下記に示す。

- スピルのエリアがわかるよう，マーキングや立ち入り禁止の警告ボードを置く。
- 処理を行う際に，患者を移動させ必要最低限の人数で，適切なPPEを装着して行う。
- 薬液に直接触れないよう注意し，こぼれの少ないほうから多い方（外側から内側）に向かって吸収シートやパッドを使用し，薬液を広げないように拭き取ったあと，水拭きを3～4回繰り返し乾拭を行う。
- 処理に使用した物品を，ビニール袋に入れ密封した上で，専用の廃棄ボックスへ捨て，PPEを除去する。

⑥排泄物・体液，リネンの取り扱い

　抗がん薬投与後48時間の，排泄物，血液，吐物，多量に発汗したリネン類を取り扱う際は，曝露予防が必要である。ただし薬剤により対策をとる期間は異なるため注意が必要である。

4．在宅における曝露対策

　外来で化学療法を受けている患者が増加，内服抗がん薬治療も増加傾向にあり，患者自身が抗がん薬を取り扱う機会は増えている。抗がん薬は患者の排泄物に含まれていることから，生活を共にしている家族に抗がん薬の曝露が起こり得る。そのため，患者・家族へ曝露対策に関する情報提供が必要である。

【三宅亜矢】

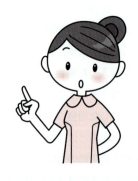

2. がん薬物療法を受ける患者へのケア―副作用を未然に，軽度に抑える

3) CVポートの管理と，その使いこなしかた

　CVポートは中心静脈カテーテルの一種であり，本体とカテーテルからなる。多くは前胸部，上腕部，鼠径部の皮下に埋め込まれており，カテーテルの先端は上大静脈にある。CVポートは末梢静脈ラインと比較すると，治療における患者の制限や，静脈炎のリスクの低減等，薬剤投与を簡便・安全に投与できるという利点がある。しかしCVポートに伴う合併症やトラブルが生じることもあるため，各製品の特徴を理解し適切に管理する必要がある。また最近では，CT等の造影剤を使用できるポートがあり，それに適した穿刺針の使用が必要である。留置しているCVポートの種類，使用する目的を把握し管理していくことが重要である。

1．ポートの構造

　ポートは，セプタム，チャンバー（内室），カテーテルとの接続部からなる。経皮的に穿刺するセプタムは通常シリコンでできており，繰り返しの穿刺が可能であり，セプタムを破損しないよう専用の針を使用する。ポート針の長さは，ポート底から皮膚表面までの距離に応じたものを選択する。短いとポート針がポート底に届かず，皮下漏出の可能性がある。長いと固定した際の安定性が悪く，セプタムを損傷する可能性がある。よってポートの種類や患者の体型を考慮し，選択する必要がある。ポートは各メーカーから販売されており，様々な形状や性質がある。患者の状況に合わせ選択される。

2．カテーテルの構造

　カテーテルの先端は，オープンエンドタイプ，グローションタイプ等がある。オープンエンドタイプは先端が開放されており，一般的にヘパリンロックを使用する必要があるが，ヘパリン化親水性材料がコーティングされている製品は，生理食塩水で管理可能である。グローションタイプは，カテーテル側面にスリットが入っており，注入時，吸引時にスリットが開き，薬液が流入，あるいは血液がカテーテルに吸引される仕組みである。通常，スリットは閉鎖しているため血栓が形成されにくい。そのためフラッシュやロックは生理食塩水で管理可能である。このようにカテーテルのタイプにより管理方法が異なるため，患者が使用している製品を把握することは重要である。

3．穿刺・固定の実際

　穿刺前にポートの形状を触知し，第1・2・3指で固定し（図1），利き手でポート針を把持し垂直に穿刺する．針がポート底にコツンとあたるまで確実に穿刺する．血液の吸引が可能なポートの場合は，逆流を確認する．吸引が不可のポートの場合は，生理食塩水等を注入することで開通状況を確認する．注入時の抵抗や自然滴下の状況を確認し点滴を開始する．固定は，透明ドレッシング材を使用し，投与中も刺入部が確認できるようにする（図2）．テープ負けを起こす場合は，皮膚保護剤を使用する．

 4．カテーテルのフラッシュとロック

　点滴が終了し，ロックする場合は，ポートの種類に応じ，生理食塩水やヘパリンでフラッシュする．このときパルシングフラッシュ法を行い陽圧ロックする．パルシングフラッシュは，カテーテルの内腔やタンク内を効率よく洗浄できる．ポートの種類により異なるが，使用するシリンジは，10mL 以上のものが望ましい．10mL 未満のシリンジを使用すると，高圧となり，ポート本体，カテーテルや接続部の破損につながることがある．

 5．CV ポートの関連するトラブル

　CV ポートに関連する様々な副作用が起こることがある．ポート本体の破損や離脱，カテーテルのトラブル，（先端位置異常や離脱，ピンチオフ，カテーテル閉塞，狭小化，フィブリンシース），CV ポート感染等がある．臨床でみられる症状を理解し，異常の早期発見と対応に努めることが重要となる．

　高速注入可能なポートが販売されており，患者が使用するポートの種類を確認することが重要である．針の組み合わせにも注意が必要となる．

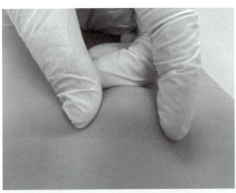

図1　穿刺前に，ポートを触知して固定する

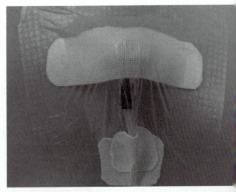

図2　薬剤投与中も，刺入部が確認できるように工夫す

2. がん薬物療法を受ける患者へのケア―副作用を未然に，軽度に抑える

6. 患者教育

　CVポートには様々な種類があり，管理方法が異なる。患者・家族には，患者記録カードを携帯するよう指導する。患者の中には他院でCVポートを挿入している場合もあり，医療者は使用する前に，必ずCVポートの種類を確認する。添付文書に記載された内容を遵守し適切に管理する方法を患者・家族へ指導する。CVポート部に強い圧迫をかける運動や行動を避けること，清潔の保持と自宅での観察する項目について，患者の生活に合わせ具体的に説明する。過度に不安を与えすぎず，基本的には普段通りの生活ができることを伝える。

【三宅亜矢】

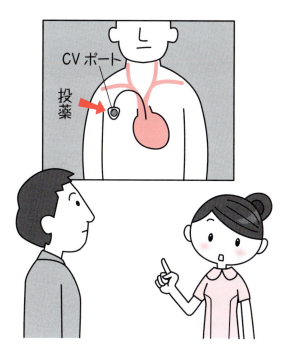

3

チームで行う安全な がん薬物療法

―― 北海道大学病院の取り組み ――

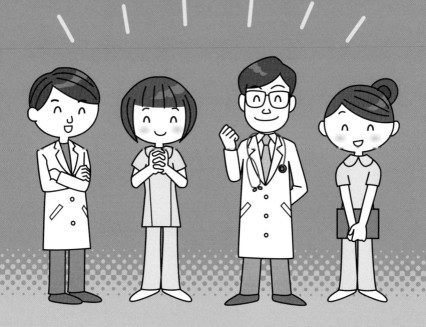

3. チームで行う安全ながん薬物療法―北海道大学病院の取り組み

 1）各種院内委員会の設置
化学療法部利用者懇談会

　北海道大学病院では，腫瘍センター化学療法部にて外来化学療法を実施しており，開設時から**利用者懇談会**を開催している。この会の目的は，化学療法部を利用している各診療科の医師，実務に携わっている看護師，薬剤師等が情報を共有すること，日頃感じている課題を共有し改善策を検討すること，既存のルールや新たな取り決めを周知しインシデントを防止することである。

　当院では25診療科が化学療法部を利用しているが，外来部門は病棟と違い同じ環境でコミュニケーションを図ることは難しく，忙しい外来の時間帯には電話で必要な問い合わせのみが行われる。そのため，月1回夕方の45分程度，上記の目的でミーティングを実施している。

　参加者は，外来化学療法の実務に関わっている各診療科の医師，看護師，薬剤師のほか，口腔ケアチーム，治験コーディネーター，その他内容に応じて医事課や医療情報企画部の職員などにも参加してもらう。参加できないメンバーには議事録を配信し，話題や検討事項を理解してもらう工夫をしている。

　内容は，看護師からのインシデント報告とアレルギー・インフュージョンリアクション報告，薬剤師から医師への問い合わせ（疑義照会）報告を基本とし，そのほか投与管理や有害事象のマネジメントについての検討，管理上の課題検討，当番医の決定，関連行事の情報提供などである。

　例えば，看護師が血管外漏出のインシデント報告を行うことで，末梢静脈血管からの投与管理が困難なレジメンやケースが増えていることの問題提起ができ，その対応についてメンバーからの意見をもらい対応することができる。また，薬剤師が検査値や用量について疑義照会した結果を報告することで，他科の医師から客観的な意見があり，その投与基準が適切だったのかを皆で考えることができる。さらに，この懇談会は，院内の化学療法に関する多職種の意見を集約できる場であることから，関連する事項のヒアリングの場としても利用される。

　このような懇談会の場を持つことで顔の見える関係をつくりやすく，多職種が対等に話し合いをすることでチーム医療が発揮され，インシデント防止につながっていると実感している。

【石岡明子】

3. チームで行う安全ながん薬物療法―北海道大学病院の取り組み

1）各種院内委員会の設置
② 化学療法プロトコール審査専門委員会

　化学療法プロトコール審査専門委員会（以下，審査委員会）は，化学療法における抗がん薬の用量，使用方法及び投与間隔等の安全性や効率性の評価に関する事項を審議する委員会として設置されている。構成委員は，化学療法部部長，化学療法部副部長，医師及び歯科医師若干名，薬剤部長が指名する薬剤師1名，看護部長が指名する看護師1名，その他委員長が必要と認めた者と規定されており，委員の過半数の出席がなければ審議の開催ができない規定となっている。組織及び運営に関し必要な事項は要項により定められており，専門知識を有する各職種からなる施設内の委員会である。また，院内で施行される化学療法は，入院・外来を問わず，すべてが事前に審査委員会で承認されているプロトコールでなければならない規定となっているため，化学療法を施行するうえで重要な役割を担っている委員会である。審査委員会は，必要時に審議すると規定されているが，現行では定期的に月1回開催し，毎回，数プロトコールを審議している。

　実際のプロトコール審査の手順は，治療する診療科の医師が科長の押印を必須とした化学療法治療計画申請書と投与スケジュール及び投与量，関連する支持療法を含めた化学療法治療計画の登録申請書を提出する。対象となる治療は，各診療科で十分に吟味したもので，エビデンスに基づいた治療であることが条件となっており，原則，第Ⅲ相試験の結果を示す文献の提出を求めている。第Ⅲ相試験中のものは第Ⅱ相試験の結果と進行中のプロトコールの提出，臨床試験として行う場合は，その臨床試験のプロトコールと倫理委員会またはIRB（治験審査委員会）から許可が得られていることが確認できる資料の提出を求めている。また，古くから実地医療として一般化されているような治療はガイドラインなどの資料の提出を求めている。すべての化学療法プロトコールを審査対象としているため，治験薬に関しても例外ではなく，治験プロトコールを資料として審議を行っている。既に承認したプロトコールの内容を変更する場合は，変更申請を行い，同様に審査委員会での承認を必要とする。

　提出されたプロトコール申請書は文献等の書類と共に薬剤部の担当者へ回され，登録の準備と文献との突き合せを行い，不備がないか確認する。不備がある場合は申請者へ修正や追加資料の提出を求めている。毎月行われる審査委員会では，申請者が参加し申請したプロトコールについてプレゼンを行い，質疑応答を経て審議される。審議する内容は，資料となる文献との相違がないか，資料のエビデンスレベルに問題がないか，関係するガイドラインから逸脱がないか，医薬品添付文書との整合性や注意すべき副作用の有無などを確認する。さらに，治療中の注意すべき観察事項やアレルギーが起きた場合の対応方法なども確認し，実際の治療時に安全な運用が可能

なように審議を行っている。審議の結果，問題がなければ承認され，修正が必要な場合は，修正を条件に承認となる。症例報告レベルの文献では十分なエビデンスとは判断されず承認されない場合もある。その場合，エビデンスを作るために臨床試験を計画し実施するようアドバイスを行っている。

　承認されたプロトコールは，担当する薬剤師が院内の医療情報システム（HIS）にセット登録を行い，処方オーダする場合は，登録されたセットを利用する運用となっている。セットを用いることで，一括で登録が可能になり，入力漏れや必要な指示が適切に入力され，投与量も身長と体重の値から自動計算されて表示される。さらに計算された投与量の105％以上の入力ができないように制限され，投与期間も規定された期間を逸脱すると入力できない仕組みとなっており，化学療法が安全に施行されるように管理されている。

　このように審査委員会でプロトコールを審議し承認することで，エビデンスレベルの高い，安全な化学療法を実践可能としている。

【沖　洋充】

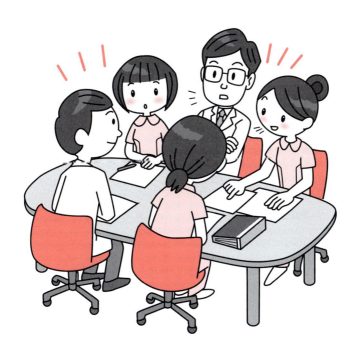

3. チームで行う安全ながん薬物療法—北海道大学病院の取り組み

1)各種院内委員会の設置
③ 腫瘍センター安全性専門委員会

　近年,新規薬剤が数多く開発され,実施されるがん化学療法のレジメンも複雑化・多様化している。また治療件数が増加し多忙な環境の中で,診察・処方,薬剤監査や投与管理が行われているのが現状である。このような状況では,がん化学療法に関連したインシデントは個人の問題ではなく,組織全体で対応を考える必要があり,危険が潜んでいると思われる事項は早期に対応を検討し防止に努めるべきである。

　そこで,北海道大学病院では,がん治療を安全かつ効果的に実施することを目的として,平成25年に**腫瘍センター安全性専門委員会**が組織された。

　メンバーは,がん化学療法において専門性の高い医師,薬剤師,看護師のほか,ゼネラルリスクマネージャーを含む15名であり,3ヵ月毎に定期委員会を開催している。化学療法部利用者懇談会と同様に**多職種**で検討することで,さまざまな視点で意見を出しあうことが可能であり,メンバーにゼネラルリスクマネージャーがいることで,医療安全上の判断がもたらされ,なおかつ院内全体への周知が円滑に行われる(表1)。

　病院の規模に応じてこのような組織を作り,患者の安全を守るためのルールを作ることが大切である。

表1 腫瘍センター安全性専門委員会でこれまでに取り決めをした内容の例

- 抗悪性腫瘍薬の投与における血液検査の実施基準,有害事象の判定基準
- ビスホスホネート製剤および抗RANKLモノクローナル抗体投与における血液検査および歯科受診の実施基準
- 抗悪性腫瘍薬投与患者の体重測定の実施基準および体重変動の許容範囲
- HBV再活性化予防のアラートシステムの内容検討
- アントラサイクリン系抗がん薬の血管外漏出時における対応
- 化学療法部におけるアレルギー・インフュージョンリアクション発生時の対応薬剤の統一
- 抗がん薬曝露対策に関するワーキング・グループの設置
- 重大なインシデントの情報共有と対策の検討

【石岡明子】

3. チームで行う安全ながん薬物療法―北海道大学病院の取り組み

2）エキスパートナースの育成
① 静脈注射エキスパートナース

1. 育成の経緯

北海道大学病院では，抗がん薬等の身体への影響が大きい薬剤を使用する患者が多い．平成14年に厚生労働省から出された「看護師等による静脈注射は診療補助業務行為の範疇である」との行政解釈の変更を受け，平成19年に「北海道大学病院看護師による静脈注射実施の施設基準」を定めた．また，院内認定の静脈注射エキスパートナースを制定し，静脈注射の教育体制を整備した．

2. 静脈注射エキスパートナースとは

看護部が決定した一定の条件を満たした看護師が，規定の教育プログラムを修了し院内認定された看護師である．静脈注射に関する知識・技術が卓越し，静脈注射を実施する場において実践モデルとなる看護師であり，静脈注射実施の安全性や質を高めるために職場内教育を担当する．がん化学療法の実施においては，ビシカントを含む抗がん薬のワンショットができる権限を与えられている．表1に静脈注射エキスパートナースにおける静脈注射の実施可能範囲を示す．平成28年4月現在，235名の静脈注射エキスパートナースが認定され，各部署で活躍している．

表1 静脈注射の実施可能範囲

注射薬・行為の分類	実施の可否
末梢静脈留置針挿入　中心静脈ポート穿刺	○
レベル2の注射薬（水分・電解質製剤，糖質・アミノ酸・脂肪製剤，血漿分画製剤，ホルモン剤，抗生物質製剤・抗ウイルス剤等）：ワンショット，点滴静脈注射，シリンジポンプの接続開始・早送り	○
レベル3の注射薬（抗がん剤等の細胞毒性の強い薬剤，循環動態への影響が大きい薬剤，麻薬，多くの診断用薬剤・X線造影剤等）：ワンショット，点滴静脈注射，シリンジポンプの接続開始・早送り	○
レベル4の注射薬（全身麻酔剤及びそれに準ずる薬剤，催眠鎮痛剤・抗不安剤等）：ワンショット，点滴静脈注射の開始	×
静脈留置されている点滴静脈注射，シリンジポンプの接続開始・早送り	○
レベル5の注射薬	×
救命救急時：薬剤のレベルを問わず医師の指示に基づき，すべての看護師が実施	○

3. 認定研修

静脈注射エキスパートナースに認定されるためには，3日間の認定研修を受講し試験に合格す

る必要がある。また，3年毎の更新試験を受ける。下記に認定研修受講要件と研修内容・時間数（表2）を示す。

表2 認定研修講義内容・講師・時間数

研修内容	講義内容	講　　師	時間数（分）
静脈注射エキスパートナースに期待すること	・静脈注射エキスパートナースとは ・変化の時代の看護職 ・チーム医療について ・看護師による静脈注射実施に関する施設基準 ・静脈注射エキスパートナースに期待すること	看護部長	60
静脈注射の実際	・看護師による静脈注射実施に関する施設基準 ・静脈注射エキスパートナースの実践状況 ・説明と同意・安全な静脈注射実施のための器具選択 ・合併症の機序と予防，発生時の管理 ・抗がん薬曝露 ・分子標的療法に伴う副作用と看護 ・血管確保の実際（注射針の種類・穿刺方法・手順） ・穿刺血管アセスメント ・CV ポート管理	がん化学療法看護認定看護師	335
	・CV ポート管理 ・CV ポートのトラブルと対処	放射線診断科医師	
静脈注射の実施に伴う看護師の法的責任	・関連する法の解釈と法的責任 ・医療事故と医療過誤 ・看護職が関与した医療事故について ・CV ポートに関する判例 ・特定行為に係る看護師の研修制度の現況と看護職への期待	北海道大学大学院保健科学研究院教授	90
薬剤の種類と取り扱いⅠ．Ⅱ	・薬物の体内動態（投与経路による違い） ・安全管理が必要な薬剤リスト ・注射薬に関する特記事項 ・注射薬の混合調整（注入速度・投与間隔） ・抗菌薬の TDM（治療薬物モニタリング） ・抗がん薬の取り扱い ・抗がん薬の TDM ・配合変化・配合注意・注射薬投与による諸症状 ・毒薬，劇薬 ・薬剤のレベル分け ・病院薬剤師業務 ・分子標的療法に伴うインフュージョンリアクションの発生機序 ・抗がん薬レジメンチェック開始について	薬剤師	180
輸液療法	・輸液療法とは ・水，電解質バランスの基礎知識（体液区分・浸透圧） ・輸液剤の種類と特徴・電解質異常・脱水症＋熱中症	内科Ⅱ医師	90
静脈注射におけるリスクマネジメント	・ヒューマンエラーと対策・静脈注射のリスクと種類 ・静脈注射に関するインシデントの要因と予防（神経損傷・血管外漏出） ・医療安全確保のための予防対策	医療安全管理部GRM	60
静脈注射と感染管理	・静脈注射の清潔操作の必要性 ・輸液調合作業台の整備 ・末梢静脈留置カテーテル管理 ・CDC ガイドライン ・BSI 感染防止 ・針刺し事故と針刺し防止対策	感染管理認定看護師	90

●認定研修受講要件

①ラダーレベルⅢ以上のリーダーシップを発揮できる者
②静脈注射実施の法的解釈・薬剤の知識・静脈注射の合併症・注射による神経障害の研修修了者
③部署内救急シミュレーション等のBLS（Basic Life Support：一次救命処置）の内容が含まれる研修修了者
④看護師長の推薦のある者

4．活動への支援

　看護部は，静脈注射看護部委員会を設け，年に1回，静脈注射エキスパートナース研修を実施している。研修は1日で，エキスパートナースが部署での活動をする上での支援となるように企画，実施している。内容は，最新知識の講義，各部署の取り組みについてのパネルディスカッション，活動についてのグループワークなどである。

【船木典子】

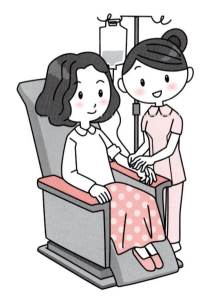

3．チームで行う安全ながん薬物療法―北海道大学病院の取り組み

2）エキスパートナースの育成

② 院内認定がん看護エキスパートナース

　がん化学療法を安全に行うためには，院内の看護師ががん看護に興味を持ち，部署でリーダーシップを発揮する人材が必要である。そこで北海道大学病院では，平成24年度から「院内認定がん看護エキスパート養成プログラム」を開講し，院内認定がん看護エキスパートナースの養成を開始した（図1）。

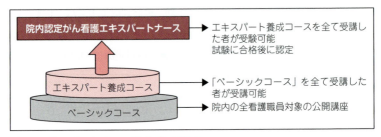

図1　エキスパートナース養成プログラム

1．北海道大学病院　院内認定がん看護エキスパートナース養成プログラムの構成

　「ベーシックコース」と「エキスパート養成コース」の2コースで構成され，「ベーシックコース」を全て受講した者は「エキスパート養成コース」の受講が可能となる。「エキスパート養成コース」の修了者は院内の認定試験に合格後，「院内認定がん看護エキスパートナース」と認定される。

2．研修目的

①ベーシックコース（表1）
　根拠に基づいた個別性のあるがん患者および家族への支援を行うために，がん看護における基本的な知識・技術を習得する
②エキスパート養成コース（表2）
　治療や病期に応じた的確なアセスメント力を身につけ，専門的ながん看護の実践方法を習得する。

3．チームで行う安全ながん薬物療法—北海道大学病院の取り組み

表1　ベーシックコースの教育プログラム

	テーマ	形式	講師
1	がん患者・家族の理解と看護 コミュニケーション	講義	がん看護専門看護師
2	がん看護概論	講義	看護学教員
3	がん化学療法概論／がん化学療法薬の理解	講義	医師／薬剤師
4	がん化学療法看護（投薬管理・曝露対策）	講義	がん化学療法看護認定看護師
5	がん化学療法看護（有害事象と看護）	講義	がん化学療法看護認定看護師
6	がん放射線療法／がん放射線療法看護．	講義	医師／ がん放射線療法看護認定看護師
7	皮膚障害とケア	講義	皮膚排泄ケア認定看護師 がん化学療法看護認定看護師
8	栄養管理／口腔ケア	講義	栄養士／歯科医師
9	緩和ケア概論／がんリハビリテーション	講義	医師／作業療法士
10	緩和ケア（症状アセスメント）	講義	緩和ケア認定看護師
11	緩和ケア（包括的アセスメント）	講義	がん性疼痛看護認定看護師
12	がん患者の退院支援	講義	がん看護専門看護師

表2　エキスパート養成コースの教育プログラム

	テーマ	形式	講師
1	・がん化学療法看護 ・外来治療センター見学	講義・見学	がん化学療法看護認定看護師
2	・がん化学療法看護	演習	
3	・がん放射線療法看護 ・放射線治療室見学	講義・見学	がん放射線療法看護認定看護師
4	・がん放射線療法看護	演習	
5	・コミュニケーション演習	講義・演習	がん看護専門看護師
6	・緩和ケア事例検討 ・専門家への橋渡し・連携の実際	講義・演習	がん看護専門看護師 がん性疼痛看護認定看護師 緩和ケア認定看護師
7	・筆記試験・レポート審査		

3．プログラムの実践

　院内認定がん看護エキスパートナース（以下，エキスパートナース）は，がん化学療法について，部署で使用される薬剤の特徴を把握し，適切な投与管理や有害事象の観察・教育を自らが行うとともに，スタッフ教育を実施している．

　また，エキスパートナース同士ならびにリソースナース（がん看護専門看護師およびがん分野の認定看護師）との交流・連携を図るとともに，情報交換や新たな知識の習得を行うことを目的に「院内認定がん看護エキスパートナース連絡会」を実施しており，リソースナースが新規薬剤や抗がん薬曝露などの知識を伝えることで，エキスパートナースが部署で活動しやすい体制を作っている．

【石岡明子】

3．チームで行う安全ながん薬物療法―北海道大学病院の取り組み

3）院外への啓蒙と情報発信―外来がん治療研修会

　がん化学療法の場が入院から外来へ移行していることを踏まえ，北海道大学腫瘍センター化学療法部では，外来化学療法を実施している地域の病院を対象に，**外来がん治療研修会**（図1）を開催している。この研修は最新情報を提供するだけではなく，チーム医療のもとでより安全な外来化学療法の体制づくりを考える機会を提供することがねらいである。そのため，各施設から医師・看護師・薬剤師による多職種チームでの参加を推奨している。

　年2回程度，異なるがん種をテーマとし参加者を募集する。このような院外への啓蒙と情報発信を行うことで，地域でのがん医療の質向上に繋がると共に，地域連携への貢献ともなっている。

1．研修の目的

①がん治療の理解を深め，自施設で外来がん化学療法を安全・確実に実践するための方法を見出すことができる。
②外来がん治療におけるチーム医療を発揮するために，各職種の役割や相互理解を深めることができる。

2．研修の目標

①対象となるがん種の標準治療や最新情報を理解できる。
②外来がん化学療法のリスクマネジメントについて理解できる。
③自施設における外来がん化学療法の一連の流れを説明できる。

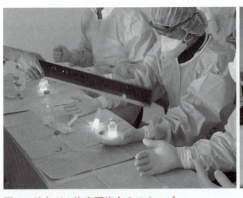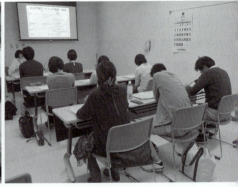

図1　外来がん治療研修会のスナップ

表1　研修プログラムの詳細

研修1日目　　　　　内　　容	担当		時間(分)
研修会開催にあたって	講義	化学療法部長	15
がんの薬物療法	講義	治療担当医師	60
薬剤師の役割（プロトコール管理の実際，抗がん剤の曝露と対策）	講義	薬剤師	60
ミキシング体験：処方オーダー受付から抗がん剤ミキシングまで	演習	薬剤師	60
看護師の役割（リスクマネジメントと副作用に応じた患者支援）	講義	看護師	80
プロトコール審査委員会・化学療法部利用者懇談会の紹介（動画）	講義	看護師	20
キャンサーボード	見学	医師	60

研修2日目　　　　　内　　容	担当		時間(分)
外来治療センター，薬剤部の見学 【上記終了後，各職種に分かれて質疑応答・意見交換】 医師：症例紹介，薬剤師：業務の実際，看護師：投与管理の実際	見学	医師・薬剤師・看護師	140
ポート管理について	講義	看護師	30
外来化学療法を受ける患者・家族の在宅生活への支援	講義	退院調整部門看護師	20
外来におけるがん性疼痛のマネジメント	講義	緩和ケアチーム医師	60
各自の学びの発表・ディスカッション	討論	医師・看護師・薬剤師	45

④チーム医療において他職種の役割・機能について相互理解できる。
⑤自施設の強みや課題を見出すことができる。

 3．研修プログラム

　講師は医師，薬剤師，看護師が担当し，抗がん治療だけではなく緩和ケアや在宅療養支援の内容も含む幅広い内容としている（表1）。研修方法は講義のほか，臨床で活用できる情報を理解しやすいように，演習や見学，全体討議などを組み入れている。同じ施設から多職種が参加することにより，それぞれの役割の気づきや今後の取り組みのアイデアをその場で共有することができる。

【石岡明子】

3．チームで行う安全ながん薬物療法—北海道大学病院の取り組み

4）外来での安全な投与管理の実践

　抗がん薬は，治療有効域と副作用域が近接しているものが多い。看護師は実際に抗がん薬を投与するため，使用する薬剤の特徴や注意点，副作用を理解し，安全・確実・安楽な投与管理を行う責務がある。

1．治療計画の理解と薬剤アセスメント

　化学療法のレジメンは，院内プロトコール審査専門委員会で承認・登録され，オーダリングシステムで管理されている。看護師は実際に抗がん薬を投与するため，注射処方箋の確認だけではなく，治療計画（投与量，投与方法，投与期間等）を理解する。当日の抗がん薬だけではなく，「何コース目の何日目か」というように，治療全体を把握する必要がある。例えば静脈注射と経口剤の組み合わせの治療は，内服期間や休薬期間があり複雑である。また薬剤によっては初回と2回目で投与量や投与時間が異なるものや，投与後の経過観察を要するものがあるため注意する。投与する際には，特殊な輸液セットの必要性の有無，配合変化や安定性を確認し，適切な器材を選択する。看護師は抗がん薬の最終投与者となることが多いため，安全・安楽・確実な投与管理を行う責任を自覚することが大切である。近年，新規薬剤の導入が多く，安全・確実に投与管理するために，当院腫瘍センターでは導入前に勉強会を行い，看護師の知識の習得と投与管理の共有を行っている。

2．投与管理前の確認事項

　安全に化学療法を実施するために，身体的・心理・社会的側面をアセスメントする。治療当日は，臓器機能の評価として，採血結果や有害事象について看護師も確認する。抗がん薬の指示から投与までは，院内の決められた内容・手順を遵守する。看護師2名以上で，電子カルテと注射処方箋から，6Rに沿った確認を行い，誤投与防止のため，バーコード認証システムを利用し，最後に患者自身に氏名を名乗ってもらい，点滴ボトルの氏名，薬剤名を確認する。投与中も正しい順番，流量で投与されているか，患者の変化はないか定期的に観察する。

3．急性症状の予防・早期発見と発現時のケア

　薬剤の特徴を理解し，過敏症やインフュージョンリアクション，血管外漏出等の急性症状を早期に発見し対応できるようにする。患者家族には，事前に起こり得る症状と対処を説明し，異常

3.チームで行う安全ながん薬物療法―北海道大学病院の取り組み

アレルギーセット内容

品　　名	サイズ	数量
ネオレスタール®	10mg	1
ファモチジン（後発品）	20mg	1
アドレナリン注0.1％シリンジ	1mg/1mL	1
ソル・コーテフ®	500mg	1
生食	100mL	1
生食シリンジ	20mL	1
注射針	23G	1
	18G	1
注射シリンジロック式	10mL	1
注射器	5mL	1
輸液セット		1
ポンプ用輸液セット		1
スワバー		2
酒精綿		4
インジェクションパッド		1
体温計		1

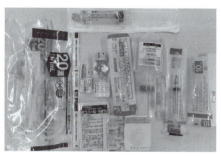

図1　当院腫瘍センターのアレルギーセット

血管外漏出セット内容

品　　名	サイズ	数量
ソル・コーテフ®	100mg	1
1％キシロカイン®	10mL	1
生食	20mL	1
注射器	10mL	1
	ロック式10mL	1
	5mL	1
	1mL	2
注射針	27G	1
酒精綿		4
スワバーミニ		2
滅菌ガーゼ	2枚入り	1
エプロン		1
メジャー		1

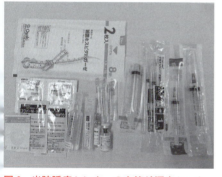

図2　当院腫瘍センターの血管外漏出セット

を感じた場合には我慢せずに申し出るよう伝える。血管外漏出のように患者の行動で予防できることに関しては，点滴が漏れやすい行動を具体的に示し，状況に応じ看護師が手伝うことを伝える。当院腫瘍センターでは，患者の安全を確保する取り組みのひとつに，担当看護師の他に，スタッフ全員交代制で，30分毎に定期ラウンドチェックを実施している。ラウンド時は，適切な速度，順番で投与しているか確認し，患者の体調や点滴刺入部の変化がないか観察する。ラウンド時は他の作業を行わず，ラウンドのみに集中できるようにし，また同じスタッフが続けてラウンドをしないよう工夫している。急性症状が発現した場合，迅速に対応できるようマニュアルを整備し，さらに「アレルギーセット」「血管外漏出セット」として，必要な薬品と物品を準備し，すぐに対応できるようにしている（図1, 2）。また常駐している当番医から主治医へ報告，その後の対処などの指示を仰げるような連絡体制について見直し整備することが大切である。看護師は第一発見者ともなり得るため，あわてずに迅速に対応できるよう，定期的なシミュレー

表1　アレルギー反応に対する治療ガイドライン

アレルギー反応発現時　→　治療中断
Grade 1：一過性の紅潮あるいは皮疹：＜38℃の薬剤熱
経過観察（原則1時間）　⇒　Grade 0 に回復 　　　　　　　　　　　⇒　Medication 1 追加後，治療再開し異常がなければ帰宅 　　　　　　　　　　　⇒　次回から前投薬に Medication 2 を追加
Grade 2：皮疹，紅潮，蕁麻疹，呼吸困難：≧38℃の薬剤熱
Medication 1 投与　⇒　その日の治療中止 　　　　　　　　　　　（原因薬が明らかな場合はそれ以外の薬剤投与は考慮可） 　　　　　　　　　⇒　診察後に入院・帰宅の有無を判断 　　　　　　　　　⇒　次回から前投薬に Medication 2 を追加
Grade 3 以上：Grade 3　蕁麻疹の有無によらず症状のある気管支痙攣，非経口的治療 　　　　　　　　　　　　　を要する，アレルギーによる浮腫／血管性浮腫，血圧低下 　　　　　　　　Grade 4　アナフィラキシー
Medication 1 投与　⇒　診療科担当医師に連絡しその日の治療中止 　　　　　　　　　　　（原因薬が明らかな場合はそれ以外の薬剤の投与は考慮可） 　　　　　　　　　⇒　入院　その後は原則治療なし

● Medication 1 （発作時用）
　ソル・コーテフ®500 mg＋ファモチジン 20 mg＋ネオレスタール®10 mg＋生理食塩水 50mL
　を全開で投与
　＊必要に応じて，アドレナリン 0.1％注シリンジ 0.3mL を皮下注または筋注

● Medication 2 （次回からの前投薬用）
　デカドロン®19.8 mg＋ファモチジン 20 mg＋ネオレスタール®10 mg＋生理食塩水 100mL
　＊デカドロン®は 19.8 mgから適宜減量する

（北海道大学病院腫瘍センター化学療法部運用マニュアルより）

ションを行い，万が一に備えるようにする（表1）。

 4．セルフモニタリングとセルフケア支援

　外来化学療法は，自宅で患者自身が症状を観察しケアを継続することが重要である。看護師は，限られた時間の中で瞬時の判断・アセスメントをし，専門的知識や技術を用いて，患者・家族が必要とするケアを提供する必要がある。その薬剤に特徴的な副作用や発現時期，優先順位等を考えケアにあたる。毎回治療時には，前回投与後の副作用症状とケアの内容を確認し，患者・家族の生活背景に合わせ，実施可能な内容を相談する。支持療法薬の調整や使用方法については，必要時，薬剤師と情報共有し医師へ報告する。当院では外来初回，2回目，治療変更時，患者希望時には薬剤師が介入し，治療内容や支持療法について指導を行う。看護師は，指導内容を共有し個々にあったセルフケア支援を行う。このように，他職種が情報共有・連携し，それぞれの専門性を発揮し，支援していくことが必要である。

【三宅亜矢】

3．チームで行う安全ながん薬物療法─北海道大学病院の取り組み

5）患者教育の実践─レゴラフェニブを通して

　近年のがん化学療法は，分子標的治療薬の開発，支持療法の発展などに伴い，治療を受ける環境は入院から外来へとシフトしてきている。レゴラフェニブもそのひとつであり，患者や家族が治療法について十分理解し，アドヒアランスを高められるように支援することが重要である。レゴラフェニブの副作用として，手足症候群，疲労，高血圧，肝機能障害等，多彩な副作用が報告されている。特に手足症候群は発現頻度が高く，治療開始早期に出現し，患者の日常生活に影響を及ぼしQOLが損なわれる。そのため看護師は副作用を最小限に抑えられるよう早期に介入し，治療効果を最大限に発揮できるよう支援することが重要である。ここでは当院におけるレゴラフェニブの手足症候群の患者教育の実践について述べる。

 ## 1．当院における初回導入時の流れ

　レゴラフェニブの治療開始が決定すると，主治医からがん化学療法看護認定看護師へ指導の依頼がある。患者・家族に腫瘍センターに来ていただき，オリエンテーションを行う。治療開始前から看護師が早期に介入し，その後も受診毎に関わることで，症状に合わせたケアの確認・アドバイスを行うことができる。

 ## 2．治療開始前のオリエンテーション

　治療開始1週間前，もしくは当日に患者・家族に看護師の立場からオリエンテーションを行う。医師は病状，治療の目的や治療スケジュール，起こりうる副作用について説明する。看護師は，説明内容をどのくらい理解しているかを確認すると共に，患者の日常生活状況や社会的背景等を考慮しながら，オリエンテーションを行う。オリエンテーション内容は，治療スケジュール・服用方法，飲み忘れ時の対処，副作用と予防・対処方法についての説明である。当院はほぼ全例が外来導入となるため，セルフモニタリングの必要性と方法を伝え，異常を早期に発見できるよう自己管理表を使用する。異常時には我慢や無理をせずに，緊急時の対応と連絡先を確認し，早めに受診するよう指導する。オリエンテーションは医師の診察後に実施しており，重複する内容もあるが，看護師という違う立場から説明することで，患者・家族の理解を深めることができると考える。

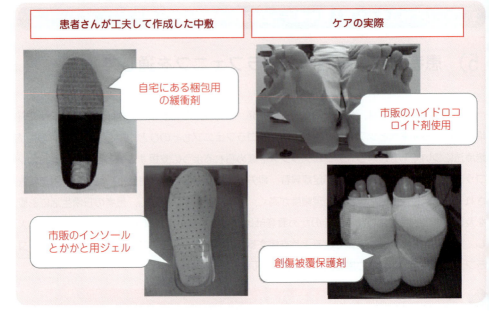

図1 手足症候群のケアの例

3．手足症候群の予防，ケアの実際

　レゴラフェニブによる手足症候群は，発現頻度が高く早期に出現することから，治療開始前からの指導・サポートが重要となる。治療開始前に手足の状態を患者・家族と一緒に確認し，皮膚の乾燥や角化の状況を共有し，治療前に皮膚環境を整えておく必要がある。治療開始後は，患者が記載した自己管理表をもとに，発現している症状とケアの内容を確認し，症状に合わせてアドバイスを行っている。

　手足症候群のスキンケアの原則は，①清潔・保湿，②外的刺激の除去，③角質処理である。皮膚を清潔に保ち，発症前より保湿剤を定期使用し，乾燥や角化・角質肥厚を防ぐ。あらかじめ処方されている外用薬（ヘパリン類似物質含有製剤，尿素含有製剤，ステロイド軟膏など）の使用目的や症状に合わせた使用法を説明し，日常生活状況を考慮し実施可能なことを一緒に検討していく。特に男性は，スキンケアに対し関心が低いことがあるため，手を洗った後に保湿する，目の届く洗面台に保湿剤を常備するなど，具体的な内容やタイミングを相談する。手足症候群の予防には，荷重や摩擦など刺激を与えないよう工夫することが大切である。ジョギングやゴルフなど手足に負担のかかる運動や長時間の歩行を控えるよう指導する。中敷の使用を推奨し，サイズにあった柔らかい靴を履く。女性は家事をする機会が多く，包丁や雑巾絞りなども刺激となることを伝える。徐圧の方法は，医療材料から患者が手軽に購入できるものなど幅広く，治療開始前

に見本を紹介し実際に触れてもらうことでイメージ化を図り，必要に応じて準備を促す．患者の中には，これまでの治療と症状の体験から，ケアの方法を試行錯誤し工夫されている方もいる（図1）．

腫瘍センターでは，皮膚障害や手足症候群に行ったケアの看護記録として「皮膚症状経過観察シート」を使用している．治療開始前に手足の写真を撮影し，画像から症状の変化を視覚的に比較することができる．違うスタッフが関わっても，皮膚症状の変化がわかり，症状に応じたケアや指導に活用できる．手足の画像は患者・家族にも確認してもらい，症状悪化時は，思い当たる行動はなかったか振り返り，実施したケアは適切であったか評価する．一方で症状改善時はケアを継続していくためのモチベーションの維持や向上につながっていると感じている．

このように看護師は，副作用を最小限にとどめ QOL が低下しないよう，個々の患者の生活や社会的背景にあわせたサポートを行っていく支援が求められる．そして主治医や他のメディカルスタッフ間で情報を共有し，症状に応じて適切な用量調整・スケジュール調整を行い，副作用と付き合っていきながら治療が継続できるようサポートすることが求められる．

【三宅亜矢】

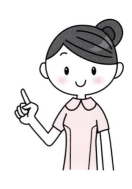

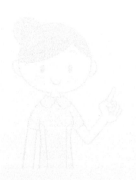

文献・参考文献

本書の執筆には，製薬会社が公開している各薬剤の「添付文書」，「インタビューフォーム」等の資料を参考文献として使用致しております。本項では，それ以外の文献・参考文献を示します。

文　　献

1．抗悪性腫瘍薬─ケアに必要なポイントは，これ

5　　1）日本乳癌学会編：乳癌診療ガイドライン治療編：金原出版，東京（2015）p.25-27

　　　2）日本乳癌学会編：乳癌診療ガイドライン治療編：金原出版，東京（2015）p.28-31

　　　3）日本乳癌学会編：乳癌診療ガイドライン治療編：金原出版，東京（2015）p.33-36

11　1）Berman E et al：Blood **77**（8）:1666-1674（1991）

　　　2）Ohtake S et al：Blood **117**（8）:2358-2365（2011）

12　1）Yamazaki N et al：Cancer Chemother Pharmacol **76**:997-1004（2015）

　　　2）Hodi FS et al：N Eng J Med **363**:711-723（2010）

16　1）日本乳癌学会編：乳癌診療ガイドライン治療編：金原出版，東京（2015）p.25-27

　　　2）日本乳癌学会編：乳癌診療ガイドライン治療編：金原出版，東京（2015）p.28-31

　　　3）日本乳癌学会編：乳癌診療ガイドライン治療編：金原出版，東京（2015）p.33-36

23　1）de Gramont A et al：J Clin Onocl **18**（16）:2938-2947（2000）

25　1）Ohe Yet al：Ann Oncol **18**（2）:317-723（2007）

　　　2）Socinski MA et al：J Clin Oncol **30**（17）:2055-2062（2012）

　　　3）Niho S et al：Lung Cancer **76**（3）:362-367（2012）

　　　4）Maemondo M et al：N Engl J Med **362**（25）:2380-2388（2010）

　　　5）van Warmerdam LJ et al: Semin Oncol 1997 Feb; 24: S2-97-S2-104.

　　　6）岡元るみ子：プロフェッショナルがんナーシング **5**（2）:24-25（2015）

28　1）菅　幸生ほか：医療薬学 **38**（3）:177-183（2012）

30　1）Cavo M et al：Blood **120**:9-19（2012）

31　1）野村久祥：プロフェッショナルがんナーシング **5**（2）:29（2015）

　　　2）勝俣範之ほか編：がん治療薬まるわかり BOOK．照林社，東京（2015）

32　1）Noda K et al：N Engl J Med **346**（2）:85-91（2002）

　　　2）岡元るみ子：プロフェッショナルがんナーシング **5**（2）:22-23（2015）

38　1）日本癌治療学会：制吐薬適正使用ガイドライン 2015 年 10 月【第2版】金原出版，東京（2015）p.28

47　1）白幡拓也：プロフェッショナルがんナーシング **5**（2）:33（2015）

48　1）川澄賢司：プロフェッショナルがんナーシング **5**（2）:45（2015）

65　1）勝俣範之ほか編：がん治療薬まるわかり BOOK．照林社，東京（2015）p.18-19

68　1）古瀬純司編：プロフェッショナルがんナーシング 2013 別冊　がん化学療法の薬─抗がん薬・ホルモン剤・分子標的薬─はや調べノート．メディカ出版，大阪（2013）p.76-77

76　1）Robinson KS et al：J Clin Oncol **26**:4473-4479（2008）

81　1）日本乳癌学会編：乳腺腫瘍学 2016 年 4 月【第2版】金原出版，東京（2016）p.257

　　　2）日本婦人科腫瘍学会編：子宮体がん治療ガイドライン．2013 年版【第3版】金原出版，東京（2013）

p.142-159

    3）角田　肇：がんサバイバーの妊孕性．子宮頸癌・体癌・卵巣がん患者の妊孕性，癌と化学療法 **42**（3）：
       276-282（2015）

84 1）Wilke H, Muro K, Komatsu Y, Ohtsu A et al：RAINBOW Study Group. Lancet Oncol **15**（11）：1224-
       1235（2014）

    2）Tabernero J et al：Br J Cancer **115**（8）：974-982（2016）

    3）Garon EB：Lancet **384**（9944）：665-673（2014）

86 1）勝俣範之ほか編：がん治療薬まるわかり BOOK．照林社，東京（2015）p.74-75

89 1）日本乳癌学会編：乳癌診療ガイドライン治療編：金原出版，東京（2015）p.25-27

    2）日本乳癌学会編：乳癌診療ガイドライン治療編：金原出版，東京（2015）p.28-31

    3）日本乳癌学会編：乳癌診療ガイドライン治療編：金原出版，東京（2015）p.33-36

90 1）Kumar S et al：Blood **119**:4325-4382（2012）

２．がん薬物療法を受ける患者へのケア

1)-① 1）日本癌治療学会編：制吐薬適正使用ガイドライン 2015 年 10 月【第 2 版】．金原出版，東京（2015）
       p.21-23

1)-④ 1）小澤桂子ほか監修：理解が実践につながる　ステップアップがん化学療法看護．学研メディカル秀潤
       社，東京（2011）p.100-109

    2）濱田恵子，本山清美編：がん化学療法ケアガイド改訂版．中山書店，東京（2012）p.127-135

    3）佐々木常雄，岡元るみ子編：新がん化学療法ベスト・プラクティス．照林社，東京（2012）p.108-121

1)-⑤ 1）小澤桂子ほか監修：理解が実践につながる　ステップアップがん化学療法看護．学研メディカル秀潤
       社，東京（2011）p.100-109

    2）濱口恵子，本山清美編：がん化学療法ケアガイド改訂版．中山書店，東京（2012）p.127-135

1)-⑥ 1）小澤桂子ほか監修：理解が実践につながる　ステップアップがん化学療法看護．学研メディカル秀潤
       社，東京（2011）p.100-109

    2）濱口恵子，本山清美編：がん化学療法ケアガイド改訂版．中山書店，東京（2012）p.127-135

1)-⑧ 1）日本臨床腫瘍研究グループ（JCOG）：有害事象共通用語基準 v4.0 日本語訳（http://www.jcog.jp/）

    2）Okuyama T et al：J Pain Symptom Management **19**：5-14（2000）

    3）Okuyama T et al：J Pain Symptom Management **25**（2）：106-117（2003）

2) 1）日本がん看護学会，日本臨床腫瘍学会，日本臨床腫瘍薬学会編：がん薬物療法における曝露対策合同ガ
       イドライン 2015 年版．金原出版，東京（2015）

    2）石井範子編：看護師のための抗がん薬取り扱いマニュアル改訂第 2 版．ゆう書房，東京（2013）

    3）日本がん看護学会監修：見てわかるがん薬物療法における曝露対策．医学書院，東京（2016）

参考文献

１．抗悪性腫瘍薬—ケアに必要なポイントは，これ

1, 2, 4, 15, 17, 19, 33, 36, 37, 45

  ●古瀬純司編：プロフェッショナルがんナーシング 2013 年別冊．これだけは押さえておきたいがん化学療
  法の薬—抗がん剤・ホルモン剤・分子標的薬はや調べノート．メディカ出版，大阪（2013）

15 ●小西敏郎編：はじめてでもやさしいがん化学療法看護．抗がん薬を扱う知識と副作用マネジメント．学
  研メディカル秀潤社，東京（2014）

文献・参考文献

15, 37	●佐々木常雄, 岡元るみ子編：新 がん化学療法ベスト・プラクティス 第2版. 照林社, 東京 (2012)
17	●日本がん看護学会：外来がん化学療法看護ガイドライン 2014年版. 金原出版, 東京 (2014)
18	●白幡拓也：プロフェッショナルがんナーシング 5(2)：32-33 (2015)
27	●柏倉富子：プロフェッショナルがんナーシング 5(2)：26-27 (2015)
40, 52	●阿部恭子, 矢形 寛編：がん看護セレクション 乳がん患者ケア. 学研メディカル秀潤社, 東京 (2012)
51	● Yoshino T, Komatsu Y, Ohtsu A et al：TAS-102 monotherapy for pretreated metastatic colorectal cancer: a double-blind, randomised, placebo-controlled phase 2 trial. Lancet Oncol **13**(10)：993-1001(2012)
51	● Mayer RJ, Komatsu Y, Ohtsu A et al：Randomized trial of TAS-102 for refractory metastatic colorectal cancer. N Engl J Med **372**(20)：1909-1919(2015)
65	●勝俣範之ほか編：がん治療薬まるわかり BOOK. 照林社, 東京 (2015)
73	●伊藤明子：プロフェッショナルがんナーシング 5(2)：72-73 (2015)
79	●有森和彦監修：がんチーム医療スタッフのための がん治療と化学療法 第2版. じほう, 東京 (2009)
79	●遠藤一司監修：がん薬物療法の支持療法マニュアル—症状の見分け方から治療まで—. 南江堂, 東京 (2013)

2. がん薬物療法を受ける患者へのケア—副作用を未然に, 軽度に抑える

1)-①, ③, ⑤, ⑨, ⑬, ⑭	●佐々木常雄, 岡元るみ子編：新 がん化学療法ベスト・プラクティス 第2版. 照林社, 東京 (2012)
1)-①, ③, ⑨	●濱口恵子, 本山清美編：がん化学療法ケアガイド 改訂版. 中山書店, 東京 (2012)
1)-①	●濱 敏弘監修：がん化学療法レジメン管理マニュアル. 医学書院, 東京 (2013)
1)-④, ⑤, ⑥	●小澤桂子ほか監修：理解が実践につながる ステップアップがん化学療法看護 (第2版). 学研メディカル秀潤社, 東京 (2016)
1)-⑭	●高平奈緒美：がん看護実践ガイド オンコロジックエマージェンシー. 医学書院, 東京 (2016)
3)	●新井保明ほか編著：中心静脈ポートの使い方—安全挿入・留置・管理のために 改訂第2版. 南江堂, 東京 (2014)
3)	●辻 靖監修：チームCVポート実践テキスト. 先端医学社, 東京 (2016)

編 集 後 記

　本書は，がん薬物療法を実施するにあたり，どのような本が医療スタッフに役立つだろうかと考えて企画したものである。次々と新しい薬剤が開発承認され，特に看護師達は「この薬剤はどんな薬？」「注意すべき点は？」「ケアはどうしたらいいの？」と戸惑いながら投与管理やケアをしているのが現状だと思う。そんなときにすぐに取り出して，安全な投与のために必要なことを短時間で確認できる書籍が一番役立つのではないかと思い，安全をキーワードとするハンドブックを作成した。本文には，最低限注意する点やチェックポイントを確認できるような工夫をしている。そして，副作用の発生頻度や発現時期の図示は，患者理解や患者教育に役立つように執筆者の皆さんが一番ご苦労された箇所であり，是非活用していただきたいと思う。

　編者は，日頃から安全ながん薬物療法のためには，組織全体での安全対策とチーム医療が重要であると強く感じている。最終章には，編者が勤務する北海道大学病院の取り組みを例に，安全対策を組織的に取り組む活動を紹介した。この点についても，医療スタッフの皆さんに役立てば幸いである。

　今回，臨床の第一線で勤務される多くの医師，看護師，薬剤師の方々に執筆を担当していただいた。ご協力いただいた皆様に深く感謝を申し上げます。

2017 年 2 月

北海道大学病院　石 岡 明 子

安全ながん薬物療法のために
知っておきたい 薬のハンドブック　　定価（本体2,500円＋税）

2017年 3 月20日　発行	監修者　小松嘉人
2017年 6 月10日　第 2 刷発行	編　者　石岡明子／三宅亜矢
	発行者　伊藤秀夫

発行所　株式会社　ヴァン メディカル

〒101-0051　東京都千代田区神田神保町 2-40-7 友輪ビル
TEL 03-5276-6521　FAX 03-5276-6525

©2017 Printed in Japan　　　　　　　　　　　　振替　00190-2-170643

印刷・製本　亜細亜印刷株式会社　　　　　　　　ISBN978-4-86092-125-5 C3047
乱丁・落丁の場合はおとりかえ致します。

・本書に掲載する著作物の複製権・上映権・譲渡権・公衆送信権（送信可能化権を含む）は株式会社ヴァン メディカルが保有します。
・ JCOPY ＜（社）出版者著作権管理機構　委託出版物＞
・本書の無断複製は著作権法上での例外を除き禁じられています。複製される場合は，そのつど事前に，（社）出版者著作権管理機構（電話 03-3513-6969，FAX 03-3513-6979，e-mail：info@jcopy.or.jp）の許諾を得てください。